实用各科临床护理

主　编　徐磊磊　赵慧聪　王凌芸

吉林科学技术出版社

图书在版编目（CIP）数据

实用各科临床护理 / 徐磊磊，赵慧聪，王凌芸主编. -- 长春：吉林科学技术出版社，2021.7
　　ISBN 978-7-5578-8347-8

Ⅰ．①实… Ⅱ．①徐… ②赵… ③王… Ⅲ．①护理学 Ⅳ．①R47

中国版本图书馆 CIP 数据核字（2021）第 127997 号

实用各科临床护理

主　　编	徐磊磊　赵慧聪　王凌芸
出 版 人	宛　霞
责任编辑	刘健民
封面设计	长春美印图文设计有限公司
制　　版	长春美印图文设计有限公司
幅面尺寸	185mm×260mm
字　　数	300 千字
印　　张	13
印　　数	1—1500 册
版　　次	2021 年 7 月第 1 版
印　　次	2022 年 5 月第 2 次印刷
出　　版	吉林科学技术出版社
发　　行	吉林科学技术出版社
地　　址	长春市净月区福祉大路 5788 号
邮　　编	130118
发行部电话/传真	0431-81629529　81629530　81629531 　　　　　　　 81629532　81629533　81629534
储运部电话	0431-86059116
编辑部电话	0431-81629518
印　　刷	保定市铭泰达印刷有限公司
书　　号	ISBN 978-7-5578-8347-8
定　　价	60.00 元

版权所有　翻印必究　举报电话：0431-81629508

编委会

主　编　徐磊磊（山东省博兴县中医医院）
　　　　　赵慧聪（青岛市城阳区人民医院）
　　　　　王凌芸（济南市第四人民医院）

前　言

随着我国护理事业的改革和医学模式的转变，护理工作由单一的疾病护理转变为以病人为中心的整体护理，护理临床实践与管理的内容和范围也在日益拓展人们对临床护士的要求也越来越高。在临床工作中，护理人员不仅要掌握扎实的专业理论知识，更需要具备丰富的临床经验。本书编者结合自己在工作岗位上多年来的临床经验和体会，并参考国内外相关最新文献资料，编写了本书，供护理人员参考。

本书以实用性为原则，以循证医学的方法和观点为基础，强调理论与临床实践相结合，主要讲述了临床常见疾病的护理措施，并对护理基础操作技术的内容加以阐述。全书内容丰富，重点突出，条理清晰，简洁实用。可作为各级护理人员的工作参考书。全书由多位护理专家在总结自身临床经验并参考国内外相关文献的基础上精心编纂而成，在此，特别感谢编者们做出的巨大努力。

由于编者编写经验不足，加之编写时间仓促，书中难免存在疏漏或欠妥之处。恳请各位读者能够批评指正，以期再版时予以改进、提高，使之逐步完善。

目　录

第一章　呼吸内科常见疾病护理 ……………………………………………………（ 1 ）
　第一节　急性气管-支气管炎 …………………………………………………（ 1 ）
　第二节　肺炎 ……………………………………………………………………（ 3 ）
　第三节　慢性阻塞性肺疾病 ……………………………………………………（ 10 ）
　第四节　支气管哮喘 ……………………………………………………………（ 17 ）

第二章　心血管内科常见疾病护理 …………………………………………………（ 23 ）
　第一节　原发性高血压 …………………………………………………………（ 23 ）
　第二节　冠状动脉粥样硬化性心脏病 …………………………………………（ 28 ）
　第三节　心律失常 ………………………………………………………………（ 38 ）
　第四节　心力衰竭 ………………………………………………………………（ 48 ）

第三章　消化内科常见疾病护理 ……………………………………………………（ 58 ）
　第一节　胃炎 ……………………………………………………………………（ 58 ）
　第二节　消化性溃疡 ……………………………………………………………（ 62 ）
　第三节　上消化道出血 …………………………………………………………（ 68 ）
　第四节　肝硬化 …………………………………………………………………（ 74 ）
　第五节　原发性肝癌 ……………………………………………………………（ 80 ）

第四章　内分泌科常见疾病护理 ……………………………………………………（ 85 ）
　第一节　甲状腺功能亢进 ………………………………………………………（ 85 ）
　第二节　糖尿病 …………………………………………………………………（ 91 ）
　第三节　皮质醇增多症 …………………………………………………………（103）
　第四节　腺垂体功能减退症 ……………………………………………………（110）
　第五节　痛风 ……………………………………………………………………（114）

第五章　肾内科常见疾病护理 ………………………………………………………（120）
　第一节　原发性肾小球疾病 ……………………………………………………（120）
　第二节　肾盂肾炎 ………………………………………………………………（135）
　第三节　尿路感染 ………………………………………………………………（139）
　第四节　急性肾衰竭 ……………………………………………………………（142）

1

第五节 慢性肾衰竭 ……………………………………………………（148）
第六章 外科常见疾病护理 …………………………………………………（155）
第一节 甲状腺癌 …………………………………………………………（155）
第二节 急性乳腺炎 ………………………………………………………（162）
第三节 乳腺癌 ……………………………………………………………（164）
第四节 肝脓肿 ……………………………………………………………（185）
第五节 肠梗阻 ……………………………………………………………（190）
第六节 急性阑尾炎 ………………………………………………………（195）
参考文献 ……………………………………………………………………（201）

第一章 呼吸内科常见疾病护理

第一节 急性气管-支气管炎

急性气管-支气管炎是由生物、物理、化学刺激或过敏等因素引起的气管-支气管黏膜的急性炎症。临床症状主要为咳嗽和咳痰。常发生于寒冷季节或气候突变时,也可继发于上呼吸道感染,或为一些急性呼吸道传染病(麻疹、百日咳等)的一种临床表现。

一、病因与发病机制

(一)感染
病毒或细菌是本病最常见的病因。常见的病毒有呼吸道合胞病毒、副流感病毒、腺病毒等。细菌以肺炎球菌、流感嗜血杆菌、链球菌和葡萄球菌较常见。

(二)理化因素
冷空气、粉尘、刺激性气体或烟雾对气管-支气管黏膜的急性刺激。

(三)过敏反应
花粉、有机粉尘、真菌孢子、动物毛皮及排泄物等的吸入,钩虫、蛔虫的幼虫在肺移行,或对细菌蛋白质的过敏均可引起本病。

感染是最主要的病因,过度劳累、受凉是常见诱因。

二、临床表现

(一)症状
起病较急,通常全身症状较轻,可有发热,体温多于3~5天内恢复正常。大多先有上呼吸道感染症状,以咳嗽为主,初为干咳,以后有痰,黏液或黏液脓性痰,偶伴血痰。气管受累时在深呼吸和咳嗽时感胸骨后疼痛;伴支气管痉挛,可有气急和喘鸣。咳嗽、咳痰可延续2~3周才消失,如迁延不愈,可演变成慢性支气管炎。

(二)体征
体检肺部呼吸音粗,可闻及不固定的散在干、湿啰音,咳嗽后可减少或消失。

三、辅助检查

病毒感染者白细胞正常或偏低,细菌感染者可有白细胞总数和中性粒细胞增高。胸部X

线检查多无异常改变或仅有肺纹理增粗。痰涂片或培养可发现致病菌。

四、诊断要点

1.肺部可闻及散在干、湿性啰音,咳嗽后可减轻。
2.胸部 X 线检查无异常改变或仅有肺纹理增粗。
3.排除流行性感冒及某些传染病早期呼吸道症状,即可做出临床诊断。
4.痰涂片或培养有助于病因诊断。

五、治疗要点

(一)病因治疗

有细菌感染证据时应及时应用抗生素。可首选青霉素、大环内酯类,亦可选用头孢菌素类或喹诺酮类等药物或根据细菌培养和药敏实验结果选择药物。多数口服抗菌药物即可,症状较重者可肌内注射或静脉滴注给药。

(二)对症治疗

咳嗽剧烈而无痰或少痰可用右美沙芬、喷托维林镇咳。咳嗽痰黏而不易咳出,可口服祛痰剂如复方甘草合剂、盐酸氨溴索或溴己新等,也可行超声雾化吸入。支气管痉挛时可用平喘药,如茶碱类等。

六、护理措施

1.环境与休息

保持室内温度为 18~22℃,湿度为 50%~60%,每日开窗通风 2 次,患者以卧床休息为主。

2.饮食护理

给予清淡、高热量、富含维生素、易消化食物,鼓励患者多饮水,避免进食刺激性食物,戒烟、酒。

3.口腔护理

进食后协助漱口或给予口腔护理,防止口腔感染。

4.防止交叉感染

注意隔离患者,减少探视,避免交叉感染。

5.发热的护理

定时监测体温,以物理降温方式逐渐降温为宜,监测血压、脉搏的变化以防虚脱,并注意保暖,及时更换潮湿衣物。

6.用药护理

遵医嘱用药,观察药物作用及不良反应。

7.做好自理能力评估与指导,协助患者进行生活护理。

第二节 肺炎

一、概述

肺炎是一种常见的、多发的感染性疾病,是指肺泡腔和间质组织的肺实质感染。肺炎的分类方法有以下几种。

(一)按感染来源分类

1. 细菌性肺炎

细菌性肺炎占成人各类病原体肺炎的80%,其重要特点是临床表现多样化、病原谱多元化、耐药菌株不断增加。

2. 真菌性肺炎

真菌引起的疾病是真菌病,肺部真菌病占内脏深部真菌感染的60%以上,大多数为条件致病性真菌,以念珠菌和曲霉菌最为常见,除了可由多种病原体引起外,其他如放射性因素、化学因素、过敏因素等亦能引起肺炎。

3. 非典型肺炎

非典型肺炎是指由支原体、衣原体、军团菌、立克次体、腺病毒以及其他一些不明微生物引起的肺炎。

(二)按获病方式分类

1. 医院获得性肺炎(HAP)

HAP也称为医院内肺炎(NP),是指患者入院时不存在、也不处于感染的潜伏期,入院48小时后在医院(包括老年护理院、康复院)内发生的肺炎。我国HAP发病率为1.3%~3.4%,是第一位的医院内感染(占29.5%)。

2. 社区获得性肺炎(CAP)

CAP也称为院外肺炎,是指在医院外罹患的感染性肺实质炎症,包括有明确潜伏期的病原体感染而在入院后平均潜伏期内发病的肺炎。

(三)按解剖部位分类

可分为大叶性肺炎、小叶性肺炎和间质性肺炎。

二、发病机制

正常的呼吸道免疫防御机制(支气管内黏液-纤毛运载系统、肺泡巨噬细胞等细胞防御的完整性等)使气管隆凸以下的呼吸道保持无菌。是否发生肺炎决定于两个因素:病原体和宿主因素。

(一)病原体的侵入

①吸入,即直接吸入或通过人工气道吸入空气中的致病菌;②误吸,包括上呼吸道定植菌及胃肠道的定植菌误吸(胃食管返流);③血行播散;④邻近感染部位蔓延。

(二)机体的防御功能降低

各种因素使宿主呼吸道局部和全身免疫防御系统损害,即可发生肺炎。这些因素通常称为肺炎的易患因素,包括吸烟、酗酒、年老体弱、长期卧床,长期使用糖皮质激素或免疫抑制剂,接受机械通气及胸腹部大手术的患者。

三、临床表现与诊断

(一)临床表现

1. 症状和体征

肺炎因病因不同,起病急缓,痰液性质,并发症(末梢循环衰竭、胸膜炎或脓胸、菌血症等)有无等可有不同,但其有很多的共同表现,需要指出的是肺炎的临床表现、实验室和影像学所见对 HAP 的诊断特异性甚低,尤其应注意排除肺不张、心力衰竭和肺水肿、基础疾病肺侵犯、药物性肺损伤、肺栓塞和成人型呼吸窘迫综合征等。粒细胞缺乏、严重脱水患者并发 HAP 时 X 线检查可以阴性,卡氏孢子虫肺炎有 10%～20% 的患者 X 线检查完全正常。当出现重症肺炎症状时,需密切观察,积极救治。

2. 典型的症状和体征

金黄色葡萄球菌肺炎为黄色脓性痰;肺炎链球菌肺炎为铁锈色痰常伴口唇单纯疱疹;肺炎杆菌肺炎为砖红色黏冻样痰;铜绿假单胞菌肺炎呈淡绿色痰;厌氧菌感染痰常伴臭味。

3. 实验室检查

(1)血常规:白细胞总数和中性粒细胞多有升高,伴或不伴核左移,部分可见中毒颗粒。支气管肺泡灌洗液定量培养和保护性毛刷定量培养可诊断。老年体弱者白细胞计数可不升高,但中性粒细胞百分比仍高。肺部炎症显著但白细胞计数不升高常提示病情严重。

(2)痰培养:痰细菌培养结合纤支镜取标本检查,诊断的敏感性和特异性较高。必要时做血液、胸腔积液细菌培养可明确诊断。真菌培养为诊断真菌感染的金标准。

(3)血清学检查:对于衣原体感染、军团菌肺炎等进行补体结合试验、免疫荧光素标记抗体检查可协助诊断。

(4)辅助检查:胸部 X 线可显示新出现或进展性肺部浸润性病变。肺部病变表现多样化,早期间质性肺炎,肺部显示纹理增加及网织状阴影,后发展为斑点片状或均匀的模糊阴影,近肺门较深,下叶较多。约 50% 为单叶或单肺段分布,有时浸润广泛、有实变。儿童可见肺门淋巴结肿大。少数病例有少量胸腔积液,肺炎常在 2～3 周消散,偶有延长至 4～6 周者。

(二)诊断

1. 病史

年龄>65 岁;存在基础疾病或相关因素,如慢性阻塞性肺疾病(COPD)、糖尿病,慢性心、肾功能不全,慢性肝病、一年内住过院、疑有误吸、神志异常、脾切除术后状态、长期嗜酒或营养不良。

2. 体征

呼吸频率>30 次/分,脉搏≥120 次/分;血压<90/60mmHg;体温≥40℃或≤35℃;意识

障碍;存在肺外感染病灶如脑膜炎甚至败血症(感染中毒症)。

3.实验室和影像学异常

血白细胞计数>20×10⁹/L;血肌酐>106μmol/L或血尿素氮>7.0mmol/L;血红蛋白<90g/L或血细胞比容<0.30;血浆白蛋白25g/L;有感染中毒症状或弥散性血管内凝血的证据,如血培养阳性、代谢性酸中毒、凝血酶原时间和部分激活的凝血活酶时间延长、血小板减少;X线胸片病变累及一个肺叶以上、出现空洞、病灶迅速扩散或出现胸腔积液。

如果肺炎患者需要呼吸支持(急性呼吸衰竭、气体交换恶化伴高碳酸血症或持续低氧血症)、循环支持(血流动力学障碍、外周低灌注)和需要加强监护与治疗(肺叶引起的感染中毒症状或基础疾病所致的其他器官功能障碍)则可认为是重症肺炎。

四、治疗原则

细菌性肺炎治疗主要选择敏感抗菌药物及对症支持治疗。真菌性肺炎治疗目前尚无很理想的药物,临床所见真菌肺炎常继发于大量广谱抗生素、肾上腺皮质激素、免疫抑制药等的应用,也可因体内留置导管而诱发,因此本病的预防比治疗更为重要。

(一)一般治疗

去除诱发因素,治疗基础疾病,调整免疫功能。

(二)对症治疗

加强营养支持,进食高能量、富含维生素、易消化的饮食;补充液体,维持水、电解质、酸碱平衡,对病情较重、病程较长、体弱或营养不良者应输新鲜血或血浆或应用人血白蛋白。合并休克患者应注意保证有效血容量,应用血管活性药物及正性肌力药物。当有呼吸急促或有缺氧、发绀时给予氧疗,必要时给予机械通气治疗;高热时给予物理或药物降温,注意祛痰,采取的体位应有利于引流排痰,结合药物祛痰,必要时可经支气管镜或人工气道吸痰、冲洗,当有剧咳或有剧烈胸痛时可考虑加用镇咳药物。

(三)抗生素治疗

抗菌治疗是决定细菌性肺炎预后的关键,正确选择和及早使用抗菌药物可降低病死率。治疗疗程根据病情轻重、感染获得来源、病原体种类和宿主免疫功能耐药金黄色葡萄球菌(MRSA)状态等有所不同,轻、中度肺炎可在症状控制后3~7天停药,病情较重者常需1~2周,金黄色葡萄球菌肺炎、免疫抑制宿主、老年人肺炎疗程适当延长;吸入性肺炎或伴肺脓肿形成、真菌性肺炎时,总疗程则需数周至数月;抗感染治疗2~3天后,若临床表现无改善甚至恶化,应调换抗感染药物;若已有病原学检查结果,则根据病原菌体外药敏试验选用敏感的抗菌药物。

1.轻至中度肺炎常见病原菌

轻至中度肺炎常见病原菌包括肠杆菌科细菌、流感嗜血杆菌、肺炎链球菌、甲氧西林敏感金葡菌(MSSA)。治疗抗生素可选择:①第二代及不具有抗假单胞菌活性的第三代头孢菌素(头孢噻肟、头孢曲松等);②β内酰胺类和β内酰胺酶抑制药(如氨苄西林和舒巴坦);③氟喹诺酮类(环丙沙星和诺氟沙星)或克林霉素联合大环内酯类。

2.重症肺炎常见病原菌

重症肺炎常见病原菌包括铜绿假单胞菌、耐药金黄色葡萄球菌(MRSA)、不动杆菌、肠杆菌属细菌、厌氧菌。治疗抗生素可选用喹诺酮类或氨基糖苷类联合下列药物之一：①抗假单胞菌β内酰胺类，如头孢他啶、头孢哌酮、哌拉西林、替卡西林、美洛西林等；②广谱β内酰胺类和β内酰胺酶抑制药(克拉维酸、头孢哌酮、哌拉西林和他唑巴坦)配伍；③碳青霉烯类(如亚胺培南)；④必要时联合万古霉素(针对MASA)；⑤当估计真菌感染可能性大时应选用有效抗真菌药物。

(四)抗真菌药物治疗

抗真菌药物具有较强的肝肾毒性，必须谨慎选择用药时机和药物类型。

(五)其他治疗

对休克型肺炎应及时抢救，控制感染；选择性病例应给予手术治疗。

五、护理问题

(一)体温过高

1.相关因素

与细菌侵入肺泡所致炎症反应、抵抗力下降有关。

2.临床表现

口腔温度持续在39～40℃，1天内体温波动范围在1℃以内；颜面潮红，皮肤灼热，口唇干燥、呼吸、脉搏加快；患者主诉发热、不适。

3.护理措施

(1)每4小时监测体温1次，观察热型变化规律。

(2)观察患者的面色、脉搏、呼吸、血压、食欲、出汗等，皮肤是否干燥及弹性如何。

(3)卧床休息，降低机体耗能，注意保暖。为患者提供良好的住院环境，发热患者容易怕光，拉上窗帘以减低室内亮度，病室保持适宜的温度为18～22℃、湿度为50%～70%。

(4)进食富含优质蛋白质、维生素和足量热量的易消化、流质或半流质饮食。还可介绍发热食疗，如荷叶粥、绿豆粥、金银花茶等。

(5)做好口腔护理。高热患者唾液分泌减少，口腔黏膜干燥，极易引起口腔炎、舌炎和黏膜溃疡，在饭前、饭后协助患者漱口，加强晨、晚间口腔护理，防止口腔感染，口唇干裂者涂甘油保护，有疱疹者局部涂消炎膏。

(6)体温超过38.5℃者给予物理降温，头部放置冰袋，或乙醇擦浴、温水擦浴等，30分钟后观察体温并做记录。

(7)在解热过程中如患者大量出汗，应及时擦干汗液，更换衣裤、床单、被套。

(8)鼓励患者多饮水，每天饮水量2000mL，必要时静脉补液。

(9)按医嘱应用抗生素、解热药，观察并记录用药效果。

(10)解热后鼓励患者增加活动和呼吸运动，以促进痰液排出，防止并发症出现。

(二)气体交换受损

1.相关因素

与肺部炎症广泛，通气/血流比例减低；气道内分泌物堆积有关。

2.临床表现

患者呼吸急促；口唇发绀；动脉血气示低氧血症。

3.护理措施

(1)监测患者生命体征,每2～4小时监测1次,特别注意观察呼吸的性质、频率、节律、形态、深度及有无呼吸困难。

(2)减少活动量,以减轻能量和氧的消耗。

(3)协助患者采取舒适的半卧位或高枕卧位,有利于呼吸。去除紧身衣物及厚重盖被,以减少胸部压迫感。

(4)鼓励患者深呼吸,协助翻身及进行胸部叩击,指导有效咳嗽,清除呼吸道分泌物,保持呼吸道通畅,有利于肺部气体交换。

(5)痰液黏稠不易咳出时,按医嘱给予祛痰、解痉药,必要时生理盐水10mL加α-糜蛋白酶5mg、地塞米松5mg及少量抗生素,超声雾化吸入2次/天。

(6)按医嘱吸氧,保持鼻导管通畅,导管固定牢固,防止脱落,给氧装置的湿化瓶每天更换,导管每周更换2次,每天乙醇消毒2次,确保氧疗安全有效。

(7)按医嘱给予抗生素治疗,观察药物疗效及不良反应。

(8)根据病情预测是否需要气管插管和呼吸机并做好准备。

(三)疼痛

1.相关因素

与炎性渗出物刺激胸膜、高热时代谢产物在体内堆积、频繁咳嗽有关。

2.临床表现

患者主诉疼痛,表现为痛苦面容；处于强迫体位即患侧卧位。

3.护理措施

(1)仔细观察患者疼痛部位、性质和程度。

(2)嘱患者注意休息,调整情绪,转移注意力,减轻疼痛。

(3)协助患者取舒适的体位：患侧卧位,以降低患侧胸廓活动度来缓解疼痛。

(4)指导患者在深呼吸和咳嗽时用手按压患侧胸部以降低呼吸幅度,可减轻疼痛。

(5)因胸部剧烈活动引起剧烈疼痛时,可在呼气状态下用宽胶布固定患侧胸部,减轻因胸廓大幅度运动而引起的胸痛。

(四)焦虑

1.相关因素

与担心预后及治疗费用、环境改变有关。

2.临床表现

呼吸、心率增快,血压升高；面色潮红或苍白、失眠、疲劳和虚弱；患者自诉不安,预感不幸,表现为易怒、没有耐心、自责或责备他人。

3.护理措施

(1)评估患者的焦虑程度(使用焦虑自评量表SAS)。

(2)建立良好的护患关系,得到患者的信任。

(3)消除对患者产生干扰的因素,鼓励患者积极配合治疗,早日康复。

(4)了解患者家属情况及其家庭作用,住院后家庭存在的主要问题。与家庭的关键人物取得联系,帮助解决有关问题,让家庭成员与患者联系,给予心理支持。

(5)帮助患者正确评估目前的病情,消除患者存在的不愿接受的事实。耐心倾听,理解、同情患者的感受。

(6)协助患者进行适当的活动,分散患者的注意力,解除肌紧张,帮助患者应用松弛疗法,如听音乐等。

(五)潜在并发症:感染性休克

1.相关因素

与年老体弱、抵抗力差或严重的败血症、毒血症有关。

2.临床表现

表情淡漠、面色苍白;高热或体温不升、脉搏细速、脉压变小、呼吸浅快;四肢厥冷、多汗;尿量减少。

3.护理措施

(1)严格按照医嘱使用抗菌药物,注意药物浓度、配伍禁忌、滴速和用药间隔时间。用药前详细询问过敏史,用药期间应注意观察疗效和药物的不良反应。

(2)密切观察患者的生命体征,定时测量体温、脉搏、呼吸。

(3)观察患者的面色、神志、肢体末端温度等,发现休克先兆,立即与医师联系,并配合医师进行抢救。

(4)安置患者于去枕平卧位,尽量减少搬动,适当保暖。

(5)给予高流量吸氧,迅速建立两条静脉通道,妥善安排输液顺序,输液速度不宜过快,以防诱发肺水肿。

(6)监测动脉血气分析、电解质等,时刻注意病情的动态变化。

(7)嘱患者绝对卧床休息,做好生活护理。

(六)潜在并发症:胸膜炎

1.相关因素

胸部炎症累及胸膜。

2.临床表现

胸痛、呼吸困难;肺炎的治疗过程中,体温下降后再度上升;X线胸片显示有胸腔积液。

3.护理措施

(1)严密观察患者体温、呼吸变化,若在治疗过程中发生体温下降后再度上升或呼吸困难,需警惕胸膜炎的发生。

(2)密切观察患者胸痛的性质、程度及呼吸困难的关系。并发胸膜炎者往往随着渗出液的增多,胸痛有所减轻,但呼吸困难反而加重。

(3)按医嘱使用抗生素,观察药物疗效及不良反应。

(4)若患者出现胸膜炎,积极配合医师进行治疗,做好胸腔穿刺及闭式引流的护理。

六、健康教育

(一)疾病简介
肺炎是指肺实质的炎症。常见病因有感染、毒气、化学物质、药物、放射线,以及食物呕吐物的吸入,过敏、风湿性疾病等。受凉、劳累可诱发。其主要表现为发病急骤、突发的寒战、发热、胸痛、咳嗽、咳痰。儿童、年老体弱、身体抵抗力下降者易患本病。

(二)心理指导
肺炎患者往往发病时出现发热、胸痛、咳嗽、咳痰等不适感,导致因疼痛而害怕咳嗽,从而影响预后,因而应积极鼓励并给予帮助,并告诉患者肺炎经积极治疗后一般可彻底治愈,以减轻患者的焦虑,取得配合。

(三)饮食指导
宜进食高热量、高蛋白质、富含维生素 A、维生素 E 和维生素 B_2,易消化的半流质饮食,如牛奶、蛋羹类、细软面条、鱼粥、肉末、糙米饭、胡萝卜、莴苣等,多饮水。忌食温热生痰食物,如蛇肉、白果、柑橘、胡椒、龙眼肉,以保护呼吸道黏膜,增强抗病能力。

(四)用药指导
常见药物有抗生素(如青霉素)、祛痰药(如氨溴索),应在医师或护士指导下遵医嘱服用药物。用药过程中如出现皮肤瘙痒或皮疹、腹泻、胃部不适、血痰,应立即告诉医护人员。

(五)休息与活动指导
高热时卧床休息,保证充足睡眠,解热后可在室内活动,注意初起床时防受凉。

(六)特殊指导
1.配合痰培养标本的留取。

2.若痰多,难以咳出,可每1~2小时进行1次有效咳痰,即先数次随意深呼吸(腹式),吸气终了屏气片刻,然后进行咳嗽。也可使用胸部叩击法,两手指并拢拱成杯状,腕部放松,迅速而又规律地叩击胸部各肺叶,每一肺叶反复叩击1~3分钟,以使痰液松动,易于咳出。

3.高热时,可行头部、腋窝、腹股沟处冰敷、温水擦浴、乙醇擦浴,退热时注意保暖,及时更换湿衣服。必要时可遵医嘱服用解热药,同时要密切观察有无出汗、发热或虚脱症状出现。

(七)病情观察
配合监测生命体征,注意有无寒战、胸痛及咳嗽、咳痰情况。

(八)出院指导
1.肺炎虽可治愈,但若不注意身体,易复发。

2.出院后应戒烟,避免淋雨、受寒、尽量避免到人多的公共场所。室内经常开窗通风,防止感冒,及时治疗上呼吸道感染,1个月以后回院复查X线胸片。

3.合理饮食,保持心情愉快,增强机体抵抗力。

4.积极参加力所能及的体育锻炼,如打太极拳、练养生功等,以调节呼吸,增加肺活量,使支气管肌肉松弛,提高呼吸道纤毛清除能力,以免细菌生长繁殖。

5.如有高热、寒战、胸痛、咳嗽、咳痰立即就诊。必要时可接受流感疫苗、肺炎球菌疫苗注射。

第三节 慢性阻塞性肺疾病

慢性阻塞性肺疾病(COPD)是一种以气流受限为特征的可以预防和治疗的疾病,气流受限不完全可逆,呈进行性发展。与肺部对香烟烟雾等有害气体或颗粒的异常炎症反应有关,COPD 主要累及肺脏,也可以引起显著的全身反应。

一、流行病学

COPD 是呼吸系统最常见的疾病之一,据 WHO 的调查,1990 年全球 COPD 病死率占各种疾病病死率的第 6 位,到 2020 年将上升至第 3 位,我国 COPD 患病率占 40 岁以上人群的 8.2%。另有调查显示 COPD 患病率在吸烟者、戒烟者中比不吸烟者明显升高,男性比女性高,40 岁以上者比 40 岁以下者高。

二、病因与发病机制

(一)病因

COPD 有关发病因素包括个体易感因素及环境因素两个方面,这两者相互影响。

1.个体因素

(1)遗传因素:常见遗传危险因素是 α_1 抗胰蛋白酶的缺乏,先天性 α_1 抗胰蛋白酶缺乏多见于北欧血统的个体,我国尚未见正式报道。

(2)气道高反应性:哮喘、特异性以及非特异性气道高反应性可能在 COPD 中起作用。

2.环境因素

(1)吸烟:是引起 COPD 的主要危险因素,吸烟时间越长,烟量越大,患 COPD 的风险越大。烟草中含有焦油、尼古丁等,能损害支气管上皮纤毛,使纤毛运动发生障碍,降低局部抵抗力,削弱肺泡吞噬细胞的吞噬、灭菌作用,易致感染,又能引起支气管痉挛,增加呼吸道阻力。

(2)职业粉尘、烟雾和有害气体接触:接触硅和镉可引起 COPD。接触其他粉尘的工人如煤矿、棉纺、谷物、某些金属冶炼等作业工人,也可认为是 COPD 的高危人群。

(3)感染:呼吸道感染是 COPD 发病和加剧的一个重要因素。目前认为肺炎链球菌和流感嗜血杆菌是 COPD 急性发作的最主要病原菌。病毒也对 COPD 的发生和发展起重要作用,常见病毒为鼻病毒、流感病毒、腺病毒及呼吸道合胞病毒。

(4)气候:冷空气刺激、气候突然变化,使呼吸道黏膜防御能力减弱,易发生继发感染。

(二)发病机制

尚未完全阐明,主要有炎症机制、蛋白酶-抗蛋白酶失衡机制、氧化应激机制,以及在自主神经功能失调等共同作用下产生两种重要病变:第一,小气道病变,包括小气道炎症,小气道纤维组织形成,小气道管腔黏液栓等,使肺泡对小气道的正常牵扯拉力减弱,小气道较易塌陷;第二,肺气肿使肺泡弹性回缩力明显降低,这种小气道病变与肺气肿病变共同作用,造成慢阻肺特征性的持续气流受限。

三、临床表现与诊断

(一)临床表现

1.症状

轻度COPD患者很少有或没有症状,晨起咳嗽、反复呼吸系统感染、体力劳动时呼吸困难等应引起重视。

(1)慢性咳嗽:常为首发症状,初起咳嗽呈间歇性,早晨较重,以后早、晚或整日均有咳嗽。

(2)咳痰:一般为白色黏液或浆液性泡沫性痰,清晨排痰较多,急性发作期痰量增多,合并感染时咳脓性痰。

(3)气短或呼吸困难:是COPD的标志性症状。早期仅于剧烈活动时出现,后逐渐加重,以致日常活动甚至休息时也感气短。

(4)喘息和胸闷:部分患者特别是重度患者有喘息;胸部紧闷感通常于劳力后发生,与呼吸费力,肋间肌等容性收缩有关。

(5)其他症状:晚期患者常有体重下降,食欲缺乏,精神抑郁和(或)焦虑等。合并感染时可咳血痰或咯血。

2.体征

早期可无任何异常体征。随疾病进展,视诊可多见桶状胸,肋间增宽,呼吸幅度变浅,频率增快,触诊双侧语颤减弱。叩诊呈过清音,心浊音界缩小或不易叩出,肺下界和肝浊音下降;听诊心音遥远,呼吸音普遍减弱,呼气延长,并发感染时,肺部可有湿啰音。

3.辅助检查

(1)肺功能检查:是确诊COPD的必备条件,也是判断持续气流受限的主要客观指标,使用支气管扩张药后,第一秒用力呼气量(FEV_1)/用力肺活量(FVC)<70%可确定为患者存在持续气流受限,即COPD。肺功能检查对COPD的诊断及估计其严重程度、疾病进展和预后有重要意义。

(2)X线检查:早期可无异常,反复发作者可见两肺纹理增粗、紊乱等非特异性改变,以及肺气肿改变,如胸廓扩张,肋间隙增宽,肋骨平行,活动减弱,两肺野透亮度增加,横膈位置低平,心脏悬垂狭长。

(3)血液气体分析:如出现明显缺氧及二氧化碳潴留时,则动脉血氧分压降低,二氧化碳分压升高,并可出现失代偿性呼吸性酸中毒,pH降低。

(4)胸部CT检查:CT检查一般不作为常规检查,CT检查可见慢阻肺小气道病变的表现、肺气肿的表现及并发症的表现,主要临床意义在于当诊断有疑问时,高分辨率CT(HRCT)有助鉴别诊断。

(二)诊断

1.诊断

主要根据临床症状、体征及肺功能检查结合有无吸烟等高危因素史,并排除其他相关疾病,综合分析确定。肺功能检查见持续气流受限是慢阻肺诊断的必备条件。

2.稳定期病情严重程度评估

COPD评估的目标是明确疾病的严重程度,疾病对患者健康状况的影响,以及某些事件的发生风险(急性加重、住院治疗和死亡),同时指导治疗。

(1)症状评估:见表1-1。

(2)肺功能评估:可使用 GOLD 分级,慢阻肺患者吸入支气管扩张药后 $FEV_1/FVC<70\%$;再依据其 FEV_1 下降程度进行气流受限的严重程度分级,见表1-2。

表 1-1　症状评估

改良呼吸困难指数(mMRC 分级)	呼吸困难症状
0级	剧烈活动时出现呼吸困难
1级	平地快步行走或爬缓坡时出现呼吸困难
2级	由于呼吸困难,平地行走时比同龄人慢或需要停下来休息
3级	平地行走100m左右或数分钟后即需要停下来喘气
4级	因严重呼吸困难而不能离开家,或在穿衣脱衣时即出现呼吸困难

表 1-2　慢阻肺患者气流受限严重程度的肺功能分级

肺功能分级	患者肺功能 FEV_1 占预计值的百分比($FEV_1\%$ pred)
GOLD1级:轻度	$FEV_1\%$ pred$\geqslant 80\%$
GOLD2级:中度	$50\%\leqslant FEV_1\%$ pred$<80\%$
GOLD3级:重度	$30\%\leqslant FEV_1\%$ pred$<50\%$
GOLD4级:极重度	$FEV_1\%$ pred$<30\%$

(3)急性加重风险评估:上一年发生 2 次或以上急性加重或 $FEV_1\%$ pred(第一秒用力呼气量占预计值百分比)$<50\%$,均提示今后急性加重的风险增加。

四、治疗原则

(一)急性加重期治疗

1.控制感染

住院初期给予广谱抗菌药,随后根据呼吸道分泌物培养及药敏试验结果合理调整用药,尽早选用有效抗生素控制感染。常用的有青霉、素类、头孢菌素类、大环内酯类、喹诺酮类等抗菌药物,根据病情的轻重予以口服或静脉滴注。

2.祛痰镇咳

祛痰镇咳在抗感染治疗的同时,应用祛痰、镇咳的药物,以改善患者的症状。常用药物有盐酸氨溴索、乙酰半胱氨酸等。

3.解痉平喘

解痉平喘可选用支气管舒张药,主要有 β_2 受体激动药、抗胆碱药及甲基黄嘌呤类,根据药物的作用及患者治疗的反应选用,如果应用支气管舒张药后呼吸道仍持续阻塞,可使用糖皮质激素。长期规律地吸入糖皮质激素较适用 $FEV_1<50\%$预计值(Ⅲ级和Ⅳ级)并且有临床症状以及反复加重的 COPD 患者,联合吸入糖皮质激素和 β_2 受体激动药,比各自单用效果好,目前已有布地奈德/福莫特罗、氟地卡松/沙美特罗两种联合制剂。对 COPD 患者不推荐长期口服

糖皮质激素治疗,全身静脉应用糖皮质激素治疗疗程一般控制在5天内。

4.纠正缺氧和二氧化碳中毒

在急剧发生的严重缺氧时,给氧具有第一重要性,可通过鼻导管、面罩或机械通气给氧。给氧应从低流量开始(鼻导管氧流量为1~2L/min)。对严重低氧血症而CO_2潴留不严重者,可逐步增大氧浓度。血氧浓度的目标值为88%~92%。

5.控制心力衰竭

对于COPD合并慢性肺源性心脏病并伴有明显心力衰竭者,在积极治疗呼吸衰竭的同时可给予适当的抗心力衰竭治疗。

6.其他治疗

注意水、电解质平衡和补充营养,督促患者戒烟,使用抗凝药预防深静脉血栓及肺栓塞的发生。

(二)稳定期治疗

1.稳定期以预防为主,增强体质,提高机体免疫功能,避免各种诱发因素。

2.对症治疗

某些症状明显或加重时及时处理也是预防COPD急性发作的重要措施。呼吸困难时主要应用β_2受体激动药和(或)胆碱能阻断药、茶碱制剂等。当轻度COPD呼吸困难症状不固定时,可在症状发生时按需使用β_2受体激动药定量气雾吸入。症状较重、呼吸困难持续存在者主要应用异丙托品定量吸入治疗,必要时加用β_2受体激动药以迅速缓解症状。对咳嗽、咳痰且痰液不易咳出者,可同时给予祛痰药。

3.长期家庭氧疗

COPD稳定期进行长期家庭氧疗对具有慢性呼吸衰竭的患者可提高生存率。对血流动力学、血液学特征、运动能力、肺生理和精神状态都会产生有益的影响。

4.中医治疗

辨证施治是中医治疗的原则,对COPD的治疗亦应据此原则进行。实践中体验到某些中药具有祛痰、支气管舒张、免疫调节等作用,值得深入研究。

5.康复治疗

可以使进行性气流受限、严重呼吸困难而很少活动的患者改善活动能力、提高生活质量,是COPD患者一项重要的治疗措施。

6.外科治疗

肺大疱切除术、肺减容术、肺移植术等。

五、常见护理问题及相关措施

(一)气体交换受损

1.相关因素

与呼吸道阻塞、呼吸面积减少引起的通气和换气功能障碍有关。

2.护理措施

(1)环境和体位:保持环境清洁、舒适适宜的湿温度。为有利于呼吸可给予患者端坐位或半坐位。

(2)教会患者缩唇呼吸和腹式呼吸:①缩唇呼吸,吸气时,闭住口唇,用鼻吸气;呼气时,口呈吹口哨或吹笛;吸呼比为1:2或1:3。②腹式呼吸法,患者采取仰卧位,一手放在胸部,一手放在腹部,经口缓慢地吸气,升高腹部顶住手,缩唇缓慢地呼气,同时收缩腹部肌肉并收腹。

(3)遵医嘱给予支气管扩张药,缓解呼吸困难。

(4)低氧血症伴CO_2潴留者给予低流量吸氧,1~2L/min,浓度为25%~29%,以提高氧分压,同时避免吸入氧浓度过高引起CO_2潴留。每天更换氧气湿化水。

(5)吸入疗法:包括湿化疗法和雾化疗法,以湿化呼吸道,稀释痰液,从而达到祛痰止咳、抗炎、解痉平喘的作用。

(二)清理呼吸道无效

1.相关因素

与痰液过多、痰液黏稠、咳嗽无力、支气管痉挛有关。

2.护理措施

(1)增加室内湿度,要注意保持室内湿度不低于60%。

(2)鼓励患者有效地咳痰,教会患者咳嗽的技巧,即身体向前倾斜,采用缩唇式呼吸方法做几次呼吸,最后1次深吸气后,屏气3~5秒,从胸腔进行2~3次短促有力的咳嗽,张口咳出痰液,咳嗽时收缩腹肌,或指导患者用手按压上腹部帮助咳嗽。必要时用吸引器吸痰。

(3)胸部叩击

①胸部叩击方法:患者取侧卧位,叩击者两手手指指腹并拢,使掌侧呈杯状,以手腕力量,从肺底自下而上、由外向内,迅速而有节奏地叩击胸壁、振动呼吸道,每一肺叶叩击1~3分钟,叩击时发出一种空而深的拍击音则表明手法正确。胸壁振荡时,操作者双手掌重叠,并将双手掌置于欲引流的胸廓部位,吸气时手掌随胸廓扩张慢慢抬起,不施加任何压力,从吸气最高点开始,在整个呼气期手掌紧贴胸壁,施加一定压力并做轻柔的上下抖动,即快速收缩和松弛手臂和肩膀(肘部伸直),以振荡患者胸壁5~7次,每一部位重复6~7个呼吸周期。或指导患者双侧前臂屈曲,两手掌置于锁骨下,咳嗽时以上臂、前臂同时叩击前胸及侧胸壁,振动气管分泌物,以利排出。

注意事项:每次叩击和(或)振荡时间以5~15分钟为宜,应安排在餐后2小时至餐前30分钟完成。

②使用排痰机进行胸壁振荡:它有明显的三个特点,深穿透性;可以简单地控制效果;可以单纯振动、单纯叩击,也可以振动和叩击相混合,适当地选择和使用叩击头,它可以作用于敏感的患者。

(4)机械吸痰:适用于无力咳出黏稠痰液,意识不清或排痰困难者。可经患者口、鼻腔、气管插管或气管切开处进行负压吸痰。每次吸引时间不超过15秒,间隔时间应大于3分钟。并在吸痰前、后适当调高吸入氧的浓度,避免吸痰引起低氧血症。

(5)遵医嘱给予支气管扩张药,指导患者掌握正确使用方法。

(6)预测患者是否需要气管插管或使用呼吸机,需要时准备用物。

(7)准确记录出入液量:对心、肝、肾功能正常者,鼓励多饮水,保证每天饮水量在1500mL

以上。

(三)营养失调:低于机体需要量

1. 相关因素

对机体能量消耗增加、胃肠道消化吸收功能障碍、机体分解代谢的增加、摄入减少有效。

2. 临床表现

患者体重下降,体力不支,身体虚弱,难以应付日常生活。

3. 护理措施

(1)和营养师一起商讨患者的热量需要量,以及实际摄入量是否充足。计划患者的食谱,要考虑到患者的饮食习惯和选择患者喜欢的食物。

(2)供给能满足患者高代谢所需的高蛋白、高维生素、高热量、清淡易消化饮食。

(3)协助患者进食:对不能经口喂食者,可留置鼻饲管。鼻饲液要现用现配,防止污染,不可快速、大量地注入喂养液,否则会引起腹胀、吸入性肺炎等并发症。在胃肠道未适应前不可注入大量的高渗营养液,否则会导致腹泻。鼻饲前应检查鼻饲管是否在胃内,鼻饲前后用温开水冲洗鼻饲管。

(4)口腔护理:2次/天,促进患者食欲。

(5)电解质紊乱的观察护理:COPD患者由于营养不良、食欲缺乏和使用某些药物(如利尿药)的原因所造成的低钾血症、低钠血症在临床上较常见。当血钾浓度<3.5mmol/L时,患者会出现腹胀、恶心、呕吐、心悸或神经系统反应(倦怠、烦躁不安,甚至谵妄和昏迷)。当血钠浓度<135mmol/L时,患者会出现头痛、乏力、恶心、感觉迟钝、抽搐等明显神经系统反应。护士应密切观察患者的神经系统反应、生命体征,仔细分析患者主诉症状的原因,并做好详细记录,包括输入量、饮水量、尿量。

(6)根据需要给予患者肠外营养:①静脉置管应行中心静脉或PICC置管,不宜选外周浅表静脉。输液前应用少量生理盐水冲洗输液器及针头;输液完毕再用少量生理盐水冲洗后用肝素封管。②输液速度的调整及护理,静脉营养液临用前最好在接近体温后使用,开始速度以10滴/分为宜,20分钟后20~30滴/分。速度不宜过快,250mL液体输入时间不少于3小时,以防止输液过快引起患者短时间发生高渗性利尿、酸中毒、肺水肿等并发症。

(四)有感染的危险

1. 相关因素

与肺的防御系统损害、使用呼吸机有关。

2. 临床表现

畏寒、发热、全身乏力等。

3. 护理措施

(1)保证湿化给氧,定期更换湿化瓶,每天更换湿化瓶中的注射用水。

(2)协助患者翻身、拍背,鼓励患者有效地咳嗽,及时咳出痰液,避免痰液潴留。如果患者不能咳出痰液,可经鼻或经口咽吸痰,严格按照无菌操作,防止交叉感染。

(3)根据病原菌药物敏感试验选用抗生素。轻中度呼吸道感染,治疗则以口服抗生素为主。

(4)用药后观察患者体温、咳嗽、咳痰有无减轻或消失,痰的颜色是否转白,肺部啰音是否消失。

(5)保持环境清洁,限制人员探视。

六、健康教育

(一)心理指导

COPD患者因久病不愈反复发作,患者常出现焦虑、悲观、沮丧等不良情绪,表现为烦躁、易怒,依赖心理增强,而COPD患者精神和休息同等重要,不良情绪可导致交感神经兴奋、儿茶酚胺分泌增加,使心率增快、心肌耗氧量增加,从而诱发和加重呼吸困难和心力衰竭。因此,向患者讲解心理因素给病情带来的危害及自我调节、控制情绪的重要性。指导患者根据不同情况采取不同的方法进行心理治疗,如鼓励患者将内心的不安向亲人诉说;听音乐、看书等转移法;鼓励家属、亲朋好友和同事给患者更多关爱,生活上多照顾、经济上多支持,帮助患者树立战胜疾病的信心。

(二)饮食指导

饮食应规律、适量,多进高蛋白、高热量、高维生素、清淡易消化的饮食,少食胀气食物,避免辛辣、酒等刺激性食物。重视缓解期的摄入,改善全身营养状况,提高呼吸肌力量。保持大便通畅,定时排便,多食高纤维素食物(如芹菜、韭菜、笋、香蕉等)。对高碳酸血症者,适当控制糖类摄入量,避免加重CO_2潴留。

(三)药物指导

按医嘱服药,注意药物不良反应。支气管扩张药可引起头晕、头痛、心悸、手指震颤等,减量或停药症状消失。注意长时间大剂量抗生素运用可引起二重感染,如口腔白斑、溃烂。口服激素、抗结核药物等,避免骤停、骤减。口服降压药,定时测血压,遵医嘱调整药量。服利尿药,多食鲜橘子等水果,记录尿量,定期复查有关化验指导,调整药量。对肝、肾功能有损害的药物,要定时复查肝、肾功能。

(四)长期家庭氧疗的指导

长期家庭氧疗应在Ⅳ级即极重度COPD患者应用。具体指导:①$PaO_2 \leqslant 55mmHg$或动脉血氧饱和度(SaO_2)$\leqslant 88\%$,有或无高碳酸血症;②PaO_2 55~60mmHg,或$SaO_2 < 89\%$,并有肺动脉高压、心力衰竭水肿或红细胞增多症(血细胞比容>0.55)。一般是经鼻导管吸入氧气,流量为1.0~2.0L/min,吸氧持续时间$>15h/d$。长期氧疗目的是使患者在海平面水平,静息状态下,达到$PaO_2 \geqslant 60mmHg$和(或)使SaO_2升至90%,这样才可维持重要器官的功能,保证周围组织的氧供。

(五)康复治疗的指导

康复治疗包括呼吸生理治疗,肌肉训练,营养支持、精神治疗与教育等多方面措施。在呼吸生理治疗方面包括帮助患者咳嗽、用力呼气以促进分泌物清除;使患者放松,进行缩唇呼吸以及避免快速浅表的呼吸以帮助克服急性呼吸困难等措施。在肌肉训练方面有全身性运动与呼吸肌锻炼,前者包括步行、登楼梯、踏车、全身肌群锻炼的康复操等,后者有腹式呼吸锻炼等。

(六)活动与休息

居室整洁,空气新鲜,定时开窗通风,勿直接吹风。保持心情开朗,适量活动,避免劳累,保证6~8小时睡眠。注意口腔卫生,保持皮肤清洁,及时沐浴更衣。长期卧床者,定时翻身拍背,预防压疮,大小便失禁者及时擦洗干净。在上呼吸道疾病流行时避免进出空气污染的公共场所。减少冷空气刺激,冬季晨起外出注意保暖或使用口罩。加强体育锻炼,提高机体耐寒及抗病能力,根据病情选择适合自己的健身方式;教会患者学会自我监测病情变化,尽早治疗呼吸道感染。呼吸训练指导患者做深而慢的腹式呼吸和缩唇呼气。

(七)出院指导

1. 预防感冒,外出戴口罩,避免受凉。
2. 保持呼吸道畅通,禁止吸烟。
3. 注意休息,合理运动。
4. 注意药物的不良反应。
5. 定时复查,防止并发症的发生。

第四节 支气管哮喘

支气管哮喘简称哮喘,是多种细胞(如嗜酸粒细胞、肥大细胞、淋巴细胞、中性粒细胞和气道上皮细胞等)和细胞组分参与的气道慢性炎症疾病。这种慢性炎症导致气道高反应性和广泛多变的可逆性气流受限,并引起反复发作性喘息、气急、胸闷或咳嗽等症状,常在夜间和(或)清晨发作、加剧,多数患者可自行缓解或经治疗缓解。

一、病因和发病机制

(一)病因与诱因

病因是导致正常人发生哮喘的因素,诱因是引起哮喘患者的哮喘症状急性发作的因素。目前导致哮喘发病的病因不完全清楚,患者个体过敏性体质及环境因素的影响是发病的危险因素。哮喘与多基因遗传有关,同时受遗传和环境的双重影响。已知的哮喘诱因如表1-3。

表1-3 哮喘的常见诱因

常见诱因	举例
吸入性过敏原	尘螨、动物、花粉、真菌、羽毛等
理化刺激因素	烟雾、冷空气、刺激性气体
药物	阿司匹林、普萘洛尔等
呼吸道感染	病毒、细菌、支原体
精神因素	紧张、情绪变化等
内分泌因素	月经、妊娠
运动、气候变化	

（二）发病机制

哮喘的发病机制尚未完全清楚。变态反应、气道炎症、气道反应性增高及神经等因素及其相互作用被认为与哮喘的发病关系密切。

二、病理

显微镜下可见气道黏膜下组织水肿,微血管通透性增加,杯状细胞增殖及支气管分泌物增加,支气管平滑肌痉挛等病理改变。若哮喘长期反复发作,表现为支气管平滑肌肌层增厚,气道上皮细胞下纤维化、黏液腺增生和新生血管形成等,导致气道重构。

三、护理评估

（一）健康史

1. 询问患者发作时的症状、持续时间、诱发或缓解因素,了解既往治疗经过和检查。
2. 了解患者对哮喘知识的掌握程度,询问患者是否熟悉哮喘急性发作的先兆和处理方法,发作时有无按医嘱治疗。
3. 评估患者呼吸困难对日常生活、工作的影响程度,了解患者的家族史。
4. 评估与患者哮喘发生的各种病因和诱因,如有无接触变应原、吸烟等。

（二）临床表现

1. 症状

（1）前驱症状:在变应原引起的急性哮喘发作前往往有打喷嚏、流鼻涕、眼痒、流泪、干咳或胸闷等前驱症状。

（2）喘息和呼吸困难:反复发作性喘息或伴有哮鸣音的呼气性呼吸困难,是哮喘的典型症状。

（3）咳嗽、咳痰:咳嗽是哮喘的常见症状,由气道的炎症和支气管痉挛引起。干咳是哮喘前驱症状,哮喘发作时,咳嗽咳痰症状反而减轻。哮喘发作接近尾声时,大量分泌物排出,咳嗽咳痰可能加重。

（4）胸闷和胸痛:哮喘发作时可有胸闷和胸部发紧感。

2. 体征

支气管哮喘具有季节性,急性发作时,两肺闻及弥散性哮鸣音,以呼气期为主,可自行缓解或使用支气管扩张药后缓解。胸部呈过度充气状态,有广泛的哮鸣音,呼气时延长,辅助呼吸肌和胸锁乳突肌收缩加强。心率增快、奇脉、胸腹反常运动、发绀、意识障碍等提示病情严重。

3. 分期

根据临床表现分为急性发作期、慢性持续期和临床缓解期。

急性发作指气促、咳嗽、胸闷等症状突然发生,常伴呼吸困难;慢性持续期指每周均不同频度和(或)不同程度的出现症状;临床缓解期是指经过治疗或未经治疗症状、体征消失,肺功能恢复到急性发作前水平,并维持3个月以上。

(三)辅助检查

1.肺功能检查

1秒用力呼气量(FEV_1),FEV_1/FVC,呼气流量峰值(PEF)等有关呼气流速的指标,在哮喘发作时全部下降,经有效的支气管扩张药治疗后好转,缓解期逐渐恢复。哮喘发作时还可以有用力肺活量(VC)降低,残气量,功能残气量,肺总量增加,残气/肺总量比值增高。

2.动脉血气分析

哮喘严重发作时可有不同程度的低氧血症、低碳酸血症、呼吸性碱中毒,病情进一步加剧,可表现呼吸性酸中毒。

3.胸部X线检查

哮喘发作时两肺透亮度增加,呈过度充气状态。并发感染时,可见肺纹理增加和炎症浸润阴影。

4.血液检查

发作时可有嗜酸性粒细胞增多,并发感染时白细胞和中性粒细胞增多,外源性哮喘者血清总IgE增高。

5.痰液检查

涂片可见较多的嗜酸性粒细胞及其退化形成的夏科-莱登结晶、黏液栓等。

6.支气管激发试验

测定气道反应性,吸入激发剂后,FEV_1或PEF的下降≥20%,即可确定为支气管激发试验阳性。可作为辅助诊断和评估哮喘严重程度和预后。

7.支气管舒张试验

测定气流受限的可逆性。吸入支气管舒张药后FEV_1或PEF改善率≥15%可诊断支气管舒张试验阳性,可辅助诊断和指导用药。

8.特异性变应原检测

缓解期检测有利于判断变应原,了解导致个体哮喘发作的危险因素。

(四)心理社会评估

哮喘急性和反复发作,可影响患者的睡眠、体力活动,应评估患者有无烦躁、焦虑、恐惧等心理反应,并注意给予心理安慰;因哮喘需要终身防治,评估患者的家庭社会支持系统,及对疾病治疗的信心,应加强与患者的沟通,增加患者的信心和对疾病的了解。

四、护理问题

1.气体交换受损与支气管痉挛、气道炎症、黏液分泌增加、气道阻塞有关。

2.清理呼吸道无效与气道平滑肌痉挛、痰液黏稠、排痰不畅、疲乏有关。

3.知识缺乏:缺乏正确使用吸入药物治疗的相关知识。

4.焦虑:哮喘反复发作或症状不缓解,使患者容易出现焦虑情绪。

5.潜在并发症:呼吸衰竭、气胸或纵隔气肿。

五、计划与实施

(一)目标

1. 患者呼吸困难缓解,能平卧。
2. 能进行有效咳嗽,痰液能咳出。
3. 能正确使用吸入药物治疗。
4. 尽快使患者胸闷、呼吸困难得到缓解,增加舒适感,心理护理缓解焦虑恐惧情绪。
5. 护士严密监测和管理患者,及时发现并发症并配合医师抢救。

(二)实施与护理

1. 生活护理

(1)发现和避免诱发因素:询问患者导致发作的因素,如能发现和避免诱发因素,有助于哮喘症状的控制,并保持环境清洁、空气新鲜。

(2)饮食护理:根据需要供给热量,必要时可静脉补充营养。禁食用可能诱发哮喘的食物,如鱼、虾、蟹、牛奶及蛋类。

2. 心理护理

哮喘反复发作可以导致心理障碍,而心理障碍也会影响哮喘的临床表现和治疗效果。正确认识和处理这些心理问题,有利于提高哮喘的治疗成功率。护士应关心、体贴患者。通过暗示、说服、示范、解释、训练患者逐渐学会放松技巧及转移自己的注意力。

3. 治疗配合

(1)病情观察:密切观察患者症状体征的变化,了解其呼吸困难的程度,辅助呼吸肌的活动情况,测量和记录体温、脉搏和呼吸及哮喘发作的持续时间。配合医师监测肺功能指标(FEV_1 或 PEF),进行动脉血气分析,防止出现及时处理危及生命的严重哮喘发作。当 $PaO_2 < 60mmHg$,$PaCO_2 > 50mmHg$ 时,说明患者已经进入呼吸衰竭状态。发现上述情况及时通知医师,并作相应的护理。

(2)对症护理:

①体位:让患者取坐位,将其前臂放在小桌上,背部靠着枕头,注意保暖,防止肩部着凉。

②氧疗:患者哮喘发作严重,遵医嘱给予鼻导管或面罩吸氧,改善呼吸功能。

③保持呼吸道通畅:遵医嘱给予祛痰药和雾化吸入,以湿化气道,稀释痰液,利于排痰。在气雾湿化后,护士应注意帮助患者翻身拍背,引流排痰。

④重度哮喘发作有可能导致呼吸衰竭,有窒息等危险,可准备物品行气管插管进行机械通气。因此,应备好气管插管和所需物品及各种抢救物品,配合医师抢救。

4. 用药护理

(1)糖皮质激素(简称激素):是当前治疗哮喘最有效的药物。可采取吸入、口服和静脉用药。指导患者吸入药物后用清水充分漱口,使口咽部无药物残留,减轻局部反应。长期用药可引起骨质疏松等全身反应,指导患者联合用药,减轻激素的用量。口服用药时指导患者不可自行停药或减量。

(2)色甘酸钠:是一种非皮质激素抗炎药物。能预防变应原引起速发和迟发反应,以及运动和过度通气引起的气道收缩。少数病例可有咽喉不适、胸闷,偶见皮疹,孕妇慎用。

(3)β_2受体激动药(沙丁胺醇):可舒张气道平滑肌,解除气道痉挛和增加黏液纤毛清除功能等。吸入后5～10分钟即可起效,药效可维持4～6小时,多用于治疗轻度哮喘急性发作的患者,用药方法应严格遵医嘱间隔给药。用药期间应注意观察不良反应,如心悸、低血钾和骨骼肌震颤等。但一般反应较轻,停药后症状即可消失,应宽慰患者不必担心。

(4)茶碱:具有松弛支气管平滑肌、兴奋呼吸中枢等作用。主要不良反应为胃肠道症状(恶心、呕吐),心血管症状(心动过速、心律失常、血压下降)。最好用药中监测血浆氨茶碱浓度。发热、妊娠、小儿或老年,患有肝、心、肾功能障碍及甲状腺功能亢进者尤须慎用。

(5)其他药物:半胱氨酰白三烯受体拮抗药主要的不良反应是胃肠道症状,通常较轻微,少数有皮疹,血管性水肿,转氨酶升高,停药后可恢复正常。吸入抗胆碱药物不良反应少,少数患者有口苦或口干感。

(三)健康教育

1.指导患者注意哮喘发作的前驱症状,自我处理并及时就医,鼓励并指导患者坚持每日定时测量峰流速值(PEF),监视病情变化,记录哮喘日记。指导患者各种雾化吸入器的正确使用方法。

2.积极参加锻炼,尽可能改善肺功能,最大限度恢复劳动能力,预防疾病向不可逆性发展,预防发生猝死。

3.指导患者了解目前使用的每一种药物的主要作用、用药的时间、频率和方法及各种药物的不良反应。

4.指导峰流速仪的使用。

(1)站立水平位握峰流速仪,不要阻挡游标移动。游标放在刻度的最基底位"0"处。

(2)深吸气,嘴唇包住口器,尽可能快地用力呼气。

(3)记录结果,将游标拨回"0"位,再重复2次,取其最佳值。

(4)当峰流速值用诊断时,首先用患者峰流速值与预计值比较。儿童一般根据性别、身高而调整确定其正常范围,亦可通过2～3周的正规治疗及连续观察,取无症状日的下午所测PEF为患儿个人最佳值。若该值低于一般统计正常值的80%,则考虑为中度发作,应调整原有治疗。

(5)$PEF变异率 = \frac{最高PEF - 最低PEF}{1/2(最高器EF + 最低PEF)} \times 10^0 \%$

当变异率<20%提示轻度哮喘,变异率在20%～30%为中度哮喘,变异率>30%时为重度哮喘。

5.指导患者识别和避免过敏原或诱因,并采取相应措施。

(1)在花粉和真菌最高季节应尽量减少外出。

(2)保持居住环境干净、无尘、无烟,窗帘、床单、枕头应及时清洗。

(3)避免香水、香的化妆品及发胶等可能的过敏原。

(4)回避宠物,不用皮毛制成的衣物或被褥。如必须拜访有宠物家庭,应提前吸入气雾剂。

(5)运动性哮喘患者在运动前应使用气雾剂。

（6）充分休息、合理饮食、定期运动、情绪放松、预防感冒。

6.推荐患者家属参与哮喘的管理,起到监督管理的作用。

六、预期结果与评价

患者呼吸频率、节律平稳,无奇脉、三凹征;正确运用有效咳嗽、咳痰方法,咳嗽咳痰程度减轻;能正确掌握雾化吸入器的使用方法和注意事项;掌握哮喘发作先兆及相应自我处理方法;消除焦虑情绪。

第二章 心血管内科常见疾病护理

第一节 原发性高血压

高血压(HT)是一种以体循环动脉收缩期和(或)舒张期血压持续升高为主要特点的全身性疾病。2010年中国高血压防治指南推荐高血压的定义为：在未服用抗高血压药物的情况下，非同日3次测量，收缩压≥140mmHg和(或)舒张压≥90mmHg，可诊断为高血压。2013年，世界卫生组织首次把高血压防控作为世界卫生日的主题，强调要通过控制高血压来降低心脑血管病的危险，凸显了高血压防治的重要性。高血压可分为原发性高血压即高血压病和继发性高血压即症状性高血压两大类。其中原发性高血压占高血压的90%以上。

一、病因与发病机制

病因及发病机制目前尚不清。

(一)病因

可能与发病有关因素可分为遗传因素和环境因素。

1.遗传因素

高血压具有家族聚集性，60%高血压患者均有高血压家族史，父母均有高血压，子女发病率概率为高达46%。不仅血压升高发生率体现遗传性，在血压高度、并发症发生及相关因素，也有遗传性。

2.环境因素

(1)饮食：摄入钠盐较多导致敏感的人血压升高，摄入盐越多，血压水平和患病率越高；钾的摄入与血压呈负相关；部分研究者认为低钙饮食与高血压发生有关；高蛋白质、饱和脂肪酸、饱和脂肪酸/多不饱和脂肪酸比值较高物质摄入也是升高血压因素；饮酒量与血压水平，尤其与收缩压水平呈线性相关，每天饮酒量超过50g的患者，发病率明显提高。

(2)精神应激：长期精神过度紧张、焦虑或长期在噪声、视觉刺激的环境下，可引起高血压，可能与大脑皮质兴奋与抑制的平衡失调有关，以致交感神经兴奋性增强，儿茶酚胺类介质释放增加，使小动脉收缩。同时交感神经兴奋促使肾素释放增多，均促进和维持血压升高。

3.其他因素

(1)体重：超重或肥胖是血压升高的重要危险因素，血压与体重指数呈显著正相关，肥胖类型与高血压有密切关系，向心性肥胖者易发生高血压。

(2)避孕药:口服避孕药引起的高血压一般是轻度、可逆转的,停药半年后血压可恢复正常。服用避孕药妇女血压升高发生率及程度与用药时间长短有关,35岁以上妇女更易出现高血压。

(二)发病机制

1.交感神经兴奋性增强

各种病因所致高级神经中枢功能失调,反复过度紧张与精神刺激引起交感神经兴奋、儿茶酚胺分泌增加,使心排血量和外周血管阻力增加。

2.肾性水、钠潴留

各种原因如交感神经兴奋性增高,使肾血管阻力增加;肾小球结构微小病变;肾排钠激素分泌减少或机体其他器官排钠激素分泌异常等,均可引起肾性水、钠潴留和血容量增加,机体为避免心排血量增高,导致外周血管阻力增高,可使血压增高。

3.肾素-血管紧张素-醛固酮系统激活

肾素-血管紧张素-醛固酮系统失调,使肾小球球旁细胞分泌肾素增加,激活血管紧张素系统,终使肾上腺髓质分泌去甲肾上腺素增多,导致:①直接收缩小动脉平滑肌,外阻增加;②使交感神经冲动增加;③使醛固酮分泌增加,导致水钠潴留;以上均使血压增高。

近年来研究发现血管壁、心脏、中枢神经、肾、肾上腺等组织,也有肾素-血管紧张素-醛固酮系统各种组成成分,这些肾素-血管紧张素-醛固酮系统成分,对心脏、血管的功能和结构所起的作用,在高血压发生和维持高血压状态可能有很大影响。

4.细胞膜离子转运异常

各种原因引起细胞膜离子转运异常,可致细胞内钠、钙离子浓度升高,膜电位降低,激活细胞兴奋-收缩耦联,使血管收缩反应性增高和平滑肌细胞增生、肥大,血管阻力增大。

5.胰岛素抵抗

约有50%高血压患者存在不同程度的胰岛素抵抗,在高血压、肥胖、血三酰甘油异常、葡萄糖耐量异常同时并存的患者中,有空腹和(或)葡萄糖负荷时血浆胰岛素浓度增高的征象。

有研究认为胰岛素抵抗是2型糖尿病和高血压发生的共同病理生理基础。部分研究者认为胰岛素抵抗主要影响胰岛素对葡萄糖的利用效应,但其他生物学效应仍然保留,继发性高胰岛素血症,使肾水钠重吸收增强,交感神经系统兴奋性亢进,动脉弹性减退,以致血压升高。从一定意义上来说,胰岛素抵抗增加交感神经兴奋性,机体产热增加,对于肥胖是负反馈调节,但是以血压升高、血脂代谢障碍为代价的。

二、临床表现

(一)症状

起病缓慢,常有头晕、头痛、耳鸣、颈部紧板、眼花、乏力、失眠,有时可有心悸和心前区不适感等症状,紧张或劳累后加重。但约有1/5的患者可无任何症状,在查体或出现心、脑、肾等并发症就诊时发现。

合并脏器受累的高血压患者,还可出现胸闷、气短、心绞痛、多尿等症状。在高血压合并动脉粥样硬化、心功能减退的患者易发生严重眩晕,常是短暂性脑缺血发作或直立性低血压、过度降压。

(二)并发症

1. 高血压危象

高血压危象在高血压早期与晚期均可发生。主要表现有头痛、烦躁、眩晕、心悸、气急、视物模糊、恶心呕吐等症状,同时可伴有动脉痉挛和累及靶器官缺血症状。

诱因常是紧张、劳累、寒冷、嗜铬细胞瘤发作、突然停用降压药等。

2. 高血压脑病

重症高血压患者易发生。临床表现以脑病症状和体征为特点,严重者头痛、呕吐、意识障碍、精神错乱、抽搐,甚至昏迷。

3. 脑血管病

包括短暂性脑缺血发作、脑出血、脑血栓、腔隙性脑梗死等。

4. 心力衰竭

5. 肾衰竭

(三)高血压危险因素

1. 主要危险因素

①年龄男＞55岁,女＞65岁。②吸烟。③糖尿病。④高胆固醇血症＞5.75mmol/L。⑤家族早发冠心病史,男＜55岁,女＜65岁。⑥高敏C反应蛋白≥1mg/dL。

2. 次要危险因素

①高密度脂蛋白胆固醇(HDL-C)＜1.0mmol/L。②低密度脂蛋白胆固醇(LDL-C)＞3.3mmol/L。③肥胖,腹围男性≥85cm,女性≥80cm或体重指数＞28kg/m^2。④糖耐量异常。⑤缺乏体力活动。

三、实验室检查

相关检查有助于发现相关的危险因素、病情程度和靶器官损害。①检查尿常规。②血生化检查,如血糖、血脂、肾功能、血尿酸、血电解质。③检查眼底。④心电图。⑤超声心电图。

四、治疗原则

使血压接近或达到正常范围,预防或延缓并发症的发生是原发性高血压治疗的目的。

(一)改善生活行为

改善生活行为要从多方面做起:①减轻体重,尽量将体重指数控制在＜25。②限制钠盐摄入,每日食盐量不超过6g。③补充钙和钾,每日食用新鲜蔬菜400～500g,牛奶500mL,可以补充钾1000g和钙400mg。④减少脂肪摄入,脂肪量应控制在膳食总热量的25％以下。⑤戒烟、限制饮酒,每日饮酒量不超过50g乙醇的量。⑥进行低、中度等张运动,可根据年龄和身体状况选择运动方式如慢跑、步行,每周3～5次,每次可进行20～60分钟。

(二)药物治疗

1. 利尿药

利尿药有噻嗪类、襻利尿药、保钾利尿药三类,使用最多是噻嗪类,如氢氯噻嗪12.5mg,

1~2次/天;氯噻酮20~40mg,1~2次/天,主要副作用有电解质紊乱和高尿酸血症,痛风患者禁用;保钾利尿药可引起高血钾,肾功能不全者禁用,不宜与ACEI、ARB合用;襻利尿药主要用于肾功能不全者。

2.β受体阻滞药

常用有:美托洛尔25~50mg,2次/天,阿替洛尔50~200mg,1~2次/天,注意需要从小剂量开始,逐渐增量,主要副作用有心动过缓和支气管收缩,急性心力衰竭、病态窦房结综合征、房室传导阻滞、外周血管病、阻塞性支气管疾病患者禁用。另外此类药物可以增加胰岛素抵抗,还可以掩盖和延长降糖治疗的低血糖症,在必须使用时需要注意。

3.钙通道阻滞药(CCB)

常用有:硝苯地平5~20mg,3次/天,维拉帕米40~120mg,3次/天,主要副作用有颜面潮红、头痛,长期服用硝苯地平可出现胫前水肿。注意需要从小剂量开始,逐渐增量。

4.血管紧张素转换酶抑制药(ACEI)

此类药物特别适用于伴有心力衰竭、心肌梗死后、糖耐量减退、糖尿病肾病的高血压患者。常用有:卡托普利12.5~25mg,2~3次/天,依那普利10~20mg,2次/天,主要副作用有干咳、味觉异常、皮疹等。注意需要从小剂量开始,逐渐增量。高血钾、妊娠、双侧肾动脉狭窄的患者禁用。

5.血管紧张素Ⅱ受体阻滞药(ARB)

常用有:氯沙坦50~100mg,1次/天,缬沙坦80~160mg,1次/天,可以避免ACEI类药物的副作用。注意需要从小剂量开始,逐渐增量。

(三)并发症的治疗原则

及时正确处理高血压急症十分重要,在短时间内缓解病情,预防进行性或不可逆靶器官损害,降低死亡率。

1.迅速降血压

在血压严密监测的情况下,静脉给予降压药,根据血压情况及时调整给药剂量。如果病情许可,及时开始口服降压药治疗。

2.控制性降压

为防止短时间内血压骤然下降,使机体重要器官的血流灌注明显减少,要采用逐渐降压,在24小时内降压20%~25%,48小时内血压不低于160/100mmHg。如果降压后患者重要器官出现缺血的表现,血压降低幅度应更小些,在随后的1~2周将血压逐渐降至正常。

3.选择合适降压药

处理高血压急症应要求使用起效快、作用持续时间短、不良反应小的药物,临床上常用有硝普钠、硝酸甘油、尼卡地平、地尔硫䓬、拉贝洛尔等,一般情况下首选硝普钠。

(1)硝普钠:可扩张动脉和静脉,降低心脏前后负荷。可适用各种高血压急症,静脉滴注10~25μg/min,但需密切观察血压的变化。不良反应比较轻,可有恶心、呕吐、肌肉颤动等,本药不宜长期、大量使用,因长期、大量使用可引起硫氰酸中毒,特别是肾功能不好者。

(2)硝酸甘油:可扩张静脉,选择性扩张冠状动脉和大动脉。主要用于急性心力衰竭或急性冠脉综合征时高血压急症,起效快。密切观察血压情况下,静脉滴注5~10μg/min,然后每

5～10分钟增加滴速至20～30μg/min。不良反应有心动过速、面色潮红、头痛、呕吐等。

(3)尼卡地平:本药作用快,持续时间短。在降压的同时还可以改善脑血流量,主要用于高血压危象、急性脑血管病时高血压急症。开始静脉滴注0.5μg/(kg·min),逐渐增加剂量至6μg/(kg·min)。不良反应有心动过速、面色潮红等。

(4)地尔硫䓬:本药具有降压、改善冠状动脉血流量和控制快速室上性心律失常的作用,主要用于高血压危象、急性冠脉综合征。密切观察血压情况下,5～15mg/h静脉滴注,根据血压变化调整滴速。不良反应有面色潮红、头痛等。

(5)拉贝洛尔:本药起效快,但持续时间长,主要用于妊娠或肾衰竭时高血压急症。开始缓慢静脉注射50mg,每隔15分钟重复注射1次,使用总量不超过300mg。不良反应有头晕、直立性低血压、房室传导阻滞等。

五、护理措施

(一)休息

轻度高血压可通过调整生活节奏、保证休息和睡眠而恢复正常。故高血压初期可不限制一般的体力活动,避免重体力活动,保证足够的睡眠。血压较高,症状较多或有并发症的患者应卧床休息,避免体力和脑力的过度兴奋。

(二)控制体重

应限制每日摄入总热量,以达到控制和减轻体重的目的。

(三)运动要求

增强运动如跑步、行走、游泳等。运动量指标可以为收缩压升高、心率的增快,但舒张压不升高,一段时间后,血压下降,心率增加的幅度下降的运动量。

(四)避免诱因

应指导患者控制情绪,避免寒冷,注意保暖。避免蒸汽浴和过热的水洗浴。保持大便通畅,避免剧烈运动和用力。避免突然改变体位和禁止长时间站立。

(五)用药护理

本病需长期服药。①提高患者用药依从性,不得自行增减和撤换药物。②某些降压药物可有直立性低血压副作用,指导患者在改变体位时要动作缓慢,当出现头晕、眼花时,立即平卧。③用药一般从小剂量开始,可联合数种药物,以增强疗效,减少副作用,应根据血压的变化,遵医嘱调整剂量。④降压不宜过快过低,尤其老年人,可因血压过低而影响脑部供血。⑤应用硝普钠需注意避光使用,调节速度需在严密监测血压情况下进行,连续使用一般不超过5天,以免引起硫氰酸中毒。注意要防止药物外渗引起局部组织反应。

(六)并发症护理

高血压脑血管意外患者应半卧位,避免活动、安定情绪、遵医嘱给予镇静药。建立静脉通路,血压高时首选硝普钠静点治疗。

发生心力衰竭时应给予吸氧,4～6L/min,急性肺水肿时35%乙醇湿化吸氧,6～8L/min。

(七)健康教育

1.限制钠摄入

钠摄入<6g/d,可减少水钠潴留,减轻心脏负荷,降低外周阻力,达到降低血压,改善心功

能的目的。

2.减轻体重

血压与体重指数呈相关,特别是向心性肥胖,可使血容量增加,内分泌失调,是高血压的重要危险因素,应限制患者每日摄入总热量,以达到控制和减轻体重的目的。

3.运动

运动时(如跑步、行走、游泳)收缩压升高,伴心搏出量和心率的增高,但舒张压不升高,一段时间后,静息血压下降,心搏出量和心率增加的幅度下降。

4.坚持合理服药

因人而异确定服药时间、提供药物说明书,注意药物不良反应,并教会患者自己观察用药后的反应。

5.避免诱因

①避免情绪激动、精神紧张、劳累、精神创伤等可使交感神经兴奋,血压上升,故指导患者自己控制情绪调整生活节奏。②寒冷可使血管收缩,血压升高,冬天外出时注意保暖,室温不宜过低。③保持大便通畅,避免剧烈运动和用力咳嗽,以防回心血量骤增而发生脑血管意外。④生活环境应安静,避免噪声刺激和引起精神过度兴奋的活动。

6.行为安全

需要注意的安全事项避免突然改变体位,不用过热的水洗澡和蒸汽浴,禁止长时间站立。

7.指导患者学会观察技能

自测血压,每日定时、定位测量血压,定期随诊复查,病情变化如胸痛、水肿、鼻出血、血压突然升高、心悸、剧烈头痛、视物模糊、恶心呕吐、肢体麻木、偏瘫、嗜睡、昏迷等症状立即就医。

第二节 冠状动脉粥样硬化性心脏病

一、概述

冠状动脉粥样硬化性心脏病(CHD)简称冠心病,亦称为缺血性心脏病,是由于冠状动脉因粥样硬化发生狭窄,阻塞或(和)因冠状动脉痉挛导致的心肌缺血缺氧、坏死而引起的心脏病。最常发生狭窄或闭塞的是冠状动脉前降支,其次是回旋支、右冠状动脉、左主干。目前我国冠心病发病率呈上升、年轻化趋势,正跃居成为导致人群死亡的主要原因。

(一)高危因素

冠心病的病因不能完全确定,高危因素包括很多方面,需要帮助患者控制可改变因素。

1.不可改变因素

(1)年龄:常见于40岁以上,随年龄增加,发病率增加。

(2)性别:男多于女,约为2∶1。绝经期之后,女性患者发病率显著增加。

(3)遗传因素:家族中有小于50岁患病者,近亲得病率高。

2.可改变因素

(1)血脂异常:脂质代谢异常是动脉粥样硬化最重要的危险因素。血清总胆固醇(TC)、甘油三酯(TG)、低密度脂蛋白(LDL)、极低密度脂蛋白(VLDL)、载脂蛋白 B(ApoB)增高,高密度脂蛋白(HDL)、载脂蛋白 A(ApoA)降低都被认为是独立的危险因素。TC 和 LDL 升高最受关注。

(2)高血压:血压升高与本病关系密切,高血压者患本病率比血压正常者高 3~4 倍。

(3)吸烟:主动和被动吸烟均与本病密切相关。与每日吸烟数量呈正比。

(4)糖尿病或糖耐量异常:糖尿病患者本病发病率高且进展迅速。

(5)肥胖:近年来,多人提出代谢综合征是重要的危险因素,代谢综合征是指肥胖、血脂异常、高血压和糖尿病(糖耐量异常)同时存在。

(6)其他因素:如体力活动减少、性情急躁、工作压力大、工作投入不注意身体、强制自己为成就而奋斗的 A 型性格、西方的饮食方式等。

(二)分型

1.世界卫生组织(WHO)

由于冠状动脉病变部位、范围、程度不同,临床特点不同,1979 年,WHO 将冠心病分为五型:

(1)无症状性冠心病:无症状,静息及运动负荷时心电图有心肌缺血性改变。

(2)心绞痛:出现发作性胸骨后疼痛,为一过性心肌缺血所致。

(3)心肌梗死:症状严重,为冠状动脉闭塞、心肌急性缺血性坏死所致。

(4)缺血性心肌病:表现为心脏增大、心力衰竭和(或)心律失常。长期心肌缺血使心肌逐渐纤维化,类似扩张型心肌病。

(5)猝死:突发心脏骤停而死亡,多由因缺血心肌局部发生电生理紊乱,诱发严重心律失常所致。

2.是否为临床急症

近年临床上提出两种综合征分型,以提高对急性的高危胸痛患者的关注,做出正确判断,降低死亡率。

(1)急性冠脉综合征(ACS):包括不稳定型心绞痛、急性心肌梗死。共同的病理基础是不稳定粥样斑块(易损斑块)破裂、继发出血、血栓形成、冠状动脉痉挛导致管腔完全或不完全阻塞。不稳定斑块破裂后形成的继发血栓未完全阻塞冠状动脉,则发生不稳定型心绞痛;若完全阻塞,则发生急性心肌梗死。患者均出现急性胸痛,需要紧急处理。

(2)慢性心肌缺血综合征:WHO 组织分型中的无症状性冠心病、稳定型心绞痛及缺血性心肌病归于此类。病情发展相对缓和。

二、心绞痛

心绞痛临床分型分为稳定型心绞痛和不稳定型心绞痛。稳定型心绞痛是指在冠状动脉粥样硬化的基础上,由于心肌负荷增加,发生冠状动脉供血不足,导致心肌急剧暂时的缺血、缺氧所引起的临床综合征。

(一)病因与发病机制

当冠状动脉的供血与心肌需血量之间发生矛盾时,冠状动脉血流量不能满足心肌细胞代谢需要,造成心肌暂时的出现缺血、缺氧,心肌在缺血、缺氧情况下产生的代谢产物,刺激心脏内的传入神经末梢,经1～5胸交感神经节和相应的脊髓段,传入大脑,再与自主神经进入水平相同脊髓段的脊神经所分布的区域,即胸骨后、胸骨下段、上腹部、左肩、左臂前内侧与小指,产生疼痛感觉。由于心绞痛不是躯体神经传入,因此不能准确定位,常不是锐痛。

正常心肌耗氧的多少主要取决心肌张力、心肌收缩强度、心率,因此常用"心率×收缩压",作为评估心肌耗氧的指标。心肌能量的产生需要心肌细胞将血液中大量的氧摄入,因此,当氧供需增加的时候,就难从血液中摄入更多的氧,只能增加冠状动脉的血流量提供。在正常情况下,冠状动脉血流量是随机体生理需要而变化,在剧烈体力活动、缺氧等情况时,冠状动脉就要扩张,使血流量增加,满足机体需要。

当冠状动脉粥样硬化所致的冠脉管腔狭窄和(或)部分分支闭塞时,冠状动脉扩张能力减弱,血流量减少,对心肌供血处于相对固定状态,一般休息状态可以无症状。当心脏负荷突然增加时,如劳累、情绪激动等,使心肌张力增加、心肌收缩力增加、心率增快,都可以引起心肌耗氧量增加,冠状动脉不能相应扩张以满足心肌需血量,引起心绞痛发作。另外如主动脉瓣膜病变、严重贫血、肥厚型心肌病等,由于血液携带氧的能力降低或是肥厚的心肌使心肌耗氧增加,或是心排血量过低/舒张压过低,均可造成心肌氧的供需失衡,心肌缺血、缺氧,引发心绞痛。各种原因引起冠状动脉痉挛,不能满足心肌需血量,亦可引发心绞痛。

稳定型心绞痛常发生于劳累、激动的当时,典型心绞痛在相似的情况下可重复出现,但是同样的诱因情况,可以只是在早晨而不在下午出现心绞痛,提示与早晨交感神经兴奋性增高等昼夜节律变化有关。当发作的规律有变化或诱因强度降低仍诱发心绞痛发作,常提示患者发生不稳定型心绞痛。

(二)临床表现

1.症状

阵发性胸痛或心前区不适是典型心绞痛的特点。

(1)疼痛部位:胸骨体中上段、胸骨后可波及心前区,甚至整个前胸,边界表达不清。可放射至左肩、左臂内侧,甚至可达左手环指和小指,也可向上放射可至颈、咽部和下颊部,也可放射至上腹部甚至下腹部。

(2)疼痛性质:常为压迫感、发闷、紧缩感也可为烧灼感,偶可伴有濒死、恐惧感。患者可因疼痛而被迫停止原来的活动,直至症状缓解。

(3)持续时间:1～5分钟,一般不超过15分钟。

(4)缓解方式:休息或含服硝酸甘油后几分钟内缓解。

(5)发作频率:发作频率不固定,可数天或数周发作1次,也可1天内多次发作。

(6)诱发因素:有体力劳动、情绪激动、饱餐、寒冷、吸烟、休克等情况。

2.体征

发作时可有心率增快,暂时血压升高。有时出现第四或第三心音奔马律。也可有心尖部暂时性收缩期杂音,出现交替脉。

(三)实验室检查

1.心电图

(1)静息时心电图约半数为正常,也可出现陈旧性心肌梗死的改变或非特异性ST段和T波异常。

(2)心绞痛发作时可出现暂时性心肌缺血引起的ST段压低(≥0.1mV),发作后恢复。有时出现T波倒置,在平时T波倒置的患者,发作时T波可直立("假性正常化")。

(3)运动心电图及24小时动态心电图可明显提高心肌缺血性心电图的检出率。

2.实验室检查

血脂和血糖检查可了解冠心病的危险因素;胸痛明显者需查心肌损伤标志物包括心肌肌钙蛋白、肌酸激酶(CK)及同工酶(CK-MB),以与ACS进行鉴别;查血常规显示有无贫血;必要时需检查甲状腺功能。

3.超声心动图

多数患者静息时超声心动图检查无异常。

4.放射性核素检查。

5.多层螺旋CT冠状动脉成像(CTA)

有较高阴性预测价值,若未见狭窄,可不进行有创检查;但对狭窄程度的判断有一定限度,有严重狭窄仍需进一步有创冠状动脉造影。

6.冠状动脉造影

为有创检查,是目前诊断冠心病最准确的方法。

(四)治疗原则

心绞痛治疗的主要目的,一预防心肌梗死及猝死,改善预后;二是减轻症状,提高生活质量。

1.心绞痛发作期治疗

(1)休息:发作时立刻休息,一般在停止活动后3~5分钟症状即可消失。

(2)应用硝酸酯类药物:硝酸酯类药物是最有效、作用最快终止心绞痛发作的药物,如舌下含化硝酸甘油0.3~0.6mg,1~2分钟开始起效,作用持续30分钟左右,或舌下含化硝酸异山梨醇酯5~10mg,2~5分钟起效,作用持续2~3小时。

2.缓解期治疗

(1)去除诱因:尽量避免已确知的诱发因素,保持体力活动,调整活动量,避免过度劳累;保持平和心态,避免心情紧张、情绪激动;调整饮食结构,严禁烟酒,避免饱餐。

控制血压,将血压控制在130/80mmHg以下;改善生活方式,控制体重;积极治疗糖尿病,控制糖化血红蛋白≤7%。

(2)应用硝酸酯制剂:硝酸酯制剂可以扩张容量血管,减少静脉回流,同时对动脉也有轻度扩张,降低心脏后负荷,进而降低心肌耗氧量。硝酸酯制剂可以扩张冠状动脉,增加心肌供血,改善需血氧与供血氧的矛盾,缓解心绞痛症状。

①硝酸甘油:舌下含服,起效快,常用于缓解心绞痛发作。

②硝酸甘油气雾剂:也常可用于缓解心绞痛发作,作用方式如同舌下含片。

③2%硝酸甘油贴剂：适用于预防心绞痛发作，贴在胸前或上臂，缓慢吸收。

④二硝酸异山梨醇酯：二硝酸异山梨醇酯口服，每次5~20mg,3次/天,服用后30分钟起效,作用维持3~5小时。舌下含服2~5分钟起效,每次可用5~10mg,维持时间为2~3小时。

硝酸酯制剂不良反应有头晕、头部跳痛感、面红、心悸等，静脉给药还可有血压下降。硝酸酯制剂持续应用可以产生耐药性。

(3)应用β受体阻滞药：β受体阻滞药是冠心病二级预防的首选药，应终身服用。如普萘洛尔、阿替洛尔、美托洛尔等。使用剂量应个体化，在治疗过程中以清醒时静息心率不低于50次/分为宜。从小剂量开始，逐渐增加剂量，以达到缓解症状，改善预后目的。如果必须停药应逐渐减量，避免突然停药引起症状反跳，甚至诱发急性心肌梗死。对于心动过缓、房室传导阻滞患者不宜使用。慢性阻塞性肺疾病、支气管哮喘、心力衰竭、外周血管病患者均应慎用。

(4)应用钙离子拮抗药：钙离子拮抗药抑制心肌收缩，扩张周围血管，降低动脉压，降低心脏后负荷，减少心肌耗氧量。还可以扩张冠状动脉，缓解冠状动脉痉挛，改善心内膜下心肌的供血。临床常用制剂有硝苯地平、地尔硫䓬等。

常见不良反应有胫前水肿、面色潮红、头痛、便秘、嗜睡、心动过缓、房室传导阻滞等。

(5)应用抑制血小板聚集的药物：冠状动脉内血栓形成是急性冠心病事件发生的主要特点，抑制血小板功能对于预防事件、降低心血管死亡具有重要意义。临床常用肠溶阿司匹林75~150mg/d,主要不良反应是胃肠道症状，严重程度与药物剂量有关，引发消化道出血的年发生率为1‰~2‰。如有消化道症状及不能耐受、过敏、出血等情况，可应用氯吡格雷和质子泵抑制药如奥美拉唑，替代阿司匹林。

(五)护理措施

1.一般护理

发作时应立即休息，同时舌下含服硝酸甘油。缓解期可适当活动，避免剧烈运动，保持情绪稳定。秋、冬季外出应注意保暖。对吸烟患者应鼓励戒烟，以免加重心肌缺氧。

2.病情观察

了解患者发生心绞痛的诱因，发作时疼痛的部位、性质、持续时间、缓解方式、伴随症状等。发作时应尽可能描记心电图，以明确心肌供血情况。如症状变化应警惕急性心肌梗死的发生。

3.用药护理

应用硝酸甘油时，嘱咐患者舌下含服，或嚼碎后含服，应在舌下保留一些唾液，以利于药物迅速溶解而吸收。含药后应平卧，以防低血压的发生。服用硝酸酯类药物后常有头胀、面红、头晕、心悸等血管扩张的表现，一般持续用药数天后可自行好转。对于心绞痛发作频繁或含服硝酸甘油效果不好的患者，可静脉滴注硝酸甘油，但注意滴速，需监测血压、心率变化，以免造成血压降低。青光眼、低血压者禁忌。

4.饮食护理

给予低热量、低脂肪、低胆固醇、少糖、少盐、适量蛋白质、丰富的维生素饮食，宜少食多餐，不饮浓茶、咖啡，避免辛辣刺激性食物。

5.健康教育

(1)饮食指导:告诉患者宜摄入低热量、低动物脂肪、低胆固醇、少糖、少盐、适量蛋白质食物,饮食中应有适量的纤维素和丰富的维生素,宜少食多餐,不宜过饱,不饮浓茶,咖啡,避免辛辣刺激性食物。肥胖者控制体重。

(2)预防疼痛:寒冷可使冠状动脉收缩,加重心肌缺血,故冬季外出应注意保暖。告诉患者洗澡不要在饱餐或饥饿时进行,洗澡水温不要过冷或过热,时间不宜过长,不要锁门,以防意外。有吸烟习惯的患者应戒烟,因为吸烟产生的一氧化碳影响氧合,加重心肌缺氧,引发心绞痛。

(3)活动与休息:合理安排活动和休息缓解期可适当活动,但应避免剧烈运动(如快速登楼、追赶汽车),保持情绪稳定,避免过劳。

(4)定期复查:定期检查心电图、血脂、血糖情况,积极治疗高血压、控制血糖和血脂。如出现不适疼痛加重,用药效果不好,应到医院就诊。

(5)按医嘱服药:平时要随身携带保健药盒(内有保存在深色瓶中的硝酸甘油等药物)以备急用,并注意定期更换。学会自我监测药物的不良反应,自测脉率、血压,密切观察心率血压变化,如发现心动过缓应到医院调整药物。

三、急性心肌梗死

急性心肌梗死是在冠状动脉硬化的基础上,冠状动脉血供应急剧减少或中断,使相应的心肌发生严重持久的缺血导致心肌坏死。临床表现为持久的胸前区疼痛、发热、血白细胞计数增多、血清心肌坏死标记物增多和心电图进行变化,还可发生心律失常、休克或心力衰竭三大并发症,亦属于急性冠状动脉综合征的严重类型。

(一)病因与发病机制

基本病因是冠状动脉粥样硬化,造成一支或多支血管狭窄,在侧支循环未建立时,使心肌供血不足。也有极少数患者由于冠状动脉栓塞、炎症、畸形、痉挛和冠状动脉口阻塞为基本病因。

在冠状动脉严重狭窄的基础上,一旦心肌需血量猛增或冠状动脉血供锐减,使心肌缺血达20~30分钟或以上,即可发生急性心肌梗死。

研究证明,多数心肌梗死是由于粥样斑块破溃、出血、管腔内血栓形成,使管腔闭塞。还有部分患者是由于冠状动脉粥样斑块内或其下出血或血管持续痉挛,也可使冠状动脉完全闭塞。

促使粥样斑块破裂、出血、血栓形成的诱因有:①机体交感神经活动增高,应激反应性增强,心肌收缩力加强、心率加快、血压增高;②饱餐,特别在食用大量脂肪后,使血脂升高,血黏稠度增高;③剧烈活动、情绪过分紧张或过分激动、用力排便或血压突然升高,均可使左心室负荷加重;④脱水、出血、手术、休克或严重心律失常,可使血排血量减少,冠状动脉灌注减少。

急性心肌梗死发生并发症,均可使冠状动脉灌注量进一步降低,心肌坏死范围扩大。

(二)临床表现

1.先兆表现

50%以上的患者发病数日或数周前有胸闷、心悸、乏力、恶心、大汗、烦躁、血压波动、心律失常、心绞痛等前驱症状。以新发生的心绞痛,或原有心绞痛发作频繁且程度加重、持续时间长、服用硝酸甘油效果不好为常见。

2.主要症状

(1)疼痛:为最早、最突出的症状,其性质和部位与心绞痛相似,但程度更剧烈,伴有烦躁、大汗、濒死感。一般无明显的诱因,疼痛可持续数小时或数天,经休息和含服硝酸甘油无效。少数患者症状不典型,疼痛可位于上腹部或颈背部,甚至无疼痛表现。

(2)全身症状:一般在发生疼痛24~48小时或以后,出现发热、心动过速。一般发热体温在38℃左右,多在1周内恢复正常。可有胃肠道症状如恶心、呕吐、上腹胀痛,重者可有呃逆。

(3)心律失常:有75%~95%的患者发生心律失常,多发生于病后1~2天,前24小时内发生率最高,以室性心律失常最多见,如频发室性期前收缩,成对出现或呈短阵室性心动过速,常是出现室颤先兆。室颤是急性心肌梗死早期患者死亡的主要原因。

(4)心源性休克:疼痛时常见血压下降,如疼痛缓解时,收缩压<80mmHg(10.7kPa),同时伴有烦躁不安、面色苍白或发绀、皮肤湿冷、脉搏细速、尿量减少、反应迟钝,则为休克表现,约20%的患者常于心肌梗死后数小时至1周内发生。

(5)心力衰竭:约50%的患者在起病最初几天,疼痛或休克好转后,出现呼吸困难、咳嗽、发绀、烦躁等左侧心力衰竭的表现,重者可发生急性肺水肿,随后可出现颈静脉怒张、肝大、水肿等右侧心力衰竭的表现。右心室心肌梗死患者可发病开始即可出现右侧心力衰竭表现,同时伴有血压下降。

3.体征

多数患者心率增快,但也有少数患者心率变慢,心尖部第一心音减低,出现第三、四心音奔马律。有10%~20%的患者在发病的2~3天,由于反应性纤维性心包炎,可出现心包摩擦音。可有各种心律失常。

除极早期血压可增高外,随之几乎所有患者血压下降,发病前高血压患者血压可降至正常,而且多数患者不再恢复起病前血压水平。

可有与心律失常、休克、心力衰竭相关体征。

4.其他并发症

乳头肌功能不全或断裂、心室壁瘤、栓塞、心脏破裂、心肌梗死后综合征等。

(三)辅助检查

1.心电图改变

(1)特征性改变:①面向坏死区的导联,出现宽而深的异常Q波;②在面向坏死区周围损伤区的导联,出现ST段抬高呈弓背向上;③在面向损伤区周围心肌缺氧区的导联,出现T波倒置;④在背向心肌梗死的导联则出现R波增高、ST段压低、T波直立并增高。

(2)动态性改变:起病数小时后ST段弓背向上抬高,与直立的T波连接成单向曲线;2天内出现病理性Q波,R波减低;数日后ST段恢复至基线水平,T波低平、倒置或双向;数周后T波可倒置,病理性Q波永久遗留。

2.实验室检查

(1)肌红蛋白:肌红蛋白敏感性高但特异性不高,起病后2小时内升高,12小时内达到高峰,24～48小时恢复正常。

(2)肌钙蛋白:肌钙蛋白Ⅰ或肌钙蛋白T起病后3～4小时升高。肌钙蛋白Ⅰ11～24小时达到高峰,7～10天恢复正常。肌钙蛋白T 24～48小时达到高峰,10～14天恢复正常。

这些心肌结构蛋白含量增加是诊断心肌梗死的敏感指标。

(3)血清心肌酶:出现肌酸激酶同工酶CK-MB、磷酸肌酸激酶、门冬氨酸氨基转移酶、乳酸脱氢酶升高,其中磷酸肌酸激酶是出现最早、恢复最早的酶,肌酸激酶同工酶CK-MB诊断敏感性和特异性均极高,起病4小时内增高,16～24小时达到高峰,3～4天恢复正常。增高程度与梗死的范围呈正相关,其高峰出现时间是否提前有助于判断溶栓治疗是否成功。

(4)血细胞:发病24～48小时后白细胞升高$(10～20)\times 10^9/L$,中性粒细胞增多,嗜酸性粒细胞减少;红细胞沉降率增快;C反应蛋白增高。

(四)治疗原则

急性心肌梗死治疗原则是尽快恢复心肌血流灌注,挽救心肌,缩小心肌缺血范围,防止梗死面积扩大,保护和维持心功能,及时处理各种并发症。

1.一般治疗

(1)休息:急性期卧床休息12小时,若无并发症,24小时内应鼓励患者床上活动肢体,第3天可床边活动,第4天起逐步增加活动量,1周内可达到每日3次步行100～150m。

(2)监护:急性期进行心电图、血压、呼吸监护,密切观察生命体征变化和心功能变化。

(3)吸氧:急性期持续吸氧4～6L/min,如发生急性肺水肿,按其处理原则处理。

(4)抗凝治疗:无禁忌证患者嚼服肠溶阿司匹林150～300mg,连服3天,以后改为75～150mg/d,长期服用。

2.解除疼痛

哌替啶50～100mg肌内注射或吗啡5～10mg皮下注射,必要时1～2小时可重复使用1次,以后每4～6小时重复使用,用药期间要注意防止呼吸抑制。疼痛轻的患者可应用可待因或罂粟碱30～60mg肌内注射或口服。也可用硝酸甘油静脉滴注,但需注意心率、血压变化,防止心率增快、血压下降。

3.心肌再灌注

心肌再灌注是一种积极治疗措施,应在发病12小时内,最好在3～6小时进行,使冠状动脉再通,心肌再灌注,使濒临坏死的心肌得以存活,坏死范围缩小,减轻梗死后心肌重塑,改善预后。

(1)经皮冠状动脉介入治疗(PCI):实施PCI首先要有具备实施介入治疗条件,并建立急性心肌梗死急救的绿色通道,患者到院明确诊断之后,即要对患者给予常规治疗,又要做好术前准备的同时将患者送入心导管室。

①直接PCI适应证:a.ST段抬高和新出现左束支传导阻滞;b.ST段抬高性心肌梗死并发休克;c.非ST段抬高性心肌梗死,但梗死的动脉严重狭窄;d.有溶栓禁忌证,又适宜再灌注治疗的患者。

注意事项:a.发病12小时以上患者不宜实施PCI;b.对非梗死相关的动脉不宜实施PCI;c.心源性休克需先行主动脉球囊反搏术,待血压稳定后方可实施PCI。

②补救PCI:对于溶栓治疗后仍有胸痛,抬高的ST段降低不明显,应实施补救PCI。

③溶栓治疗再通后PCI:溶栓治疗再通后,在7~10天行冠状动脉造影,对残留的狭窄血管并适宜的行PCI,可进行PCI。

(2)溶栓疗法:对于由于各种原因没有进行介入治疗的患者,在无禁忌证情况下,可尽早行溶栓治疗。

①适应证:溶栓疗法适应证有:a.2个以上(包括两个)导联ST段抬高或急性心肌梗死伴左束支传导阻滞,发病<12小时,年龄<75岁。b.ST段抬高明显心肌梗死患者,>75岁;c.ST段抬高性心肌梗死发病已达12~24小时,但仍有胸痛、广泛ST段抬高者。

②禁忌证:溶栓疗法禁忌证有:a.既往病史中有出血性脑卒中。b.近1年内有过缺血性脑卒中、脑血管病。c.颅内肿瘤。d.近1个月有过内脏出血或已知出血倾向。e.正在使用抗凝药。f.近1个月有创伤史、>10分钟的心肺复苏;近3周来有外科手术史;近2周内有在不能压迫部位的大血管穿刺术。g.未控制高血压>180/110mmHg。h.未排除主动脉夹层。

③常用溶栓药物。尿激酶(UK)在30分钟内静脉滴注150万~200万U;链激酶(SK)、重组链激酶(rSK)在1小时内静脉滴注150万U。应用链激酶须注意有无过敏反应,如寒战、发热等。重组组织型纤溶酶原激活药(rt-PA)在90分钟内静脉给药100mg,先静脉注射15mg,继而30分钟内静脉滴注50mg,随后60分钟内静脉滴注35mg。另外,在用rt-PA前后均需静脉滴注肝素,应用rt-PA前需用肝素5000U,用rt-PA后每小时静脉滴注肝素700~1000U,持续使用2天。之后3~5天,每12小时皮下注射肝素7500U或使用低分子肝素。

血栓溶解指标:a.抬高的ST段2小时内回落50%;b.2小时内胸痛消失;c.2小时内出现再灌注性心律失常;d.血清CK-MB酶峰值提前出现。

4.心律失常处理

室性心律失常常可引起猝死,应立即处理,首选给予利多卡因静脉注射,反复出现可使用胺碘酮治疗,发生室颤时立即实施电复律;对房室传导阻滞,可用阿托品、异丙肾上腺素等药物,严重者需安装人工心脏起搏器。

5.控制休克

补充血容量,应用升压药物及血管扩张药,纠正酸碱平衡紊乱。如处理无效时,应选用在主动脉内球囊反搏术的支持下,积极行经皮冠状动脉成形术或支架置入术。

6.治疗心力衰竭

主要是治疗急性左侧心力衰竭。急性心肌梗死24小时内禁止使用洋地黄制剂。

7.二级预防

预防动脉粥样硬化、冠心病的措施属于一级预防,对于已经患有冠心病、心肌梗死患者预防再次梗死,防止发生心血管事件的措施属于二级预防。

二级预防措施有:①应用阿司匹林或氯吡格雷等药物,抗血小板集聚。应用硝酸酯类药物,抗心绞痛治疗;②预防心律失常,减轻心脏负荷。控制血压在140/90mmHg以下,合并糖尿病或慢性肾功能不全应控制在130/80mmHg以下;③戒烟、控制血脂;④控制饮食,治疗糖尿病,糖化血红蛋白应低于7%,体重指数应控制在标准体重之内;⑤对患者及家属要普及冠心病相关知识教育,鼓励患者有计划、适当地运动。

(五)护理措施

1. 身心休息

急性期绝对卧床,减少心肌耗氧,避免诱因。保持安静,减少探视避免不良刺激,保证睡眠。陪伴和安慰患者,操作熟练,有条不紊,理解并鼓励患者表达恐惧。

2. 改善活动耐力

改善活动耐力,帮助患者制订逐渐活动计划。对于有固定时间和情境出现疼痛的患者,可预防性给药。若患者在活动后出现呼吸加快或困难、脉搏过快或停止后3分钟未恢复,血压异常、胸痛、眩晕应停止活动,并以此作为限制最大活动量的指标。

3. 病情观察

监护5～7天,监测心电图、心率、心律、血压、血流动力学,有并发症应延长监护时间。如心率、心律和血压变化,出现心律失常,特别是室性心律失常和严重的房室传导阻滞、休克的发生,及时报告医师处理。观察尿量、意识改变,以帮助判断休克的情况。

4. 吸氧

前3天给予高流量吸氧4～6L/min,而后可间断吸氧。如发生急性肺水肿,按其处理原则护理。

5. 镇痛护理

遵医嘱给予哌替啶、吗啡、杜冷丁等镇痛药物,对于烦躁不安的患者可给予地西泮肌内注射。观察疼痛性质及其伴随症状的变化,注意有无呼吸抑制、心率加快等不良反应。

6. 防止便秘护理

向患者强调预防便秘的重要性,食用富含纤维食物。注意饮水,1500mL/d。遵医嘱长期服用缓泻药,保证排便通畅。必要时应用润肠药、低压灌肠等。

7. 饮食护理

给予低热量、低脂、低胆固醇和高维生素饮食,少量多餐,避免刺激性食品。

8. 溶栓治疗护理

溶栓前要建立并保持静脉通道畅通。仔细询问病史,除外溶栓禁忌证;溶栓前需检查血常规、凝血时间、血型,配血备用。

溶栓治疗中观察患者有无寒战、皮疹、发热等过敏反应。应用抗凝药物如阿司匹林、肝素,使用过程中应严密观察有无出血倾向。应用溶栓治疗时应严密监测出凝血时间和纤溶酶原,防止出血,注意观察有无牙龈、皮肤、穿刺点出血,观察尿、粪便的颜色。出现大出血时需立即停止溶栓,输鱼精蛋白、输血。

溶栓治疗后应定时记录心电图、检查心肌酶谱,观察胸痛有无缓解。

9. 经皮冠状动脉介入治疗后护理

防止出血与血栓形成,停用肝素4小时后,复查全血凝固时间,凝血时间在正常范围之内,拔除动脉鞘管,压迫止血,加压包扎,患者继续卧床24小时,术肢制动。同时,严密观察生命体征,有无胸痛。观察足背动脉搏动情况,鞘管留置部位有无出血、血肿。

10. 预防并发症

(1) 预防心律失常及护理:急性期要持续心电监护,发现频发室性期前收缩,成对的、多源性的、呈 RonT 现象的室性期前收缩或发现房室传导阻滞时,应及时通知医师处理,遵医嘱应用利多卡因等抗心律失常药物,同时要警惕发生室颤、猝死。

电解质紊乱、酸碱失衡也是引起心律失常的重要因素,要监测电解质和酸碱平衡状态,准备好急救药物和急救设备如除颤器、起搏器等。

(2)预防休克及护理:遵医嘱给予扩容、纠酸、血管活性药物,避免脑缺血、保护肾功能,让患者平卧位或头低足高位。

(3)预防心力衰竭及护理:在起病最初几天甚至在心肌梗死演变期内,急性心肌梗死的患者可以发生心力衰竭,多表现左侧心力衰竭。因此要严密观察患者有无咳嗽、咳痰、呼吸困难、尿少等症状,观察肺部有无湿性啰音。避免情绪烦躁、饱餐、用力排便等加重心脏负荷的因素。如发生心力衰竭,即按心力衰竭护理进行护理。

11.健康教育

(1)养成良好生活习惯:调整生活方式,缓解压力,克服不良情绪,避免饱餐、寒冷刺激。洗澡时应注意:不在饱餐和饥饿时洗,水温和体温相当,时间不要过长,卫生间不上锁,必要时有人陪同。

(2)积极治疗危险因素:积极治疗高血压、高血脂、糖尿病、控制体重于正常范围,戒除烟酒。自觉落实二级预防措施。

(3)按时服药:了解所服药物作用、不良反应,随身带药物和保健卡。按时服药、定期复查,终身随诊。

(4)合理饮食:食用低热量、低脂、低胆固醇,总热量不宜过高的饮食,以维持正常体重为度。清淡饮食,少量多餐。避免大量刺激性食品。多食含纤维素和果胶的食物。

第三节 心律失常

一、概述

心律失常是指心脏冲动的频率、节律、起源部位、传导速度与激动顺序的异常,可表现为心动过速、心动过缓、心律不齐或心脏骤停。心律失常的临床表现取决于节律和频率异常对血流动力学的影响,轻者出现心悸和运动耐量降低,重者可诱发或加重心功能不全,心脏骤停者可引起晕厥或心脏性猝死。心电图表现是主要的诊断依据,对复杂心律失常可进行心脏电生理检查帮助明确诊断。心律失常的治疗原则应在重视消除病因或诱因的基础上恢复心脏节律或控制心室率,抗心律失常药物、心脏电复律、心脏起搏和导管射频消融是心律失常的主要治疗方法。

(一)病因及发病机制

1.病因

(1)生理因素:某些生理因素如心理紧张、焦虑或饮用浓茶、咖啡、酒精性饮料等常是快速性心律失常的诱发因素。

(2)心脏因素:器质性心脏病引起的心脏结构和功能异常是产生心律失常的重要原因或病理机制,如心肌缺血、心肌损伤或坏死、心肌炎症等均可引起各种类型的心律失常。

(3)非心脏因素

①循环系统之外的各系统疾病:如慢性阻塞性肺病、甲状腺功能亢进症、严重贫血等均可引起心律失常。

②电解质紊乱和酸碱平衡失调:各种原因引起的血电解质异常,尤其是高钾血症和低钾血症均可导致心肌细胞电生理异常而发生心律失常。

③理化因素和中毒:物理因素如电(雷)击伤、化学毒物、农药或动植物毒素中毒均可引起心律失常。

④医源性因素:多与诊疗性操作和药物治疗有关。

(4)遗传因素:目前已有研究表明,某些心脏结构和功能正常者发生的"特发性心律失常"与遗传因素有关。

2.发病机制

(1)冲动形成异常

①正常节律点自律性异常:窦房结的自律性增强或减弱可引起窦性心动过速、过缓或停搏。位于房室交界区或心室的次级节律点自律性增强且超过窦房结时,可发生非阵发性房室交界区心动过速或加速性室性自主心律,若自律性减弱,则在窦性停搏或房室传导阻滞时出现心室停搏。

②异位节律点形成:在致病因素(如缺血、炎症、心肌肥厚或扩张等)作用下,心肌细胞产生自律性,形成异位节律点,出现期前收缩或心动过速。

③触发活动:触发活动不同于自律性异常,单一触发激动和连续触发激动可引起期前收缩和心动过速。

(2)冲动传导异常

①传导途径异常:房室旁道是最常见的异常传导途径。

②传导延迟或阻滞:传导阻滞可分为生理性传导阻滞(也称功能性传导阻滞)和病理性传导阻滞。

③折返激动:冲动传导至某一部位,该部位存在病理性或功能性的两条或以上的途径,冲动循环往返于多条途径之间,即形成折返激动。

(二)分类

临床上常根据心律失常的发生机制、起源或发生部位、频率快慢而进行分类。表2-1为心律失常的综合性分类。

表2-1 心律失常的综合性分类

起源部位	过速	过缓	逸搏
窦性心律失常	窦性心动过速	窦性心动过缓	逸搏及逸搏心律
	阵发性	窦性停搏	房性
	非阵发性	窦房阻滞	房室交界性室性

续表

起源部位	过速	过缓	逸搏
房性心律失常	房性期前收缩 房性心动过速 心房扑动或颤动		
房室交界性心律失常	房室交界性期前收缩 阵发性房室交界性期前收缩 非阵发性	房室传导阻滞 (希氏束分叉以上)	逸搏及逸搏心律 房室交界性 室性
室性心律失常	室性期前收缩 室性心动过速 心室扑动或颤动	房室传导阻滞 (希氏束分叉以下) 室内传导阻滞	逸搏及逸搏心律 室性
综合征	预激综合征 Brugada综合征 LQTS	病态窦房结综合征	
其他	起搏相关心律失常		

二、窦性心律失常

心脏的正常起搏点位于窦房结,其冲动产生的频率是60~100次/分,产生的心律称为窦性心律。心电图特征P波在Ⅰ、Ⅱ、aVF导联直立,aVR导联倒置,P-R间期0.12~0.20秒。窦性心律的频率因年龄、性别、体力活动等不同有显著的差异。

(一)窦性心动过速

成人窦性心律100~150次/分,偶有高达200次/分,称窦性心动过速。窦性心动过速通常逐渐开始与终止。刺激迷走神经可以使其频率减慢,但刺激停止有加速原来的水平。

1.病因

多数属生理现象,健康人常在吸烟、饮茶、咖啡、酒,剧烈运动或情绪激动等情况下发生。在某些病时也可发生,如发热、甲状腺功能亢进、贫血、心肌缺血、心力衰竭、休克等。应用肾上腺素、阿托品等药物亦常引起窦性心动过速。

2.心电图特征

窦性P波规律出现,频率>100次/分,P-P间期<0.6秒(图2-1)。

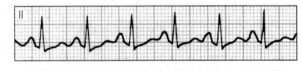

图2-1 窦性心动过速

3.治疗原则

一般不需特殊治疗。祛除诱发因素和针对原发病做相应处理。必要时可应用β受体阻滞药如美托洛尔,减慢心率。

(二)窦性心动过缓

成人窦性心律频率<60次/分,称窦性心动过缓。常同时伴发窦性心律不齐(不同P-P间期的差异>0.12秒)。

1.病因

多见于健康的青年人、运动员、睡眠状态,为迷走神经张力增高所致。亦可见于颅内压增高、器质性心脏病、严重缺氧、甲状腺功能减退、阻塞性黄疸等。服用抗心律失常药物如β受体阻滞药、胺碘酮、钙通道阻滞药和洋地黄过量等也可发生。

2.心电图特征

窦性P波规律出现,频率<60次/分,P-P间期>1秒(图2-2)。

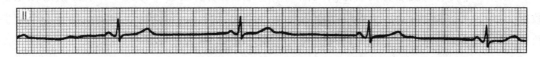

图2-2 窦性心动过缓

3.临床表现

一般无自觉症状,当心率过分缓慢,出现心排血量不足,可出现胸闷、头晕,甚至晕厥等症状。

4.治疗原则

窦性心动过缓一般无症状,也不需治疗;病理性心动过缓应针对病因采取相应治疗措施。如因心率过慢而出现症状者则可用阿托品、异丙肾上腺素等药物,但不宜长期使用。症状不能缓解者可考虑心脏起搏治疗。

(三)病态窦房结功能综合征

病态窦房结功能综合征,简称病窦综合征,是由于窦房结的病变导致功能减退,出现多种心律失常的表现。病窦综合征常合并心房自律性异常,部分患者可有房室传导功能障碍。

1.病因

某些疾病如甲状腺功能亢进、伤寒、布氏杆菌病、淀粉样变、硬化与退行性变等,在病程中损害了窦房结,导致窦房结起搏和传导功能障碍;窦房结周围神经和心房肌的病变,减少窦房结的血液供应,影响其功能;迷走神经张力增高、某些抗心律失常药物抑制窦房结功能,亦可导致窦房结功能障碍。

2.心电图特征

主要表现为:①非药物引起的持续的窦性心动过缓,心率<50次/分;②窦性停搏与窦房传导阻滞;③窦房传导阻滞与房室传导阻滞同时并存;④心动过缓与房性快速心律失常交替发作。

其他表现还可为:①心房颤动患者自行心室率减慢或发作前后有心动过缓和(或)一度房室传导阻滞;②房室交界区性逸搏心律。

3.临床表现

发作性头晕、黑蒙、乏力,严重者可出现晕厥等,与心动过缓有关的心、脑血管供血不足的症状。有心动过速症状者,还可有心悸、心绞痛等症状。

4.治疗原则

对于无心动过缓有关供血不足的症状患者,不必治疗,定期随访,对于有症状的患者,应用起搏器治疗。心动过缓-心动过速综合征患者应用起搏器后,仍有心动过速症状,可应用抗心律失常药物,但避免单独使用抗心律失常药物,以免加重心动过缓症状。

三、期前收缩

根据异位起搏点部位的不同,期前收缩可分为房性、房室交界区性和室性期前收缩。期前收缩起源于一个异位起搏点,称为单源性,起源于多个异位起搏点,称为多源性。

临床上将偶尔出现期前收缩称偶发性期前收缩,但期前收缩每分钟>5个称频发性期前收缩。如每一个窦性搏动后出现一个期前收缩,称为二联律;每两个窦性搏动后出现一个期前收缩,称为三联律;每一个窦性搏动后出现两个期前收缩,称为成对期前收缩。

(一)病因

各种器质性心脏病如冠心病、心肌炎、心肌病、风湿性心脏病、二尖瓣脱垂等可引起期前收缩。电解质紊乱、应用某些药物亦可引起期前收缩。另外,健康人在过度劳累、情绪激动、大量吸烟饮酒、饮浓茶、进食咖啡因等可引起期前收缩。

(二)心电图特征

1.房性期前收缩

P波提早出现,其形态与窦性P波不同,P-R间期>0.12秒,QRS波群形态与正常窦性心律的QRS波群相同,期前收缩后有不完全代偿间歇。

2.房室交界性期前收缩

提前出现的QRS波群,其形态与窦性心律相同;P波为逆行型(在Ⅱ、Ⅲ、aVF导联中倒置)出现在QRS波群前,P-R间期<0.12秒。或出现在QRS波后,R-P间期<0.20秒。也可出现在QRS波之中。期前收缩后大多有完全代偿间歇。

3.室性期前收缩

QRS波群提前出现,形态宽大畸形,QRS时限>12秒,与前一个P波无相关;T波常与QRS波群的主波方向相反;期前收缩后有完全代偿间歇。

(三)临床表现

偶发期前收缩大多无症状,可有心悸或感到1次心搏加重或有心搏暂停感。频发期前收缩使心排血量降低,引起乏力、头晕、胸闷等。

脉搏检查可有脉搏不齐,有时期前收缩本身的脉搏减弱。听诊呈心律失常,期前收缩的第一心音常增强,第二心音相对减弱甚至消失。

(四)治疗原则

1.病因治疗

积极治疗病因,消除诱因。如改善心肌供血,控制炎症,纠正电解质紊乱,防止情绪紧张和过度疲劳。

2.对症治疗

偶发期前收缩无重要临床意义,不需特殊治疗,亦可用小量镇静药或β受体阻滞药;对症状明显、呈联律的期前收缩需应用抗心律失常药物治疗,如频发房性、交界区性期前收缩常选用维拉帕米、β受体阻滞药等;室性期前收缩常选用利多卡因、美西律、胺碘酮等;洋地黄中毒引起的室性期前收缩应立即停用洋地黄,并给予钾盐和苯妥英钠治疗。

四、阵发性心动过速

阵发性心动过速是指阵发性、快速而规则的异位心律,由3个以上包括3个连续发生的期前收缩形成。根据异位起搏点部位的不同,可分为房性、交界区性和室性三种,房性与交界区性心动过速有时难以区别,故统称为室上性心动过速,简称室上速。阵发性室性心动过速简称室速。

(一)病因

1.室上速病因

常见于无器质性心脏病的正常人,也可见于各种心脏病患者,如冠心病、高血压、风心病、甲状腺功能亢进、洋地黄中毒等患者。

2.室速病因

多见于器质性心脏病患者,最常见于冠心病急性心肌梗死,其他如心肌病、心肌炎、风湿性心脏病、电解质紊乱、洋地黄中毒、Q-T延长综合征、药物中毒等。

(二)心电图特征

1.室上速心电图特征

连续3次或以上快而规则的房性或交界区性期前收缩(QRS波群形态正常),频率为150～250次/分,P波为逆行性(Ⅱ、Ⅲ、aVF导联倒置),常埋藏于QRS波群内或位于其终末部分,与QRS波群保持恒定关系,但不易分辨。

2.室速心电图特征

连续3次或3次以上室性期前收缩;QRS波形态畸形,时限＞0.12秒,有继发性ST-T改变,T波常与QRS波群主波方向相反;心室率140～220次/分,心律可以稍不规则;一般情况下P波与QRS波群无关,形成房室分离;常可见到心室夺获或室性融合波,是诊断室速的最重要依据。

(三)临床表现

1.室上速临床表现特点

心率快而规则,常达150～250次/分。突发突止,持续数秒、数小时甚至数日不等。发作时患者可有心悸、胸闷、乏力、头晕、心绞痛,甚至发生心力衰竭、休克。症状轻重取决于发作时的心率及持续时间。

2.室速临床表现特点

发作时临床症状轻重可因发作时心率、持续时间、原有心脏病变而各有不同。非持续性室速(发作持续时间少于30秒,能自行终止)患者,可无症状;持续性室速(发作持续时间长于30

秒,不能自行终止)由于快速心率及心房、心室收缩不协调而致心排血量降低,血流动力学明显障碍,心肌缺血,可出现呼吸困难、心绞痛、血压下降、晕厥、少尿、休克甚至猝死。听诊心率增快140～220次/分,心律可有轻度失常,第一心音强弱不一。

(四)治疗原则

1.室上速治疗

发作时间短暂,可自行停止者,不需特殊治疗。

持续发作几分钟以上或原有心脏病患者应采取:①刺激迷走神经的方法:刺激咽部引起呕吐反射、Valsalva动作(深吸气后屏气,再用力做呼气动作)、按压颈动脉窦、将面部浸没于冰水中等。②抗心律失常药物:首选维拉帕米,其他可选艾司洛尔、普罗帕酮等药物。③对于合并心力衰竭的患者,洋地黄可作首选药物,毛花苷C静脉注射。但其他患者洋地黄目前已少用。④应用升压药物:常用间羟胺、去甲肾上腺素等。

对于药物效果不好患者可采用食管心房起搏,效果不佳可采用同步直流电复律术。

对于症状重、频繁发作、用药物效果不好的患者,可应用经导管射频消融术进行治疗。

2.室速治疗

无器质性心脏病患者非持续性室速,又无症状者,无须治疗。

持续性发作时治疗首选利多卡因静脉注射,首次剂量为50～100mg,必要时5～10分钟后重复。发作控制后应继续用利多卡因静脉滴注维持24～48小时,维持量1～4mg/min防止复发。其他药物有普罗帕酮、索他洛尔、普鲁卡因胺、苯妥英钠、胺碘酮、溴苄胺等。

如应用药物无效或患者已出现低血压、休克、心绞痛、出血性心力衰竭、脑血流灌注不足时,可用同步直流电复律。洋地黄中毒引起的室速,不宜应用电复律。

五、心房和心室扑动与颤动

当异位搏动的频率超过阵发性心动过速的范围时,形成的心律称为扑动或颤动。可分为心房扑动(简称房扑)、心房颤动(简称房颤)、心室扑动(简称室扑)、心室颤动(简称室颤)。房颤是仅次于期前收缩的常见心律失常,比房扑多见,是心力衰竭最常见的诱因之一。室扑、室颤是极危重的心律失常。

(一)房扑与房颤

心房内产生极快的冲动,心房内心肌纤维极不协调地乱颤,心房丧失有效的收缩,心排血量比窦性心律减少25%以上。

1.病因

房扑、房颤病因基本相同,常发生于器质性心脏病患者,如风湿性心瓣膜病、冠心病、高血压性心脏病、甲状腺功能亢进、心力衰竭、心肌病等。也可发生于健康人情绪激动、手术后、急性酒精中毒、运动后。

2.心电图特征

(1)房扑心电图特点:P波消失,呈规律的锯齿状扑动波(F波),心房率250～350次/分,F波与QRS波群成某种固定的比例,最常见的比例为2∶1房室传导,心室率规则或不规则,取决于房室传导比例，QRS波群形态一般正常，伴有室内差异性传导或原有束支传导阻滞者QRS波群可宽大变形。

(2)房颤心电图特点：为窦性P波消失，代之以大小形态及规律不一的F波，频率350～600次/分，R-R间期完全不规则，心室率极不规则，通常在100～160次/分。QRS波群形态一般正常，伴有室内差异性传导或原有束支传导阻滞者QRS波群可宽大变形。

3.临床表现

房扑与房颤的临床症状取决于心室率的快慢，如心室率不快者可无任何症状。房颤心室率<150次/分，患者可有心悸、气促、心前区不适等症状，心室率极快者>150次/分，可因心排血量降低而发生晕厥、急性肺水肿、心绞痛或休克。持久性房颤，易形成左心房附壁血栓，若脱落可引起动脉栓塞。

房颤心脏听诊第一心音强弱不一致，心律绝对不规则。脉搏表现为快慢不均，强弱不等，发生脉搏短绌现象。

房扑心室率如极快，可诱发心绞痛和心力衰竭。

4.治疗原则

(1)房扑治疗：针对原发病进行治疗。应用同步直流电复律术转复房扑是最有效的方法。普罗帕酮、胺碘酮对转复、预防房扑复发有一定疗效。洋地黄类制剂是控制心室率首选药物，钙通道阻滞药对控制心室率亦有效。部分患者可行导管消融术治疗。

(2)房颤治疗：积极查出房颤的原发病及诱发原因，并给予相应的处理。急性期应首选电复律治疗。心室率不快，发作时间短暂者无须特殊治疗；如心率快，且发作时间长，可用洋地黄减慢心室率，维拉帕米、地尔硫草等药物终止房颤。对持续性房颤患者，如有恢复正常窦性心律指征时，可用同步直流电复律或药物复律。也可应用经导管射频消融进行治疗。

(二)室扑与室颤

心室内心肌纤维发生快而微弱的，不协调的乱颤，心室完全丧失射血能力，是最严重的心律失常，相当于心室停搏。

1.病因

急性心肌梗死是最常见病因，洋地黄中毒、严重低血钾、心脏手术、电击伤以及胺碘酮、奎尼丁中毒等也可引起。是器质性心脏病和其他疾病危重患者临终前发生的心律失常。

2.临床表现

室颤一旦发生，表现为迅速意识丧失、抽搐、发绀，继而呼吸停止，瞳孔散大甚至死亡。查体心音消失、脉搏触不到，血压测不到。

3.心电图特征

(1)室扑心电图特征：QRS-T波群消失，带之以相对规律均齐的快速大幅波动，频率为150～300次/分。

(2)室颤心电图特征：QRS波群与T波消失，呈完全无规则的波浪状曲线，形状、频率、振幅高低各异。

4.治疗原则

室颤可致心搏骤停，一旦发生立即做非同步直流电除颤，同时胸外心脏按压及人工呼吸，保持呼吸道通畅,迅速建立静脉通路,给予复苏和抗心律失常药物等抢救措施。

六、房室传导阻滞

冲动从心房传至心室的过程中发生障碍,冲动传导延迟或不能传导,称为房室传导阻滞,按其阻滞的程度,分为三度:一度房室传导阻滞、二度房室传导阻滞,三度房室传导阻滞。一度、二度又称为不完全性房室传导阻滞,三度则为完全性房室传导阻滞,此时全部冲动均不能被传导。

(一)病因

多见于器质性心脏病,如冠心病、心肌炎、心肌病、高血压病、心内膜炎、甲状腺功能低下等。另外,电解质紊乱、药物中毒、心脏手术等也是引发房室传导阻滞的病因。偶见正常人在迷走神经张力增高时可出现不完全性房室传导阻滞。

(二)临床表现

一度房室传导阻滞患者除有原发病的症状外,一般无其他症状。

二度房室传导阻滞又分为Ⅰ型和Ⅱ型,Ⅰ型又称文氏现象或莫氏Ⅰ型,二度Ⅰ型患者常有心悸和心搏脱落感,听诊第一心音强度逐渐减弱并有心搏;二度Ⅱ型又称莫氏Ⅱ型,患者心室率较慢时,可有心悸、头晕、气急、乏力等症状,脉律可不规则或慢而规则,但第一心音强度恒定。此型易发展为完全性房室传导阻滞。

三度房室传导阻滞的临床症状轻重取决于心室率的快慢,如患者心率30~50次/分,则出现心搏缓慢,脉率慢而规则,有心悸、头晕、乏力的感觉,出现晕厥、心绞痛、心力衰竭和脑供血不全等表现。当心率<20次/分,可引起阿-斯综合征,甚至心搏暂停。

(三)心电图特征

一度房室传导阻滞 P-R 间期>0.20 秒,无 QRS 波群脱落。

二度房室传导阻滞莫氏Ⅰ型(文氏现象)的特征为:P-R 间期逐渐延长,直至 QRS 波群脱落;相邻的 R-R 间期逐渐缩短,直至 P 波后 QRS 波群脱落,之后 P-R 间期又恢复以前时限,如此周而复始;包含 QRS 波群脱落的 R-R 间期比 2 倍正常窦性 P-P 间期短;最常见的房室传导比例为 3:2 或 5:4。

莫氏Ⅱ型的特征为 P-R 间期固定(正常或延长),有间歇性 P 波与 QRS 波群脱落,常呈 2:1 或 3:1 传导;QRS 波群形态多数正常。

三度房室传导阻滞,心房和心室独立活动,P 波与 QRS 波群完全脱离关系;P-P 距离和 R-R 距离各自相等;心室率慢于心房率;QRS 波群形态取决于阻滞部位。

(四)治疗原则

一度及二度Ⅰ型房室传导阻滞如心室率不慢且无症状者,一般不需治疗。心室率<40次/分或症状明显者,可选用阿托品、异丙肾上腺素,提高心室率。但急性心肌梗死患者应慎用,因可导致严重室性心律失常。二度Ⅱ型和三度房室传导阻滞,心室率缓慢,伴有血流动力学障碍,出现阿-斯综合征时,应立即按心搏骤停处理。对反复发作、曾有阿-斯综合征发作的患者,应及时安装临时或埋藏式心脏起搏器。

七、心律失常患者的护理措施

(一)休息与活动

影响心功能的心律失常患者应绝对卧床休息,以减少心肌耗氧量和对交感神经的刺激。协助做好生活护理,保持大便通畅,减少和避免任何不良刺激,以利身心休息。对于伴有呼吸困难、发绀等症状时,给予氧气吸入。

功能性和轻度器质性心律失常血流动力学改变不大的患者,应注意劳逸结合,避免感染,可维持正常工作和生活,积极参加体育运动,改善自主神经功能。

(二)心理护理

给予必要的解释和安慰,加强巡视,给予必要的生活护理,增加患者的安全感。

(三)饮食护理

给予低脂、易消化、营养饮食,不宜饱食,少量多餐,避免吸烟、酗酒、刺激性饮料和食物。

(四)病情观察

1.观察生命体征

密切观察脉搏、呼吸、血压、心率、心律,以及神志、面色等变化,同时应注意患者的电解质及酸碱平衡情况变化。

2.心电监护

严重心律失常患者应实行心电监护,注意有无引起猝死的危险征兆,如心律失常频发性、多源性、成联律、RonT 室性早搏、阵发性室上性心动过速、房颤、二度Ⅱ型及三度房室传导阻滞等。如发现上述情况,立即报告医师进行处理,同时做好抢救,如吸氧、开放静脉通道、准备抗心律失常药物、除颤器、临时起搏器等。

(五)用药护理

1.正确、准确使用抗心律失常药物

口服药应按时按量服用,静脉注射及静滴药物速度要严格按医嘱执行,用药过程及用药后要注意观察患者心律、心率、血压、脉搏、呼吸和意识,必要时行心电监测,判断疗效和有无不良反应。

2.观察药物不良反应

利多卡因对心力衰竭、肝肾功能不全、酸中毒、老年患者,药物半衰期明显延长,应用时须注意减量。另外静脉注射利多卡因不可过快、过量,以免导致中枢神经系统毒性反应,如嗜睡、感觉异常、眩晕、视物模糊,甚至谵妄、昏迷等。还可以引起心血管系统不良反应,如传导阻滞、低血压、抽搐,甚至呼吸抑制和心脏停搏。

奎尼丁药物有较强的心脏毒性作用,使用前测血压、心率,用药期间应观察血压、心电图,如有明显血压下降、心率减慢或不规则,心电图示 Q-T 间期延长时,须暂停给药,并给予处理。

胺碘酮对心外毒性最严重的为肺纤维化,应严密观察患者的呼吸状态及早发现肺损伤的情况。

(六)健康指导

1.向患者及家属讲明心律失常的病因、诱因和防治知识。

2.注意休息,劳逸结合,防止增加心脏负担。无器质性心脏病的患者应积极参加体育运动,改善自主神经功能;器质性心脏病患者可根据心功能适当活动和休息。

3.积极治疗原发病,避免诱因如发热、寒冷、睡眠不足等。

4.按医嘱服用抗心律失常药物,不可自行增减和撤换药物,注意药物不良反应,如有不良反应及时就医。

5.饮食应选择低脂、易消化、富营养,少量多餐。应避免吸烟、酗酒、饱食、刺激性饮食、含咖啡因饮料以免引起心律失常。

6.教会患者及家属测量脉搏和心律的方法,每天至少1次,每次至少1分钟。对于反复发生严重心律失常的患者家属,要教会其心肺复苏术以备急救。

7.对于有晕厥史的患者要避免从事驾驶、高空作业等危险工作,当出现头晕、黑蒙时,立即平卧以免晕厥发作时摔倒。

8.定期门诊随访,复查心电图。

第四节 心力衰竭

心力衰竭是各种心脏结构或功能性疾病导致心室充盈及(或)射血能力受损而引起的一组临床综合征。大多数情况下是由于心室收缩能力下降,射血功能受损,心排血量不足以维持机体代谢需要,临床上以心排血量不足,器官和组织的血液灌注减少,肺循环和(或)体循环静脉系统淤血为特征,为收缩性心力衰竭。少数由于左室舒张功能障碍,左心室充盈受阻,引起左心室充盈压异常增高,使肺静脉回流受阻,肺循环淤血,为舒张性心力衰竭。

心力衰竭和心功能不全的概念基本上是一致的,但后者的含义更为广泛,包括已有心排血量减少但尚未出现临床症状的这一阶段。伴有临床症状的心功能不全称为心力衰竭。

心力衰竭按其发展速度可分为急性心力衰竭和慢性心力衰竭,以慢性居多;按其发生部位可分为左心、右心和全心衰竭;按发病机理可分为收缩性和舒张性心衰,以收缩性心力衰竭多见。

一、慢性心力衰竭

慢性心力衰竭是不同病因引起器质性心血管病的主要综合征。我国一项对35~74岁城乡居民15518人的随机抽样调查显示,心力衰竭患病率为0.9%,且随着年龄增高呈增加态势。引起慢性心衰的病因中,冠心病居首位,高血压病明显上升,而风湿性心脏瓣膜病明显下降。心衰患者的死亡原因依次为泵衰竭、心律失常和猝死。

(一)病因

1.基本病因

(1)心肌病变:包括心肌梗死、心肌炎、心肌病引起的原发性心肌损害和内分泌代谢病、结缔组织病、心脏毒性药物等引起的继发性心肌损害。

(2)心脏负荷过度:包括高血压、主动脉瓣狭窄、肺动脉高压等导致的压力负荷过度(后负荷过度)和先心病右向左或左向右分流、严重贫血、甲状腺功能亢进,主动脉瓣、二尖瓣、肺动脉瓣和三尖瓣关闭不全等导致的容量负荷过度(前负荷过度)。

2.诱因

包括感染、发热、心律失常、心肌缺血、肺栓塞、肾功能不全、液体摄入过多、劳累过度、妊娠分娩、贫血、出血、电解质紊乱等。

(二)临床表现

临床上以左心功能不全最常见,单纯右心功能不全较少见。

1.左心衰竭

以肺循环淤血和心排血量下降为主要表现。

(1)症状

①肺淤血 a.呼吸困难:劳力性呼吸困难是左心功能不全最早出现的症状,也是左心衰竭的典型表现。其开始多在较重的体力活动时出现,休息后可缓解;随病情进展,肺淤血加重,在较轻的体力活动时也出现呼吸困难,并可出现夜间阵发性呼吸困难,患者入睡后突然因憋气而惊醒,被迫取坐位,呼吸深快,重者可伴哮喘,称之为心源性哮喘,进一步发展出现急性肺水肿。b.咳嗽、咳痰和咯血:常发生在夜间或卧位时,坐位或立位时咳嗽可减轻或消失。痰呈白色泡沫状,有时痰中带血丝,当肺淤血加重或肺水肿时,可咳粉红色泡沫痰。

②心排血量下降:如乏力、头晕、嗜睡或失眠、心悸、少尿等。主要是因为左心收缩力下降,心排血量降低,肺、肾、脑等脏器组织血液灌注不足所致。

(2)体征

①心脏体征:除基础心脏病的体征外,心脏检查可见左心室增大、心率增快、第一心音减弱、肺动脉瓣区第二心音亢进,并可闻及舒张期奔马律。

②肺部体征:两肺底闻及湿性啰音,并可随体位改变而移动,有时伴有哮鸣音等。

2.右心衰竭

单纯右心衰竭以肺源性疾病引起的为主,以体循环静脉系统淤血为主要表现。

(1)症状:胃肠道及肝脏淤血可出现腹胀、食欲缺乏、恶心、呕吐等,肾淤血使肾血流量减少,出现尿少、夜尿增加等。

(2)体征

①颈静脉怒张:它是右心衰竭的早期表现,当患者半卧位或坐位时,可见到充盈的颈静脉,称为颈静脉怒张。当压迫肝脏时,可见颈静脉怒张和充盈更加明显,称为肝颈静脉返流征阳性。两者表现均提示颈静脉压增高。

②肝大:它是由于肝脏慢性淤血所致。

③水肿:它是右心功能不全较晚期表现,特点是首先出现在身体下垂部位,呈对称性、凹陷性水肿。对于能起床的患者,其先从足背、踝关节附近开始;对于卧床的患者,先从腰骶部开始,随病情加重而蔓延至全身,甚至出现胸水、腹水。胸水一般出现在右侧,腹水多发生在晚期,与心源性肝硬化有关。

④心脏体征:由于右室扩张导致三尖瓣相对关闭不全,在三尖瓣区可听到收缩期吹风样杂音。

3.全心衰竭

左、右心衰竭表现同时存在。当右心衰竭时,右心室排血量下降,常可使左心衰竭时肺淤血表现减轻,呼吸困难等症状可减轻。

4.功能分级

通过评估患者的心功能分级,可恰当安排患者的活动。按美国纽约心脏病学会(NYHA)分级方案,心功能分为如下四级:

Ⅰ级:体力活动不受限,日常生活不引起乏力、心悸、呼吸困难或心绞痛。

Ⅱ级:体力活动轻度受限,休息时无不适,但平时一般活动下可出现乏力、心悸、呼吸困难或心绞痛,休息后缓解。

Ⅲ级:体力活动明显受限,休息时无症状,小于日常活动即可引起上述症状。休息较长时间方可缓解。

Ⅳ级:不能从事任何活动,休息时也有心功能不全症状,活动时加重。

(三)辅助检查

1.化验检查

(1)常规化验检查:可为明确心衰的诱因、诊断与鉴别诊断提供依据。包括:血常规、尿常规和肾功能检查、电解质和酸碱平衡检查、肝功能检查、内分泌功能检查。

(2)脑钠肽检查:检测血浆脑钠肽(BNP)和氨基末端脑钠肽前体(NT-proBNP),有助于心衰诊断和预后判断。

2.超声心动图检查

是心衰诊断中最有价值的检查方法,便于床旁检查及重复检查。可用于诊断心包、心肌或瓣膜疾病;定量或定性房室内径、心脏几何形状、室壁厚度、室壁运动、左心室射血分数、左室收缩末期容量;区别舒张功能不全和收缩功能不全,估测肺动脉压,为评价治疗效果提供客观指标。

3.心电图检查

提供既往心肌梗死、左室肥厚、广泛心肌损害及心律失常信息。

4.X线胸片检查

提供心脏增大、肺淤血、肺水肿、肺部感染、原有肺部疾病的信息。

5.核素心室造影及核素心肌灌注成像检查

前者可准确测定左室容量、左心室射血分数及室壁运动;后者可诊断心肌缺血和心肌梗死。

6.心脏磁共振

可以准确评价心脏结构功能,并且能够提供心肌病变信息。

(四)诊断

根据心衰的典型症状如休息或活动时呼吸困难、劳累、踝部水肿;心衰的典型体征如心动过速、呼吸急促、肺部啰音、颈静脉充盈、周围性水肿、肝大及静息时心脏结构和功能的客观证据如心脏扩大、超声检查心功能异常、血浆脑钠肽升高等不难作出诊断。

(五)治疗

1. 病因治疗

包括冠心病、心瓣膜病、心肌炎、心肌病等基本病因治疗以及去除心衰诱因,如感染、心律失常、肺梗死、贫血和电解质紊乱的治疗。

2. 一般治疗

包括监测体重以判断是否有液体潴留,指导调整利尿剂的应用;限钠、限水、低脂饮食、控制体重、戒烟戒酒、适当休息和运动、氧气治疗等。

3. 药物治疗

(1)改善血流动力学的治疗:利尿剂、洋地黄、正性肌力药物及血管扩张剂的应用。

(2)延缓心室重构的治疗:ACEI、β受体拮抗剂、醛固酮受体拮抗剂、ARB。

(3)抗凝和抗血小板治疗:抗凝治疗:心衰伴房颤患者应长期应用华法林抗凝治疗。抗小板治疗:心衰伴有冠心病、糖尿病和脑卒中,有二级预防适应证的患者,必须应用阿司匹林。

4. 非药物治疗

包括心脏再同步化治疗(CRT)和心脏移植。

(六)护理

1. 护理评估

(1)身体评估:神志与精神状况;生命体征,如体温、呼吸状况、脉率、脉律、有无交替脉和血压降低等;体位,是否采取半卧位或端坐位;水肿的部位及程度,有无胸腔积液、腹腔积液;营养及饮食情况;液体摄入量、尿量、近期体重变化;睡眠情况(有无呼吸困难的发生);皮肤完整性,有无发绀,有无压疮、破溃等;有无静脉通路、血液透析管路及心包、胸腔引流管等;穿刺的时间、维护情况、是否通畅、有无管路滑脱的可能。

(2)病史评估

①评估患者本次发病的诱因、呼吸困难的程度,咳嗽、咳痰的情况,劳累及水肿的程度;评估消化系统症状如食欲缺乏、腹胀、恶心、呕吐、上腹痛;评估泌尿系统症状如夜尿增多、尿少、血肌酐升高等;评估有无发绀、心包积液、胸腔积液、腹腔积液等。

②评估既往发作情况,有无过敏史、家族史,有无烟酒嗜好。

③评估目前的检查结果、治疗情况及效果、用药情况及有无不良反应。

④心理社会状况:评估患者的心理-社会状况及对疾病的认知状况,经济情况、合作程度,有无焦虑、悲观情绪。

(3)心功能评估

①心功能分级(美国纽约心脏病协会 NYHA,1928)见表 2-2。

②6 分钟步行试验:要求患者在平直的走廊里尽可能快地行走,测定其 6 分钟的步行距离。根据步行距离将心衰划分为轻、中、重 3 个等级。426~550m 为轻度心衰;150~425m 为中度心衰;<150m 为重度心衰。

(4)其他:评估患者自理能力及日常生活能力、压疮、跌倒/坠床的风险。评估时,参考日常生活能力评定 Barthel 指数量表、某医院患者跌倒危险因素评估表、患者压疮 Braden 评分表。

表 2-2　心功能分级(美国纽约心脏病协会 NYHA)

分级	表现
Ⅰ级	日常活动无心衰症状
Ⅱ级	日常活动出现心衰症状(呼吸困难、乏力)
Ⅲ级	低于日常活动出现心衰症状
Ⅳ级	在休息时亦出现心衰症状

2.护理措施

(1)一般护理

①休息与活动:保证患者体位的舒适性,有明显呼吸困难者给予高枕卧位或半卧位;端坐呼吸者可使用床上小桌,必要时双腿下垂;伴胸腔积液、腹腔积液者宜采取半卧位;下肢水肿者可抬高下肢,促进下肢静脉回流。协助卧床患者定时改变体位,以防止发生压疮;卧床期间可给予气压式血液循环驱动泵或指导患者进行踝泵运动,以促进下肢血液循环;必要时加床档防止坠床、跌倒的发生。长期卧床者易发生静脉血栓形成甚至发生肺栓塞,因此应根据其心功能分级制订活动计划,可按照半卧位、坐位、床边摆动肢体、床边站立、室内活动、短距离步行等方式逐步进行。

②吸氧:遵医嘱给予氧气吸入,指导患者及家属安全用氧,嘱其不可自行调节氧流量。

③皮肤护理:保持床单位清洁、干燥、平整,可使用气垫床。指导并告知患者变换体位的方法、间隔时间及其重要性。膝部及踝部、足跟、背部等骨隆突处可垫软枕以减轻局部压力,必要时可用减压敷料保护局部皮肤。翻身及床上使用便器时动作轻巧,避免拉、拽等动作,防止损伤皮肤。严重水肿患者可给予芒硝湿敷并及时更换。

④饮食:遵医嘱给予低盐、清淡、易消化饮食,少食多餐,伴低蛋白血症者可给予高蛋白饮食。

(2)病情观察:密切观察并记录患者体温、心率、心律、血压、呼吸、血氧饱和度等,发现异常及时通知医生。水肿患者每日观察水肿变化,下肢水肿患者测量腿围并记录,腹腔积液患者测量腹围并记录,胸腔积液及心包积液患者观察呼吸困难的程度,准确记录 24 小时出入量,每日测量体重,以便早期发现液体潴留,协助做好相应检查及抽液的配合。

(3)用药护理:静脉输液速度不宜过快,输液量不宜过多,可遵医嘱使用输液泵控制输液速度。

①利尿剂:包括呋塞米、托拉塞米、螺内酯、双氢克尿噻等。不良反应主要有电解质紊乱、直立性低血压、头晕、疲乏、胃肠道反应。嘱患者用药后应缓慢改变体位,并遵医嘱监测电解质、体重、血压及尿量的变化。

②洋地黄制剂:包括地高辛、毛花苷丙等。洋地黄中毒的临床表现主要有心脏毒性反应、神经毒性反应、胃肠道症状等。用药期间,注意定期监测地高辛浓度,按时给药,口服给药前若患者心率低于 60 次/分或节律不规则时应暂停给药,并通知医生处理;静脉使用洋地黄制剂时,应缓慢给药,同时监测心率、心律变化。若出现洋地黄中毒症状应立即停药,遵医嘱根据电解质结果给予补钾及使用抗心律失常药物处理。

③正性肌力药物:包括多巴酚丁胺,多巴胺等。使用时注意观察患者的心率和血压变化,定时观察输液及穿刺部位血管的情况,及时发现血管活性药物对穿刺部位血管的刺激情况,必要时重新更换穿刺部位,防止发生静脉炎或药物渗出,保证患者的用药安全。

④血管扩张剂:常选用硝酸酯类药物,其不良反应包括搏动性头痛、头晕、疲乏、胃肠道反应、晕厥、低血压、面部潮红等,使用时注意观察患者用药的反应及血压变化。

⑤ACEI:包括贝那普利、福辛普利钠等。其不良反应主要有皮疹、直立性低血压、干咳、头晕、疲乏、胃肠道反应,与保钾利尿剂合用时易致血钾升高。服药时若出现不明原因的干咳应通知医生,遵医嘱减量或更换药物,并每天监测患者的血压、体重,记录出入量。

⑥β受体拮抗剂:常用药物为美托洛尔,必须从小剂量开始逐渐加大剂量,不良反应有直立性低血压、头晕、疲乏、水肿、心衰、心率减慢等。应用期间每天要注意监测患者的心率、血压,防止出现传导阻滞使心衰加重,告知患者变换体位时宜缓慢。

⑦抗凝和抗血小板药物:如阿司匹林、华法林等,服药期间观察患者有无牙龈、鼻黏膜、皮下出血等表现,遵医嘱监测出凝血时间。

(4)心理护理:慢性心力衰竭患者因病程长且多次反复发作,易产生焦虑及抑郁情绪。对于此类患者,护士要热情、耐心地给予护理并加以安慰。护士通过耐心讲解疾病诱因、治疗、预后等知识,使其对所患疾病有所了解,积极地参与及配合治疗,增强战胜疾病的信心。此外家庭成员还需营造和谐的家庭气氛,给予患者心理支持。鼓励患者参加各种娱乐活动,使其增添生活情趣,转移注意力,调整心情,提高免疫力,加强身体素质,从而减少心衰的发生。

(5)健康宣教

①监测体重:每日测量体重,评估是否有体液潴留。如在3天内体重突然增加2kg以上,应考虑钠、水潴留的可能,需要及时就医,调整利尿剂的剂量。

②饮食指导:指导患者清淡饮食,少食多餐,适当补充蛋白质的摄入,多食新鲜水果和蔬菜,忌辛辣刺激性食品及咖啡、浓茶等刺激性饮料,戒烟酒,避免钠含量高的食品如腌制、熏制食品,香肠、罐头、海产品、苏打饼干等,以限制钠盐摄入。一般钠盐(食盐、酱油、黄酱、咸菜等)可限制在每天5g以下,病情严重者在每天2g以下。液体入量以每日1.5~2L为宜,可适当根据尿量、出汗的情况进行调整。告知患者及家属治疗饮食的重要性,需要家属鼓励和督促患者执行。

③活动指导:在患者活动耐力许可范围内,鼓励患者尽可能做到生活自理。心功能Ⅰ级患者,不需限制一般体力活动,可适当参加体育锻炼,但应避免剧烈运动;心功能Ⅱ级患者需适当限制体力活动,增加午睡时间,可进行轻体力劳动或家务劳动;心功能Ⅲ级患者,应以卧床休息为主,严格限制一般的体力活动,鼓励患者日常生活自理;心功能Ⅳ级患者应绝对卧床休息,日常生活由他人照顾。心力衰竭症状改善后可增加活动量,应首先考虑增加活动时间和活动频率,再考虑增加活动强度。应以有氧运动作为主要形式,如走路、游泳、骑自行车、爬楼梯、打太极拳等。运动时间以30~60分钟为宜,包括运动前热身、运动及运动后整理时间。体力虚弱的慢性心力衰竭患者,建议延长热身时间,以10~15分钟为宜,正式运动时间以20~30分钟为宜。运动频率以每周3~5次为宜。运动强度据运动时的心率来确定,从最大预测心率(HRmax)[HRmax=220-年龄(岁)]的50%~60%开始,之后逐步递增。

④用药指导:告知患者及家属目前口服药物的名称、服用方法、剂量、不良反应及注意事项,嘱咐患者不能自行更改药物或停药,如有不适及时就诊。

⑤避免诱发因素:避免过度劳累、剧烈运动、情绪激动、精神过于紧张、受凉、感染。

(6)延续护理

①进行电话及门诊随访,指导患者科学地休息活动、按时服药、定期复查、避免诱发心力衰竭加重的因素等。

②告知患者出现药物不良反应、呼吸困难进行性加重、尿少、体重短期内迅速增加、水肿时应到医院及时就诊。

③嘱咐使用抗凝、抗血小板治疗患者定期复查出凝血功能。

二、急性心力衰竭

急性心力衰竭简称急性心衰,是指心力衰竭的症状和体征急性发作或急性加重,导致以急性肺水肿、心源性休克为主要表现的临床综合征。临床上以急性左心衰竭较为常见。急性心衰通常危及患者的生命,必须紧急实施抢救和治疗。

(一)病因及发病机制

急性心衰通常是由一定的诱因引起急性血流动力学变化。

1.心源性急性心衰

(1)急性弥散性心肌损害:急性冠状动脉综合征、急性心肌损害如急性重症心肌炎,使心肌收缩力明显降低,心排出量减少,肺静脉压增高,引起肺淤血、急性肺水肿。

(2)急性心脏后负荷过重:如动脉压显著升高、原有瓣膜狭窄、突然过度体力活动、急性心律失常(快速型心房颤动或心房扑动、室性心动过速)并发急性心衰,由于后负荷过重导致肺静脉压显著增高,发生急性肺水肿。

(3)急性容量负荷过重:如新发心脏瓣膜返流,使容量负荷过重导致心室舒张末期容积显著增加、肺静脉压升高,引起急性肺水肿。

2.非心源性急性心衰

无心脏病患者由于高心输出量状态(甲亢危象、贫血、败血症)、快速大量输液导致容量骤增、肺动脉压显著升高(哮喘、急性肺栓塞、房颤射频消融术后等),引起急性肺水肿。

(二)临床表现

1.症状

发病急骤,患者突然出现严重的呼吸困难、端坐呼吸、烦躁不安,呼吸频率增快,达30~40次/分,咳嗽,咳白色泡沫痰,严重时可出现咳粉红色泡沫痰,并可出现恐惧和濒死感。

2.体征

患者面色苍白、发绀、大汗、皮肤湿冷、心率增快。开始肺部可无啰音,继之双肺满布湿啰音和哮鸣音,心尖部可闻及舒张期奔马律,肺动脉瓣第二心音亢进。当发生心源性休克时可出现血压下降、少尿、神志障碍等。

急性右心衰主要表现为低心输出量综合征、右心循环负荷增加、颈静脉怒张、肝颈静脉征返流阳性、低血压。

(三)辅助检查

1.心电图

主要了解有无急性心肌缺血、心肌梗死和心律失常,可提供急性心衰病因诊断依据。

2.X线胸片

急性心衰患者可显示肺淤血征。

3.超声心动图

床旁超声心动图有助于评估急性心肌梗死的机械并发症、室壁运动失调、心脏的结构与功能、心脏收缩与舒张功能,了解心脏压塞。

4.脑钠肽检测

检查血浆BNP和NT-proBNP,有助于急性心衰快速诊断与鉴别,阴性预测值可排除急性心力衰竭。诊断急性心衰的参考值:NT-proBNP>300pg/mL,BNP>100pg/mL。

5.有创的导管检查

安置漂浮导管进行血流动力学检测,有助于指导急性心衰的治疗。急性冠脉综合征的患者酌情可行冠状动脉造影及血管重建治疗。

6.血气分析

急性心衰时常有低氧血症;酸中毒与组织灌注不足可有二氧化碳潴留。

(四)诊断

根据急性呼吸困难的典型症状和体征、NT-proBNP升高即可诊断。

(五)治疗

1.一般治疗

协助患者取坐位,使其双腿下垂;给予鼻导管或面罩高流量(6~8L/min)吸氧;给予心电监护;快速利尿;扩张血管等。

2.镇静

必要时给予吗啡镇静。

3.药物治疗

应用利尿药、扩张血管药、正性肌力药物、支气管解痉药物等。

4.机械通气

无创或有创通气治疗。

5.主动脉内球囊反搏治疗

改善心肌灌注,降低心肌耗氧,增加心排血量。

6.针对病因治疗

(六)护理

1.护理评估

(1)身体评估:评估患者神志、面色,是否有发绀、大汗、肢体湿冷等情况;评估体温、心率、呼吸、血压等生命体征变化情况;评估有无水肿及皮肤、出入量情况;评估患者有无静脉管路及其他引流管;评估患者睡眠及饮食营养状况。

(2)病史评估:评估患者呼吸困难的程度、咳嗽、咳痰的情况;评估患者有无急性心衰的诱发因素,如输液过快、入量过多、感染等;评估患者的既往史、家族史、过敏史及相关疾病病史;了解目前治疗用药情况及其效果;评估患者的心理-社会状况,如经济情况、合作程度,有无焦虑、悲观、恐惧情绪等。

(3)其他:评估患者自理能力及日常生活能力,发生压疮、跌倒、坠床的风险。评估时参考日常生活能力评定Barthel指数量表、患者跌倒危险因素评估表及患者压疮Braden评分表。

2.护理措施

(1)一般护理

①休息:协助患者取坐位,使其双腿下垂,以减少静脉回流。患者烦躁不安时要注意及时拉起床档,防止发生跌倒、坠床。

②吸氧:给予高流量吸氧(6～8L/min)。观察患者的神志,防止患者将面罩或鼻导管摘除,必要时予以保护性约束。病情严重使用无创通气的患者,应指导其如何适应呼吸机,不要张嘴呼吸,并预防性使用减压敷料,以防止无创面罩对鼻面部的压伤。如果患者喉部有痰或出现恶心、呕吐时,要及时为患者摘除面罩,清理痰液及呕吐物,避免发生误吸和窒息。

③开通静脉通道:迅速开通两条静脉通道,遵医嘱正确给药,观察疗效和不良反应。注意观察穿刺部位皮肤情况,如出现红肿、疼痛,要重新更换穿刺部位,以防止发生静脉炎或药液渗出,必要时协助医生留置中心静脉导管。

④皮肤护理:患者发生急性心衰时常采取强迫端坐位,病情允许时可协助患者改变体位,防止发生骶尾部压疮。抢救时由于各种管路以及导线较多,患者改变体位后要及时观察整理,防止其对皮肤造成损害。

(2)病情观察:密切观察患者心率、心律、血压、呼吸(频率、节律、深浅度)、血氧饱和度,发现异常时及时通知医生,并记录;观察患者皮肤温湿度、色泽及甲床、口唇的变化;观察患者痰液性状及颜色,使用无创呼吸机的患者鼓励患者咳痰,并及时帮助患者清理痰液;观察并控制患者输液、输血的速度(必要时使用输液泵控制输液速度),避免增加心脏负荷,加重心力衰竭的症状;密切观察并准确记录患者的出入量。

(3)用药护理

①吗啡:可使患者镇静、减少躁动,同时扩张小血管而减轻心脏负荷。应用时注意观察患者有无呼吸抑制、心动过缓、血压下降等不良反应。

②利尿剂:可以有效降低心脏前负荷。应用时严密观察患者尿量,准确记录出入量,根据尿量和症状的改善状况及时通知医生调整药物剂量。

③支气管解痉剂:如氨茶碱等。使用时应注意观察患者心率、心律的变化。

④血管扩张剂:包括硝普钠、硝酸甘油、乌拉地尔等。可扩张动静脉,使收缩压降低,减轻心脏负荷,缓解呼吸困难。用药期间严格监测患者的血压变化,根据患者的血压变化和血管活性药物使用的剂量调整测量血压的间隔时间,同时做好护理记录。

⑤正性肌力药物:包括洋地黄类、多巴胺、多巴酚丁胺等。可缓解组织低灌注所致的症状,保证重要脏器的血液供应。用药期间注意观察患者心率、心律、血压的变化。

(4)IABP治疗的护理。

(5)机械通气治疗的护理。

(6)心理护理:发生急性心力衰竭时,患者常有恐惧或焦虑的情绪,可导致交感神经系统兴奋性增高,使呼吸困难加重。医护人员在抢救时必须保持镇静,在做各种操作前用简单精练的语言向患者解释其必要性和配合要点,使其能够更好地接受和配合。操作要熟练、合理分工,使患者产生信任与安全感。避免在患者面前讨论病情,以减少误解。同时,医护人员与患者及家属要保持良好的沟通,提供情感和心理支持。

(7)健康宣教

①向患者讲解心力衰竭的基本症状和体征,使患者了解可反映心衰加重的一些临床表现,如疲乏加重、运动耐力降低、静息心率增加≥15～20次/分、活动后喘憋加重、水肿(尤其是下肢)重新出现或加重、体重增加等。

②嘱咐患者注意下列情况:a.避免过度劳累和体力活动,避免情绪激动和精神紧张等。b.避免呼吸道感染及其他各种感染。c.勿擅自停药、减量,勿擅自加用其他药物,如非甾体类抗炎药、激素、抗心律失常药物等。d.应低盐饮食。e.避免液体摄入过多。

③嘱咐患者出现下列情况时应及时就诊:心衰症状加重、持续性血压降低或增高(>130/80mmHg)、心率加快或过缓(≤55次/分)、心脏节律显著改变(从规律转为不规律或从不规律转为规律、出现频繁期前收缩且有症状)等。

第三章 消化内科常见疾病护理

第一节 胃炎

胃炎是指任何病因引起的胃黏膜炎症，常伴有上皮损伤和细胞再生，是最常见的消化道疾病之一。按临床发病的缓急和病程的长短，可分为急性胃炎和慢性胃炎。

一、急性胃炎

急性胃炎是多种原因引起的急性胃黏膜炎症。临床常急性发病，可有明显上腹部症状，内镜检查可见胃黏膜充血、水肿、出血、糜烂、浅表溃疡等一过性的急性病变。急性胃炎主要包括：急性幽门螺杆菌（简称 H.pylori）感染引起的急性胃炎、除幽门螺杆菌之外的病原体感染及其毒素对胃黏膜损害引起的急性胃炎和急性糜烂出血性胃炎。后者是指由各种病因引起的、以胃黏膜多发性糜烂为特征的急性胃黏膜病变，常伴有胃黏膜出血和一过性浅溃疡形成。

（一）病因与发病机制

引起急性糜烂出血性胃炎的常见病因有以下几种。

1. 药物

常见的有非甾体类抗炎药（NSAID）如阿司匹林、吲哚美辛等，某些抗肿瘤药、口服氯化钾及铁剂等。

2. 应激

严重创伤、大面积烧伤、大手术、颅内病变、败血症及其他严重脏器病变或多器官功能衰竭等均可使机体处于应激状态而引起急性胃黏膜损害。

3. 乙醇

由乙醇引起的急性胃炎有明确的过量饮酒史，乙醇有亲脂性和溶脂能力，高浓度乙醇可直接破坏胃黏膜屏障，引起上皮细胞损害、黏膜出血和糜烂。

（二）临床表现

1. 症状

急性糜烂出血性胃炎通常以上消化道出血为主要表现，一般出血量较少，呈间歇性，可自止，但也可发生大出血引起呕血和（或）黑粪。部分 H.pylori 感染引起的急性胃炎患者可表现为一过性的上腹部症状。不洁食物所致者通常起病较急，在进食污染食物后数小时至 24 小时发病，表现为上腹部不适、隐痛、食欲减退、恶心、呕吐等，伴发肠炎者有腹泻，常有发热。

2.体征

多无明显体征,个别患者可有上腹轻压痛。

(三)实验室检查

1.内镜检查

胃镜检查最具诊断价值,急性胃炎内镜下表现为胃黏膜局限性或弥散性充血、水肿、糜烂、表面覆有黏液和炎性渗出物,以出血为主要表现者常可见黏膜散在的点、片状糜烂,黏膜表面有新鲜出血或黑色血痂。

2.粪便隐血检查

以出血为主要表现者,粪便隐血试验阳性。

(四)治疗要点

1.针对病因,积极治疗原发疾病。

2.祛除各种诱发因素。嗜酒者宜戒酒,如由非甾体类抗炎药引起,应立即终止服药并用抑制胃酸分泌药物来治疗,如患者必须长期使用这类药物,则宜同时服用抑制胃酸分泌药物。

3.对症治疗:可用甲氧氯普胺(胃复安)或多潘立酮(吗丁啉)止吐,用抗酸药或 H_2 受体拮抗药如西咪替丁、雷尼替丁或法莫替丁等以降低胃内酸度,减轻黏膜炎症。保护胃黏膜可用硫糖铝、胶体铋等。

(五)护理措施

1.基础护理

(1)休息:病情较重者应卧床休息,注意胃部保暖。急性大出血者绝对卧床休息。

(2)环境:保持安静、舒适,保证患者睡眠。

(3)饮食:以无渣、温凉半流或软饭为宜,提倡少量多餐,避免辛辣、生冷食物;有剧烈呕吐、呕血者禁食。

(4)心理护理:由于严重疾病引起出血者,尤其当出血量大、持续时间较长时,患者往往精神十分紧张、恐惧。护士应关心体贴患者,耐心加以解释,缓解患者紧张情绪,解除其恐惧心理,使患者积极配合治疗,促进身体早日康复。

2.疾病护理

(1)对症护理:观察腹痛的程度、性质及腹部体征的变化;呕吐物及排便的次数、量及性质;观察有无水、电解质酸碱平衡紊乱的表现等。有上消化道出血者更要注意出血量和性状、尿量等的观察。

(2)专科护理:遵医嘱用药,观察药物疗效及不良反应,有消化道出血者配合医师采取各种止血措施。

3.健康教育

(1)注意饮食卫生,进食规律,避免过冷过热及不洁的食物。

(2)尽可能不用非甾体类抗炎药、激素等药物,如必须服者,可同时服用抗酸药。

(3)嗜酒者劝告其戒酒。

(4)对腐蚀剂要严格管理,以免误服或被随意取用。

二、慢性胃炎

慢性胃炎系指不同病因引起的胃黏膜的慢性炎症或萎缩性病变,是一种十分常见的消化道疾病,占接受胃镜检查患者的80%~90%,男性多于女性,随年龄增长发病率逐渐增高。根据病理组织学改变和病变在胃的分布部位,将慢性胃炎分为非萎缩性、萎缩性和特殊类型三大类。

(一)病因与发病机制

慢性胃炎的病因目前还未完全阐明,认为与下列因素有关。

1.幽门螺杆菌感染

现认为Hp感染是慢性胃炎最主要的病因。Hp在慢性胃炎的检出率高达80%~90%。Hp可以造成黏膜上皮细胞的变性坏死及黏膜的炎症反应。Hp的抗原物质还能引起宿主对于黏膜的自身免疫反应。

2.自身免疫反应

部分慢性胃炎患者血液中能检测到壁细胞抗体(PCA)和内因子抗体(IFA),说明慢性胃炎与自身免疫具有密切关系。这些自身抗体与壁细胞结合后,在补体的参与下,破坏壁细胞,壁细胞数目减少,最终造成胃酸分泌缺乏,维生素B_{12}吸收不良,导致恶性贫血。自身免疫性胃炎还可伴有其他自身免疫病如桥本甲状腺炎、白癜风等。

3.十二指肠液返流

幽门括约肌松弛或胃部手术胃肠吻合后,十二指肠液易发生返流,其中的胆汁和胰酶可以造成胃黏膜的损伤,产生炎症。

4.其他

研究发现慢性胃炎还与遗传、年龄、吸烟、饮酒、环境、饮食习惯等因素有关。如水土中含过多硝酸盐、微量元素比例失调等均可增加慢性胃炎发生的危险性并影响其转归。饮食中高盐和缺乏新鲜蔬菜水果与胃黏膜萎缩、肠化生以及胃癌的发生密切相关。

(二)临床表现

1.症状

大多数慢性胃炎患者无任何症状。有症状者主要表现为非特异性的消化不良症状,如上腹部隐痛、进食后上腹部饱胀、食欲缺乏、反酸、嗳气、呕吐等。少数患者有呕血与黑粪,自身免疫胃炎可出现明显厌食和体重减轻,常伴贫血。

2.体征

本病多无明显体征,有时可有上腹部轻压痛,胃体胃炎严重时可有舌炎和贫血的相应体征。

(三)实验室检查

1.胃镜及胃黏膜活组织检查

是最可靠的确诊方法,并常规做幽门螺旋杆菌检查。

2.幽门螺杆菌检测

包括侵入性(如快速尿素酶测定、组织学检查等)和非侵入性(如^{13}C或^{14}C尿素呼气试验等)方法检测幽门螺杆菌。

(四)治疗要点

1.消除或削弱攻击因子

(1)根除 H.pylori 治疗:目前根除方案很多,但可归纳为以胶体铋剂为基础和以质子泵抑制药为基础的两大类。

(2)抑酸或抗酸治疗:适用于有胃黏膜糜烂或以胃灼热,反酸上腹饥饿痛等症状为主者,根据病情或症状严重程度,选用抗酸药。

(3)针对胆汁返流、服用非甾体类抗炎药等做相关治疗处理。

2.增强胃黏膜防御

适用于有胃黏膜糜烂出血或症状明显者,药物包括兼有杀菌作用的胶体铋,兼有抗酸和胆盐吸收的硫糖铝等。

3.动力促进剂

可加速胃排空,适用于上腹饱胀、早饱等症状为主者。

4.中医中药

辨证施治,可与西药联合应用。

5.其他

抗抑郁药、镇静药,适用于睡眠差、有精神因素者。

(五)护理措施

1.基础护理

(1)休息与体位:急性发作或症状明显时应卧床休息,以患者自觉舒适体位为宜。平时注意劳逸结合,生活有规律,避免晚睡晚起或过度劳累,保持心情愉快。

(2)饮食:注意饮食规律及饮食卫生,选择营养丰富易于消化的食物,少量多餐,不暴饮暴食。避免刺激性和粗糙食物,勿食过冷过热易产气的食物和饮料等。养成细嚼慢咽的习惯,使食物和唾液充分混合,以帮助消化。胃酸高时忌食浓汤、酸味或烟熏味重的食物,胃酸缺乏者可酌情食用酸性食物如山楂等。

(3)心理护理:因腹痛等症状加重或反复发作,患者往往表现出紧张、焦虑等心理,有些患者因担心自己所患胃炎会发展为胃癌而恐惧不安。护理人员应根据患者的心理状态,给以关心、安慰,耐心细致地讲授有关慢性胃炎的知识,指导患者规律的生活和正确的饮食,消除患者紧张心理,使患者认真对待疾病,积极配合治疗,安心养病。

2.疾病护理

(1)疼痛护理:上腹疼痛时可给予局部热敷与按摩或针灸合谷、足三里等穴位,也可用热水袋热敷胃部,以解除胃痉挛,减轻腹痛。

(2)用药护理:督促并指导患者及时准确服用各种灭菌药物及制酸剂等,以缓解症状。

3.健康指导

(1)劳逸结合,适当锻炼身体,保持情绪乐观,提高免疫功能和增强抗病能力。

(2)饮食规律,少食多餐,软食为主;应细嚼慢咽,忌暴饮暴食;避免刺激性食物,忌烟戒酒、少饮浓茶咖啡及进食辛辣、过热和粗糙食物;胃酸过低和有胆汁返流者,宜多吃瘦肉、禽肉、鱼、奶类等高蛋白低脂肪饮食。

(3)避免服用对胃有刺激性的药物(如水杨酸钠、吲哚美辛、保泰松和阿司匹林等)。

(4)嗜烟酒者患者与家属一起制定戒烟酒的计划并督促执行。

(5)经胃镜检查肠上皮化生和不典型增生者,应定期门诊随访,积极治疗。

第二节 消化性溃疡

消化性溃疡(PU)主要是指发生在胃和十二指肠的慢性溃疡,即胃溃疡(GU)和十二指肠溃疡(DU),溃疡的形成与胃酸/胃蛋白酶的消化作用有关。

本病是常见病,临床上十二指肠溃疡比胃溃疡多见,男性多于女性。十二指肠溃疡好发于青壮年,胃溃疡发病年龄较十二指肠溃疡约迟 10 年。消化性溃疡是自限性疾病,但易复发。多数消化性溃疡患者具有典型临床特点,即慢性、周期性、节律性上腹痛。秋冬和冬春之交是本病的好发季节。

一、病因与发病机制

消化性溃疡的病因和发病机制较为复杂,迄今尚未完全阐明。概括起来,是胃、十二指肠局部黏膜损害因素(致溃疡因素)和黏膜保护因素(黏膜免疫因素)之间失去平衡所致,这是溃疡发生的基本原理。

(一)损害因素

1.幽门螺杆菌(Hp)感染

Hp 为消化性溃疡的一个重要发病原因。Hp 感染导致消化性溃疡的确切机制未明,可能的机制是 Hp 感染改变了黏膜侵袭因素与防御因素之间的平衡。Hp 凭借其毒力因子的作用,诱发局部炎症和免疫反应,损害局部黏膜的防御/修复机制。另一方面,Hp 感染可增加促胃液素和胃酸的分泌,增强了侵袭因素。这两方面的协同作用造成了胃十二指肠黏膜损害和溃疡形成。故消除 Hp 可降低消化性溃疡复发率。

2.胃酸和胃蛋白酶

在损害因素中,胃酸-胃蛋白酶,尤其是胃酸的作用占主导地位。此外,胃蛋白酶的蛋白水解作用与胃酸的腐蚀作用一样,是引起消化性溃疡形成的组织损伤的组成部分。胃酸加胃蛋白酶更具有侵袭力。DU 患者多存在胃酸分泌增高,因该类患者多为慢性胃窦炎,胃体黏膜未受损或轻微受损,仍保留旺盛的泌酸能力。

3.药物

NSAIDs 是消化性溃疡的另一个常见病因,引起的溃疡以 GU 多见。NSAIDs 除可直接损害胃黏膜外,更主要的是此类药物通过抑制环氧化酶(COX)而导致胃肠黏膜生理性前列腺素 E 合成不足,削弱前列腺素对胃及十二指肠的保护作用。NSAIDs 所致的溃疡形成与药物的种类、剂量、用药持续时间具有相关性,高龄、同时服用抗凝血药或肾上腺糖皮质激素等因素可加重或促发 NSAIDs 所致的溃疡及其并发症发生的危险性。NSAIDs 和幽门螺杆菌是引起消化性溃疡发病的两个独立因素,至于两者是否有协同作用则尚无定论。

4.饮食失调

粗糙和刺激性食物或饮料可引起黏膜的物理性和化学性损伤。不定时的饮食习惯会破坏胃酸分泌规律。饮料与烈酒除直接损伤黏膜外,还能促进胃酸分泌,咖啡也能刺激胃酸分泌。这些因素均可能与消化性溃疡的发生和复发有关。

5.精神因素

持久和过度精神紧张、情绪激动等精神因素可引起大脑皮质功能紊乱,使迷走神经兴奋和肾上腺皮质激素分泌增加,导致胃酸和胃蛋白酶分泌增多,促使溃疡形成。

6.吸烟

研究证明吸烟可增加 GU 和 DU 的发病率,同时可影响溃疡的愈合,但机制尚不很清楚。

(二)保护因素

1.胃黏液-黏膜屏障该屏障可以阻碍胃腔内 H^+ 反弥散入黏膜。

2.黏膜的血液循环和上皮细胞的更新:胃、十二指肠黏膜的良好血液循环和上皮细胞强大的再生力,对黏膜的完整性起着重要作用。

3.前列腺素:前列腺素对黏膜细胞有保护作用,能促进黏膜的血液循环,促进胃黏膜细胞分泌黏液及 HCO_3^-,是增强黏膜上皮更新,维持黏膜完整性的一个重要因素。

(三)其他因素

1.遗传因素

研究发现,O 型血者比其他血型容易患 DU。家族中有患消化性溃疡倾向者,其亲属患病机会比没有家族倾向者高三倍。

2.全身疾病

慢性肾功能衰竭、类风湿性关节炎、肝硬化等疾病可能与消化性溃疡的发病有关。

在上述因素中,胃酸/胃蛋白酶在消化性溃疡发病中起决定性作用,因胃蛋白酶活性受到胃酸的制约,所以胃酸是溃疡形成的直接原因。但胃酸的这一损害作用一般只有在正常黏膜防御/修复功能遭受破坏时才能发生。GU 和 DU 的病因各有侧重,前者着重于保护因素的削弱,而后者则侧重于损害因素的增强。

十二指肠溃疡好发部位为十二指肠球部,发生在十二指肠降部的溃疡称为球后溃疡。胃溃疡的好发部位为胃角和胃窦小弯侧。与糜烂不同,溃疡的黏膜缺损超过黏膜肌层。一般为单个溃疡,2 个以上者称为多发性溃疡;溃疡形状多呈圆形或椭圆形,直径小于 10mm,GU 要比 DU 稍大,直径大于 2cm 的称为巨大溃疡。溃疡边缘光整、底部洁净,由肉芽组织构成,上面覆盖有灰白色或灰黄色纤维渗出物。活动期溃疡周围黏膜常有炎症水肿。溃疡浅者累及黏膜肌层,深者达肌层甚至浆膜层,溃破血管时引起出血,穿破浆膜层时引起穿孔。溃疡愈合时周围黏膜炎症、水肿消退,边缘上皮细胞增生覆盖溃疡面,其下的肉芽组织纤维转化,变为瘢痕,瘢痕收缩使周围黏膜皱襞向其集中。

二、临床表现

典型的 PU 具有以下特点:①慢性过程;②发作呈周期性;③发作时上腹部疼痛呈节律性。

(一)症状

1. 上腹痛：是消化性溃疡的主要症状，性质可为钝痛、灼痛、胀痛或剧痛，但也可仅为饥饿样不适感。一般不放射，范围比较局限，多不剧烈，可以忍受。GU 疼痛多位于剑突下正中或偏左，DU 多位于上腹正中或稍偏右。节律性疼痛是消化性溃疡的特征性临床表现，GU 多在餐后 0.5~1 小时痛，下次餐前消失，表现为进食-疼痛-缓解的规律；而 DU 疼痛常在两餐之间发生(饥饿痛)，直到再进餐时停止，规律为疼痛-进食-缓解，疼痛也可于睡前或午夜出现，称夜间痛。

2. 部分病例无上述典型疼痛，而仅表现为上腹隐痛不适、反酸、嗳气、恶心、呕吐等消化不良的症状，以 GU 较 DU 为多见。病程较长的患者因影响摄食和消化功能而出现体重减轻或因慢性失血而有贫血。

(二)体征

发作期于上腹部有一固定而局限的压痛点，缓解期无明显体征。

(三)并发症

1. 出血

是消化性溃疡最常见的并发症，DU 比 GU 易发生。出血量与被侵蚀的血管大小有关，可表现为呕血与黑粪，出血量大时甚至可排鲜血便，出血量小时，粪便隐血试验阳性。

2. 穿孔

当溃疡深达浆膜层时可发生穿孔，若与周围组织相连则形成穿透性溃疡。穿孔通常是外科急诊，最常发生于十二指肠溃疡。表现为腹部剧痛和急性腹膜炎的体征。当溃疡疼痛变为持续性，进食或用抗酸药后长时间疼痛不能缓解，并向背部或两侧上腹部放射时，常提示可能出现穿孔。此时腹肌紧张，呈板状腹，有压痛、反跳痛，肝浊音界缩小或难以叩出，肠鸣音减弱或消失，X 线片可见膈下游离气体。

3. 幽门梗阻

见于 2%~4% 的病例，主要由 DU 或幽门管溃疡周围组织充血水肿所致。表现为餐后上腹部饱胀，频繁呕吐宿食，严重时可引起水和电解质紊乱，常发生营养不良和体重下降。

4. 癌变

少数 GU 可发生癌变，尤其是 45 岁以上的患者。

三、实验室检查

(一)胃镜及胃黏膜活组织检查

是确诊 PU 的首选检查方法，胃镜下可直接观察胃和十二指肠黏膜并摄像，还可以直视下取活组织做幽门螺杆菌检查和组织病理学检查，对诊断消化性溃疡和良恶性溃疡的鉴别准确性高于 X 线钡剂检查。

(二)X 线钡剂检查

适用于对胃镜检查有禁忌或不愿接受胃镜检查者。多采用钡剂和空气双重对比造影方法。

(三) 幽门螺杆菌检测

可分为侵入性和非侵入性两大类。侵入性方法需经胃镜取胃黏膜活组织进行检测,目前常用的有快速尿素酶试验、组织学检查和幽门螺杆菌培养。其中快速尿素酶试验操作简便、快速、费用低,是侵入性检查中诊断 Hp 感染的首选方法。非侵入性检查主要有 ^{13}C 或 ^{14}C 尿素呼气试验、血清学检查和粪便 Hp 抗原检测等,前者检测 Hp 感染的敏感性和特异性高,可作为根除 Hp 治疗后复查的首选方法。

(四) 胃液分析

GU 患者胃酸分泌正常或稍低于正常,DU 患者则常有胃酸分泌过高。但溃疡患者胃酸分泌水平个体差异很大,与正常人之间有很大的重叠,故胃酸测定对 PU 诊断的价值不大,目前临床已较少采用。

(五) 粪便隐血试验

活动性 DU 或 GU 常有少量渗血,使粪便隐血试验阳性,经治疗 1~2 周转阴。若 GU 患者粪便隐血试验持续阳性,应怀疑有癌变可能。

四、治疗要点

消化性溃疡以内科治疗为主,目的是消除病因、控制症状,促进溃疡愈合、防止复发和避免并发症的发生。目前根除 Hp 和抑制胃酸的药物是治疗溃疡病的主流,黏膜保护药物也起重要的作用。

(一) 药物治疗

1.降低胃酸药物

包括抗酸药和抑制胃酸分泌药两类。

(1)抗酸药:为一类弱碱药物,口服后能与胃酸作用形成盐和水,能直接中和胃酸,并可使胃蛋白酶不被激活,迅速缓解溃疡的疼痛症状。常用药物有氢氧化铝凝胶、铝碳酸镁、复方氢氧化铝、乐得胃等。

(2)抑制胃酸分泌的药物

①H_2 受体拮抗药(H_2RA):能阻止组胺与其 H_2 受体相结合,使壁细胞分泌胃酸减少。常用药物有西咪替丁、雷尼替丁和法莫替丁。不良反应较少,主要为乏力、头晕、嗜睡和腹泻。

②质子泵抑制药(PPI):作用于壁细胞分泌胃酸终末步骤中的关键酶 H^+-K^+-ATP 酶(质子泵),使其不可逆失活,从而有效地减少胃酸分泌,其抑酸作用较 H_2RA 更强而持久,是已知的作用最强的胃酸分泌抑制药。常用的药物有奥美拉唑、兰索拉唑、泮托拉唑、雷贝拉唑和埃索美拉唑等。

2.保护胃黏膜药物

(1)胶体次枸橼酸铋(CBS):在酸性环境中,通过与溃疡面渗出的蛋白质相结合,形成一层防止胃酸和胃蛋白酶侵袭的保护屏障。CBS 还能促进上皮分泌黏液和 HCO_3,并能促进前列腺素的合成;此外,CBS 还具有抗 Hp 的作用。一般不良反应少,但服药能使粪便成黑色。为避免铋在体内过量的蓄积,不宜长期连续服用。

(2)硫糖铝:其抗溃疡作用与CBS相仿,但不能杀灭Hp。由于该药在酸性环境中作用强,故应在三餐前及睡前1小时服用,且不宜与制酸剂同服,不良反应轻,主要为便秘。

(3)米索前列醇:具有抑制胃酸分泌、增加胃十二指肠黏膜的黏液和碳酸氢盐分泌和增加黏膜血流等作用。常见不良反应为腹泻,因可引起子宫收缩,孕妇忌服。

3.根除幽门螺杆菌治疗

根除Hp可使大多数Hp相关性溃疡患者完全达到治疗目的。目前推荐以PPI或胶体铋为基础加上两种抗生素的三联治疗方案。疗程1周,Hp根除率90%以上。对于三联疗法失败者,一般用PPI+铋剂+两种抗生素组成的四联疗法。

(二)手术治疗

适用于伴有急性穿孔、幽门梗阻、大量出血经内科积极治疗无效者和恶性溃疡等并发症的消化性溃疡患者。

五、护理措施

(一)基础护理

1.休息与活动

病情较重、溃疡有活动者应卧床休息,病情较轻者可边工作边治疗,注意生活规律和劳逸结合,避免剧烈活动以降低胃的分泌及蠕动。保持环境安静、舒适,减少探视,保证患者充足的睡眠。

2.饮食

溃疡活动期每日进4~5餐,少量多餐可中和胃酸,减少胃酸对溃疡面的刺激。每餐不宜过饱,以免胃窦部过度扩张,刺激胃酸分泌。进餐时宜细嚼慢咽,咀嚼可增加唾液分泌,以利于稀释和中和胃酸。选择营养丰富、质软、易消化的食物,如稀饭、面条、馄饨等。脂肪摄取应适量。避免粗糙、过冷过热和刺激性食物及饮料如浓茶、咖啡、香辣调料等。

3.心理护理

消化性溃疡的发生发展与精神紧张、不良情绪反应及个性特点与行为方式等心理社会因素均有一定的关系。通过帮助患者认识压力与溃疡疼痛发作的关系,教给患者放松技巧,自觉避免精神神经因素的影响。

(二)疾病护理

1.疼痛护理

向患者解释疼痛的原因和机制,指导祛除病因及缓解疼痛的方法,解除焦虑、紧张情绪。观察并评估疼痛的诱发因素和缓解因素;观察上腹痛的规律、性质、程度及部位。遵医嘱用药缓解疼痛。

2.用药护理

遵医嘱正确服用质子泵抑制药、组胺H_2受体拮抗药、抗酸药及抗Hp药物,观察药物的疗效及不良反应。

(1)抗酸药:应在餐后1小时和睡前服用,以延长中和胃酸作用的时间及中和夜间胃酸的分泌。片剂应嚼碎后服用,乳剂服用前充分混匀。避免与奶制品、酸性食物及饮料同服以免降低药效。氢氧化铝凝胶能阻碍磷的吸收,引起磷缺乏症,表现为食欲缺乏、软弱无力等;镁剂可致腹泻。

(2)H_2受体拮抗药:常于餐中及餐后即刻服用,或睡前服用;若需同时服用抗酸药,则两药应间隔1小时以上;静脉给药需控制速度,速度过快可引起低血压和心律失常;不良反应一般为乏力、头痛、腹泻和嗜睡;吸烟可降低其疗效故应鼓励患者戒烟。

(3)质子泵抑制药:奥美拉唑用药初期可引起头晕,嘱患者服药后避免开车、高空作业等需注意力集中之事。

(4)保护胃黏膜药物:胶体铋制剂与硫糖铝在酸性环境中作用强,故多在三餐前半小时或睡前1小时服用,且不宜与抗酸药同服;铋剂有积蓄作用,故不能连续长期服用;服药过程中可使齿、舌变黑,可用吸管直接吸入;部分患者服药后出现便秘和黑粪,停药后可自行消失;硫糖铝能引起便秘、皮疹、嗜睡等,有肾衰竭者不宜服用。

(5)抗Hp药物:阿莫西林服用前应询问患者有无青霉素过敏史,用药过程中注意观察有无过敏反应;甲硝唑可引起胃肠道反应,宜饭后服用。

3.并发症护理

(1)上消化道大出血:严密监测是否有出血征象,如血压下降、脉搏速率加快、皮肤湿冷、脸色苍白、排黑粪或呕血等。

(2)穿孔:一旦发现穿孔征象,应建立静脉通路,输液以防止休克;做好急诊手术术前准备。

(3)幽门梗阻:应准确记录出入量,行血清钾、钠、氯测定和血气分析,及时补充液体和电解质,保证尿量在每日1000~1500mL。插入胃管连续72小时胃肠减压,抽吸胃内容物和胃液。患者病情好转后可进流食,但同时要测量胃内潴留量,记录潴留物的颜色、性状和气味。禁止患者吸烟、饮酒和进食刺激性食物,禁用抗胆碱能药物,如阿托品等,以防减少胃、肠蠕动,加重梗阻症状。

(4)癌变:一旦确诊,需手术治疗,做好术前准备。

(三)健康指导

1.指导患者注意有规律的生活和劳逸结合,休息包括体力和精神休息。

2.指导患者有规律的进餐和合理的营养,减少机械性和化学性刺激对胃黏膜的损害。咖啡、浓茶、油煎食物及过冷过热、辛辣等食物均可刺激胃酸分泌增加,应避免食用。

3.向患者进行戒烟酒的健康教育,与患者共同制定戒烟酒计划,并争取家庭的重视和支持。

4.帮助患者认识压力与溃疡疼痛发作的关系,教给患者放松技巧,自觉避免精神神经因素的影响。

5.指导患者要按时服完全疗程的药物,并定期复查。教患者识别溃疡复发及出血、穿孔、幽门梗阻等并发症出现时的症状和体征,包括疼痛、头晕、呕血、黑粪、苍白、虚弱等,以便及时就诊。

第三节 上消化道出血

上消化道出血是指屈氏韧带以上的消化道,包括食管、胃、十二指肠等病变引起的出血。上消化道大量出血是指在数小时内失血量超过1000mL或占循环血容量的20%,主要表现为呕血、黑粪,并伴有急性周围循环衰竭的表现。上消化道急性大量出血是临床常见的急症,如不及时抢救,可危及患者生命。

一、病因与发病机制

导致上消化道出血的原因很多,可为上消化道疾患或门静脉高压所致食管、胃底静脉曲张破裂,还可因上消化道邻近器官(胆道、胰腺等)病变累及食管、胃、十二指肠,或全身性疾病(如血液及造血系统疾病、尿毒症、结缔组织疾病等)引起。一般来说,临床上常见病因有消化性溃疡、食管胃底静脉曲张破裂、急性胃黏膜损伤和胃癌四种。分述如下:

(一)消化性溃疡

此类原因引起的上消化道出血最常见,占50%~60%,其中2/3是因十二指肠溃疡所致出血。多为十二指肠壶腹部后壁或胃小弯穿透溃疡腐蚀黏膜下小动脉或静脉所致。出血量与侵蚀血管大小和范围有关,少量出血仅表现为粪隐血阳性,严重大出血可见呕吐鲜血伴黑便,导致失血性休克。患者出血前溃疡疼痛加重,出血后疼痛减轻或缓解。内镜检查可确定溃疡部位形态、大小及数目,有无活动性出血,组织活检可鉴别恶性溃疡。

(二)食管胃底静脉曲张破裂

为肝硬化门静脉高压的严重并发症之一,占上消化道出血的25%。该部位曲张静脉缺乏周围组织的支持与保护,易被粗糙的食物损伤或被返流胃液腐蚀破裂而出血,也可因腹内压突然增加的因素导致出血,如用力排便,剧烈咳嗽等。多数骤然发病,以大量呕血伴黑便为典型症状,出血量多而迅猛,易导致失血性休克和诱发肝性脑病,死亡率、再出血率高。患者有各种原因引起的肝硬化病史,检查有肝脾肿大、腹水等门静脉高压表现。内镜检查、食管钡餐造影是确诊的主要方法。

(三)急性胃黏膜损伤

占上消化道出血的15%~30%。各种严重疾病,如创伤、烧伤或大手术后、休克、肾上腺皮质激素治疗后、脑血管意外或其他颅脑病变等,引起的应激状态可导致应激性溃疡,与由某些药物、乙醇引起的急性糜烂性出血性胃炎统称为急性胃黏膜损伤。其特点是:发病时多有上述诱因;起病急骤,常以出血为首要症状;病变部位多见于胃体的高位后壁及小弯侧,呈多发性糜烂或浅表性溃疡;出血者可在短期内反复发生。

(四)胃癌

胃癌很少引起大量胃肠出血,多为少量出血,但溃疡型癌可引起大出血。由于癌组织缺血坏死,其表面发生糜烂或溃疡,开始可伴慢性少量出血。当癌组织溃疡侵蚀血管时便可发生大出血。多见于中老年人,过去可无胃病史,或虽有胃痛病史但其疼痛规律发生改变,临床常见症状为反复上消化道出血,伴食欲减退、体重下降等消耗症状。内镜检查可确诊。

二、临床表现

上消化道大出血的临床表现取决于出血病变的性质、部位、失血量与速度、患者年龄、心肾功能等情况。

(一)呕血与黑便

呕血与黑便为上消化道大出血的特征性表现。呕血可伴黑便,而黑便不一定有呕血。一般情况下幽门以上出血者以呕血为主,幽门以下出血者可只表现为黑便。呕血为鲜红色血液表明出血量大而且出血速度快,在胃内停留时间短;咖啡色样表明出血量少而速度慢,血液在胃内停留时间长,为血液经胃酸作用变成酸性血红蛋白所致。大便的色泽也取决于血液在胃肠道内停留时间的长短。柏油样糊状便是血红蛋白中的铁经肠道内硫化物作用形成硫化铁所致,常提示上消化道出血。如出血量大且速度快,肠道蠕动加快,血液在肠道停留时间短,粪便往往呈紫红色。空回肠及右半结肠病变引起小量渗血时,也可有黑便,应与上消化道出血区别。

(二)失血性周围循环衰竭

失血量过大、失血速度过快、出血不止或治疗不及时可致急性周围循环衰竭,引起机体的组织血液灌注减少和细胞缺氧,进而可因缺氧、代谢性酸中毒和代谢产物的蓄积,造成周围血管扩张,毛细血管广泛受损,以致大量体液淤积于腹腔内脏与周围组织,使有效血容量锐减,严重影响心、脑、肾的血液供应,最终形成不可逆休克,导致死亡。在出血性周围循环衰竭发展过程中,临床上可出现头晕、心悸、恶心、口渴、黑蒙或晕厥,皮肤灰白或湿冷,按压甲床呈苍白且不易恢复;静脉充盈差,体表静脉塌陷;患者感到疲乏无力,进一步出现精神萎靡、烦躁不安,甚至反应迟钝、意识模糊、脉搏细数(120次/分以上)、收缩压低于80mmHg,呈休克状态。老年人器官储备功能低下,加之老年人常有脑动脉硬化、高血压病、冠心病、慢支等,虽出血量不大,也可引起多器官功能衰竭,增加死亡危险因素。

(三)氮质血症

可分为以下3种:

1. 肠源性氮质血症

指在上消化道大量出血后,数小时内大量血液蛋白的分解产物在肠道被吸收,以致血中氮质升高。大多在出血后数小时尿素氮开始上升,24~48小时达高峰。大多不超过14.3mmol/L,随出血停止3~4日后降至正常。

2. 肾前性氮质血症

是由于失血性周围循环衰竭造成肾血流暂时性减少,肾小球滤过率和肾排泄功能降低,以致氮质潴留。在纠正低血压、休克后,血中尿素氮可迅速降至正常。

3. 肾性氮质血症

是由于严重而持久的休克造成肾小管坏死,或因失血更加重了原有肾病的肾脏损害,临床上可出现尿少或无尿。

(四)发热

大量出血后,多数患者在 24 小时内出现低热,可持续数日降至正常。发热的原因可能是由于血容量减少、贫血、周围循环衰竭、血分解蛋白的吸收等因素导致体温调节中枢功能障碍。分析发热原因时要考虑寻找其他因素,如继发感染等。

(五)血象变化

急性大出血后早期因为有周围血管收缩与红细胞重新分布等生理调节,血象可暂无变化。此后,大量组织液渗入血管以弥补血容量不足,血红蛋白和红细胞数值因血液稀释而降低。一般在出血后 3～4 小时,才出现失血性贫血的血象改变。失血刺激造血系统,血细胞增殖活跃,外周血网织红细胞增多。一般出血 24 小时内网织红细胞即见增高,4～7 天可达 5‰～15‰,出血停止后逐渐降至正常,如出血不止可持续升高。白细胞计数在出血后 2～5 小时升高,可达 $(10～20)×10^9/L$,血止后 2～3 天恢复正常。但肝硬化食管胃底静脉曲张破裂出血的患者,如同时有脾功能亢进,则白细胞计数可不增高。

(六)对消化性溃疡疼痛及肝功能的影响

消化性溃疡患者出血后疼痛往往减轻或消失。在肝硬化的病例中,在原有肝功能不良的基础上并发大出血,使肠道内积血,血红蛋白代谢产生氨类,加上贫血和缺氧,加重肝细胞损害,从而可诱发或加重肝功能衰竭。

三、辅助检查

(一)实验室检查

检测血、尿常规、呕吐物及大便隐血试验、肝肾功能,有助于估计失血量及有无活动性出血,可判断治疗效果及协助病因诊断。

(二)胃镜检查

上消化道出血病因确诊的首选方法。上消化道出血后 24～48 小时内进行紧急内镜检查,可以不失时机地直接观察到出血部位,获得病因诊断,精确性大于 90%,同时可经内镜对出血灶进行紧急的止血治疗。一般认为,患者收缩压＞90mmHg,心率＜110 次/分,血红蛋白浓度＞70g/L 时,进行胃镜检查较为安全。

(三)X 线钡剂检查

对明确病因亦有价值。仅适用于出血停止且病情基本稳定数天的患者。

(四)其他

选择性动脉造影、放射性核素显像、胶囊内镜及小肠镜检查等主要适用于不明原因的消化道出血。

四、诊断要点

根据引起上消化道出血疾病的病史,有呕血与黑便、周围循环衰竭的表现、大便隐血阳性、红细胞、血红蛋白低于正常的实验室证据可做出上消化道出血的诊断。纤维胃镜检查可明确出血原因。

五、治疗要点

上消化道大出血抢救原则为：迅速补充血容量，纠正水电解质失衡，预防和治疗失血性休克，给予止血治疗，同时积极进行病因诊断和治疗。

（一）一般治疗

患者卧床休息，保持呼吸道通畅，吸氧，大出血者暂禁食。严密监测心率、血压、呼吸、尿量及神志变化，观察呕血及黑便情况，定期复查血红蛋白浓度、红细胞计数、血细胞比容与血尿素氮。必要时进行心电监护。

（二）补充血容量

尽快建立有效的静脉输液通道，立即配血。在配血过程中，可先输葡萄糖盐水或平衡盐溶液，开始输液宜快。紧急情况下遇血源缺乏，可用右旋糖酐或其他血浆代用品暂时代替输血。但24小时内右旋糖酐不宜超过1000mL，以免抑制网状内皮系统，加重出血的倾向。

（三）止血治疗

1.食管胃底静脉曲张破裂大出血的止血措施

（1）药物止血

①血管加压素：通过收缩内脏血管，减少内脏血流，从而降低门静脉压。常用垂体后叶素10~20U静脉注射，然后0.2~0.4U/min持续静脉滴注；止血后逐渐减量至0.1U/min，维持12~14小时。主要不良反应有腹痛、血压升高、心肌缺血，心绞痛甚至心肌梗死。为防止血管加压素造成的全身反应，需加用硝苯地平、硝酸甘油等。有冠心病、高血压病者，或妊娠妇女忌用。

②生长抑素及其类似物：这类药物可以通过收缩内脏血管，显著减少内脏血流，降低门静脉压力，降低侧支循环的血流和压力，减少肝脏血流量，但又不引起体循环动脉血压的显著变化，已成为近年来治疗食管胃底静脉曲张破裂出血最常用的药物。施他宁，首次剂量给予250μg静脉注射，继以250μg/h速度静脉注射，持续24~48小时。该药半衰期极短，应注意滴注过程不能中断，若中断超过5分钟，应重新注射首剂。奥曲肽，半衰期较长，首次100~200μg静脉滴注，继以25~50μg/h速度静脉滴注，连续36~48小时。

（2）气囊压迫止血：经鼻腔或口插入三腔二囊管，进入胃腔后先抽出胃内积血，再先后向胃囊和食道囊注入气体，压迫胃底食管曲张静脉。此法止血效果肯定，但患者痛苦大，并发症较多，可引发呼吸道阻塞和窒息；食管壁缺血、坏死、破裂；吸入性肺炎；心律失常等，故仅适用于药物治疗失败或无手术指征者暂时止血用。

（3）内镜治疗：内镜直视下注射硬化剂或组织黏合剂至曲张的静脉或食管静脉曲张套扎术（EVL）是当前控制食管静脉曲张破裂出血的重要手段，但要严格掌握适应证及禁忌证。

（4）经皮经颈静脉肝穿刺肝内门体分流术（TIPS）：是在B超或CT的监视下的介入治疗技术。近年来国内外已逐步开展此项技术，但费用昂贵，尚难以普及。

（5）手术治疗：在大出血期间采用各种非手术治疗不能止血者，可考虑进行外科手术治疗。

2.非静脉曲张破裂大出血的止血措施

最常见于消化性溃疡。

(1)药物止血

①抑酸剂:主要是静脉内使用抑制胃酸分泌的药物,以提高胃内 pH 值,促使血小板聚集及血浆凝血功能的有效发挥。目前常用的有 H_2 受体拮抗剂、质子泵抑制剂,可静脉推注或静脉滴注。

②局部止血措施:a.冰盐水洗胃,通过胃管用 4~14℃ 冰水反复灌洗胃腔而使胃降温,从而使血管收缩、血流量减少,并可使胃分泌和消化受到抑制而达到止血目的。b.胃内注入去甲肾上腺素溶液。在生理盐水灌洗后,通过胃管注入 150mL 含去甲肾上腺素 8~12mg 的生理盐水溶液,停留 30 分钟后抽出,每 1~2 小时重复 1 次,可使出血的小动脉强烈收缩而止血,但对老人不利。

(2)内镜下止血:在出血部位附近注射高渗盐水、无水乙醇、1:10000 肾上腺素溶液或凝血酶溶液等,也可选择在内镜下用激光、高频电灼、热探头或微波等热凝固方法进行止血。

(3)手术治疗:经积极内科治疗仍有活动性出血者,应掌握时机进行手术治疗,指征是:①年龄 50 岁以上并伴动脉硬化、经治疗 24 小时后出血不止;②严重出血经内科积极治疗后仍不止血;③近期曾有多次反复出血;④合并幽门梗阻、胃穿孔或疑有癌变者。

六、护理措施

(一)一般护理

1.体位:患者绝对卧床休息,取侧卧位或平卧位,头侧偏,双下肢略抬高。注意保暖。

2.保持呼吸道通畅,及时清除口腔残留血块,必要时床旁备负压吸引器。

3.氧疗:鼻导管中低流量持续或间断吸氧。

4.非食管胃底静脉曲张出血者可留置胃管,便于观察和局部止血治疗。大失血昏迷者可留置导尿管,观察每小时尿量。

5.加强基础护理,及时清除呕血或黑便后的血液或污物,减少不良刺激。

(二)补充血容量及抗休克

1.输液

立即用大号针头选择粗大且直的血管建立有效的输液通路,躁动不安者可采取留置针,按医嘱迅速补充血容量,进行各种止血治疗及用药等抢救措施。可先输平衡液或输葡萄糖盐水,开始快速输液。待血压有所回升后,输液速度和种类应根据中心静脉压或血压和每小时尿量而定。血管加压素滴注速度宜缓慢。肝病患者忌用吗啡、巴比妥类药物。

2.配血

立即抽血采集血标本,进行交叉配血。

3.输血

改善急性失血周围循环衰竭的关键是输足量全血,下列情况为紧急输血指征:①患者改变体位出现晕厥、血压下降和心率加快;②收缩压<90mmHg(或较基础压下降 25%);③血红蛋白<70g/L,或血细胞比容<25%。

输血注意事项:①输血前必须仔细核对患者和供血者姓名、血型和交叉配合血单,并检查血袋是否渗漏,血液颜色有无异常。②除了生理盐水外,不可向全血或浓缩红细胞内加入任何药物,以免产生药物配伍禁忌或溶血。③输血速度需根据患者的具体情况来决定,成人一般调节在每分钟 4~6mL,老年人或心脏病患者每分钟约 1mL,小儿每分钟为 10 滴左右。大出血时输入速度宜快,可参照血压、中心静脉压、每小时尿量、患者的意识状态等调节输血的量和速度。④输血过程中要严密观察患者有无不良反应,注意观察体温、脉搏、血压及尿的颜色等。⑤输血完毕后,血袋应保留 2 小时,以便必要时进行化验复查。⑥对于肝硬化食管胃底静脉曲张破裂出血者,应注意输入新鲜血,且输血量适中,以免门静脉压力增高导致再出血,或诱发肝性脑病。

(三)心理护理

大出血时陪伴患者,协助全部生活护理,及时清除污染物、血迹,以免加重心理恐慌。当患者有头晕心悸时,变化体位宜缓慢,如厕时要有人陪伴,以免发生晕厥意外。关心、安慰患者,消除患者紧张、恐惧心理,避免诱发和加重出血。

(四)病情观察

1.严密观察并记录生命体征、面色、神志变化、末梢循环状况,准确记录 24 小时出入量。大出血时根据病情,一般 30 分钟~1 小时测量生命体征一次,有条件者进行心电、血压监护,测定中心静脉压(CVP)。可根据收缩压判断出血量:血压下降到 90~100mmHg,出血量大约为总血量的 1/5;血压下降到 60~80mmHg,出血量大约为总血量的 1/3;血压下降到 40~50mmHg,出血量大约为总血量的1/2。如收缩压小于 90mmHg、脉率大于 120 次/分、尿量小于 30mL/h、CVP 小于 5cmH$_2$O,提示休克或低血容量状态。肝硬化患者大出血后易诱发肝性脑病,特别要注意有无嗜睡、昏睡或昏迷的意识障碍改变。

2.估计出血量及程度:观察呕血黑便的颜色、次数、量、性状,估计出血量及程度,大便隐血试验阳性提示每日出血量>5mL;出现黑便提示出血量在 50~70mL 以上;胃内积血量达 250~300mL 可引起呕血;一次出血量不超过 400mL 时,体内循环血容量的减少可很快被肝脾所贮藏血液和组织液补充,一般不引起全身症状;如超过 1000mL,临床即出现急性周围循环衰竭的表现,严重者引起失血性休克。

出血量的估计,主要根据血容量减少所致的周围循环衰竭表现,如果患者由平卧改为半卧位即出现脉搏增快、血压下降、头晕、出汗甚至晕厥,则表示出血量大,有紧急输血的指征。呕血与黑便的频度与数量虽有助于估计出血量,但因呕血与黑便分别混有胃内容物及粪便,且出血停止后仍有部分血液贮留在胃肠道内,故不能据此对出血量作出精确的估计。此外,患者的血常规检验包括血红蛋白的测定、红细胞计数及红细胞比容并不能在急性失血后立即反映出来,且还受到出血前有无贫血存在的影响,因此也只能作为估计出血量的参考。

3.定期复查血红蛋白浓度、红细胞计数、血细胞比容与血尿素氮。

4.判断出血是否停止:患者脉搏、血压稳定在正常水平,大便转黄色,提示出血停止。如出现下述情况提示继续出血或再出血。

(1)反复呕血,甚至呕吐物由咖啡色转为鲜红色,黑便次数增多,粪质稀薄,色泽转为暗红色或鲜红色,伴肠鸣音亢进。

(2)周围循环衰竭的表现经足量补容后未见明显改善或好转后又恶化,血压波动,中心静脉压不稳定。

(3) 红细胞计数与比容、血红蛋白测定不断下降, 网织红细胞计数持续增高。

(4) 足量补液、尿量正常的情况下, 血尿素氮持续或再次增高。

(5) 门脉高压的患者原有脾肿大, 在出血后应暂时缩小, 如不见脾恢复肿大亦提示出血未止。

(五) 饮食护理

1. 大量呕血伴恶心、呕吐者应禁食。少量出血无呕吐者, 可进温凉、清淡流食, 这对消化性溃疡患者尤为重要, 因进食可减少胃收缩运动并可中和胃酸, 促进溃疡愈合, 有利止血。出血停止后可逐渐改为营养丰富、易消化、无刺激性半流质、软食, 开始少量多餐, 以后改为正常饮食。

2. 食管、胃底静脉曲张破裂出血的患者, 急性期应禁食, 止血后1～2天渐进高热量、高维生素流食, 限制钠和蛋白质摄入, 避免诱发肝性脑病和加重腹水。饮食不当是诱发再出血的主要原因之一。避免粗糙、坚硬、刺激性食物, 且应细嚼慢咽, 防止损伤曲张静脉而再次出血。

3. 禁食期间应保持热量补充, 静脉输液和高营养, 补充电解质, 维持水、电解质平衡, 积极预防和纠正体液不足。

七、健康教育

1. 帮助患者和家属认识引起上消化道出血的病因和诱因, 防治疾病的知识, 以减少再度出血的危险。学会早期识别出血征象及应急措施: 如出现头晕、心悸等不适, 或呕血、黑便时, 应立即卧床休息, 保持安静, 减少身体活动; 呕吐时取侧卧位, 以免误吸。

2. 合理饮食是避免上消化道出血诱因的重要环节。注意饮食规律和饮食卫生, 避免过饥和暴饮暴食, 避免粗糙和刺激性食物等, 应戒烟、戒酒。

3. 指导患者注意生活起居要有规律, 劳逸结合, 保持乐观情绪, 保证身心休息并在医生指导下用药, 勿自我处置。避免长期精神紧张和过度劳累。

4. 慢性疾病引起出血者应定期门诊复查。

第四节 肝硬化

肝硬化是一种以肝组织弥漫性纤维化、假小叶和再生结节形成特征的慢性肝病。临床上常以肝功能损害和肝门静脉高压为主要表现, 晚期常出现消化道出血、肝性脑病等严重并发症。本病是我国常见疾病和主要死亡病因之一。发病高峰年龄在 35～48 岁, 男女比例为 (3.6～8):1。

一、病因与发病机制

引起肝硬化的病因很多, 目前在我国以慢性乙型肝炎为主, 慢性丙型肝炎也占一定比例; 欧、美国家则酒精性肝病居多; 近年来, 代谢综合征相关的非酒精性脂肪型肝炎 (NASH) 也逐渐成为肝硬化的重要病因。

（一）肝炎病毒感染

主要是乙型肝炎病毒感染，其次为丙型或乙型加丁型重叠感染，其发病机制主要与肝炎病毒所造成的免疫损伤有关，经过慢性肝炎，尤其是慢性活动性肝炎演变而来。

（二）慢性酒精中毒

长期大量饮酒者，乙醇及其中间代谢产物（乙醛）直接损害肝细胞、长期酗酒所致的营养失调等所致，称为酒精性肝硬化。

（三）药物或化学毒物

长期反复接触某些化学性毒物如磷、砷、四氯化碳等或长期服用某些药物如双醋酚丁、甲基多巴等，可引起中毒性肝炎，最终发展成为肝硬化。

（四）血吸虫病感染

反复或长期感染血吸虫的患者，由于虫卵及其毒性产物在肝脏汇管区的刺激，引起汇管区结缔组织增生所致，称为血吸虫病性肝硬化。

（五）胆汁淤积

持续性胆汁淤积于肝内胆管或肝外胆管时，高浓度的胆红素及胆汁酸对肝细胞的化学性损害，肝细胞发生变性坏死和结缔组织增生而导致肝硬化。

（六）循环障碍

慢性充血性心力衰竭、缩窄性心包炎以及肝静脉或下腔静脉回流障碍导致肝脏长期淤血，肝细胞因缺氧而发生变性坏死和结缔组织增生，导致肝硬化。

（七）遗传和代谢性疾病

由于遗传性或代谢性疾病，某些物质或代谢产物沉积于肝脏，造成肝损害，并导致肝硬化，如肝豆状核变性、血色病、半乳糖血症和 α_1-抗胰蛋白酶缺乏症、糖原累积症等。

（八）其他

造成肝硬化直接和间接的原因还有很多，如自身免疫性肝损害、缺血性肝病、营养不良等。少数患者病因不明，称为隐源性肝硬化。

二、临床表现

肝硬化的病程进展多较缓慢，但少数因短期大片肝坏死，可在数月后发展为肝硬化。临床上根据患者肝脏功能的代偿状况，将肝硬化分为肝功能代偿期和肝功能失代偿期。

（一）代偿期

部分患者可无任何不适。多数患者早期以乏力、食欲缺乏较为突出，可伴有恶心、厌油腻、腹胀、腹泻及上腹不适等症状。症状多呈间歇性，常与劳累有关，休息和治疗后可缓解。患者多消瘦，肝脏可轻度肿大，质中等度硬，伴轻度压痛。脾脏亦可有轻、中度肿大。肝功能正常或轻度异常。

（二）失代偿期

失代偿期主要表现为肝功能减退和门静脉高压所致的症状和体征。

1.肝功能减退的临床表现

(1)全身症状与体征:一般情况和营养状况均较差,不规则低热,面色灰暗黝黑(肝病面容)等。

(2)消化道症状:食欲缺乏甚至厌食、腹胀不适、恶心呕吐,稍进油腻肉食即易引起腹泻。

(3)出血倾向和贫血:患者常可发生鼻衄、牙龈出血、皮肤紫癜和胃肠出血等,女性常有月经过多。

(4)内分泌失调:男性有性欲减退、睾丸萎缩、毛发脱落及乳房发育,女性出现月经失调、闭经、不孕等,患者常有肝掌和蜘蛛痣。颜面部及其他暴露部位皮肤出现色素沉着,严重者出现低血糖。

2.门静脉高压的表现

脾大、侧支循环的建立与开放、腹水是门静脉高压的三大临床表现。

(1)脾大:门静脉高压可致脾脏淤血性肿大,多为轻、中度肿大。后期脾功能亢进后可出现红细胞、白细胞和血小板均减少。

(2)侧支循环的建立与开放:临床上重要的侧支循环有:食管和胃底静脉曲张,腹壁静脉曲张,痔核形成。原因是门静脉高压时,来自消化器官和脾脏的回心血液流经肝脏受阻,使门、腔静脉交通支扩张,建立起侧支循环。

(3)腹水:是失代偿期最突出的表现。早期腹胀,以饭后明显;大量时出现呼吸困难、心悸,患者腹部膨隆,可见脐外翻或脐疝,皮肤紧绷发亮。

腹水形成的因素有:①门静脉高压使腹腔脏器毛细血管床静水压增高,组织间液回流减少而漏入腹腔;②低蛋白质血症使血浆胶体渗透压降低,血管内液外渗;③肝静脉回流受阻,使肝淋巴液生成增多,超过胸导管引流能力而渗入腹腔;④继发性醛固酮、抗利尿激素增多引起钠水潴留;⑤有效循环血容量不足,导致肾血流量、排钠和排尿量减少。

(三)并发症

1.上消化道出血

此为最常见的并发症,多系食管下段和胃底静脉曲张破裂所致,表现为突发的大量呕血和黑便。

2.感染

易合并肺炎、胆道感染、大肠杆菌性败血症、自发性细菌性腹膜炎(SBP)等。

3.肝性脑病

这是晚期肝硬化最严重的并发症,也是最常见的死亡原因。

4.其他并发症

原发性肝癌、肝肾综合征(功能性肾衰)、电解质和酸碱平衡紊乱(低钠血症、低钾血症与代谢性碱中毒)。

三、实验室和其他检查

(一)血常规

失代偿期时,可有不同程度贫血。脾功能亢进时,全血细胞减少。

（二）尿常规

失代偿期时，尿内可有蛋白、管型、红细胞。有黄疸时，尿胆红素阳性、尿胆原增加。

（三）肝功能检查

代偿期肝功能正常或轻度异常，失代偿期则多有异常。重症患者可有血清胆红素增高。转氨酶轻、中度增高，一般以 ALT 增高较显著，当肝细胞广泛大量坏死时，则可能有谷草转氨酶（AST）升高。血清白蛋白下降，球蛋白增高，白蛋白/球蛋白比值降低或倒置。凝血酶原时间有不同程度的延长。

（四）腹水检查

一般应为漏出液，患者并发自发性腹膜炎、结核性腹膜炎或癌变时，腹水性质可发生改变。

（五）影像检查

超声可见肝脏的大小、外形改变和脾大。门脉高压时，门静脉主干内径＞13mm，脾静脉内径＞8mm。食管X线钡餐检查可见食管下段虫蚀样或蚯蚓样改变，胃底静脉曲张，可见菊花样充盈缺损。

（六）肝穿刺活组织检查

若有假小叶形成，可确诊为肝硬化。

四、诊断要点

诊断肝硬化的主要依据有：有病毒性肝炎、长期酗酒等病史，有肝功能减退和门静脉高压症的临床表现，肝脏质硬有结节感，肝功能试验有阳性发现，活组织检查有假小叶形成。

五、治疗要点

目前尚无特效治疗方法。失代偿期的治疗主要是对症处理、改善肝功能及抢救并发症，有手术适应证者慎重选择时机进行手术治疗。

（一）抗纤维化

无特效药，平日可用维生素（如B族维生素、维生素C、维生素E）、保肝（如熊去氧胆酸、强力宁等）、抗纤维化（如秋水仙碱、肾上腺糖皮质激素等）或活血化瘀中药。

（二）腹水治疗

1.限水、限钠

限钠比限水更重要。

2.增加水钠排出

(1)使用利尿剂是最广泛的治疗腹水的方法。主张排钾和保钾利尿剂合用，加强疗效，减少不良反应。过猛的利尿会导致水、电解质紊乱，严重者可诱发肝性脑病和肝肾综合征。

(2)腹腔穿刺放液：大量腹水出现明显压迫症状时，可穿刺放液以减轻症状，但应严格控制每次放液量，一次放 5000mL。

3.提高血浆胶体渗透压

定期输注血浆、新鲜血液或白蛋白，有利于促进腹水的消退，也可改善患者的一般状况。

4. 自身腹水浓缩回输

放出的 5000mL 腹水浓缩至 500mL 后，回输至患者静脉内，可提高血浆白蛋白浓度和血浆胶体渗透压，增加血容量，改善肾血流灌注，从而起到利尿、减少腹水的作用，多用于难治性腹水患者的治疗。

5. 增加腹水去路

例如腹腔-颈静脉引流，是将腹水引入上腔静脉；胸导管-颈内静脉吻合术可使肝淋巴液顺利进入颈内静脉，从而减少肝淋巴液漏入腹腔，使腹水的来源减少。

（三）并发症的治疗

自发性腹膜炎常迅速加重肝损害，诱发肝肾综合征、肝性脑病等严重并发症，所以应早诊断、早治疗。应选择对肠道革兰氏阴性菌有效、腹水浓度高、肾毒性小的广谱抗生素，以头孢噻肟等第三代头孢菌素为首选，可联合半合成广谱青霉素与 β-内酰胺酶抑制药的混合物，静脉足量、足疗程给药。

（四）手术治疗

通过各种分流、断流和脾切除术等，降低门静脉压力和消除脾功能亢进。肝移植是近年来最新的治疗肝硬化的方法。

六、护理诊断

1. 营养失调，低于机体需要量与严重肝功能损害、摄入量不足有关。
2. 体液过多与门静脉高压、血浆胶体渗透压下降等导致腹水有关。
3. 有感染的危险与营养障碍、白细胞减少等致机体抵抗力下降有关。
4. 焦虑与疾病需要漫长的治疗和复杂的自我照顾方式有关。
5. 活动无耐力与肝功能减退有关。
6. 潜在并发症：上消化道出血、电解质紊乱。

七、护理措施

（一）休息和体位

休息可减轻患者能量消耗，减轻肝脏负担，有助于肝细胞修复。代偿期患者可参加轻体力工作，减少活动量；失代偿期患者应多卧床休息，卧床时尽量取平卧位，以增加肝、肾血流量。大量腹水者可取半卧位，以使膈下降，有利于呼吸运动，减轻呼吸困难和心悸。

（二）饮食

1. 饮食注意事项

肝硬化患者饮食原则为高热量、高蛋白、高维生素、易消化饮食，并随病情变化及时调整。对食欲缺乏、恶心呕吐的患者，应于进食前给予口腔护理以促进食欲。在允许范围内尽量照顾患者的饮食习惯和口味，以促进食欲。①蛋白质：是肝细胞修复和维持血清清蛋白正常水平的重要物质基础，应保证其摄入量为 1.0～1.5g/(kg·d)。蛋白质应以豆制品、鸡蛋、牛奶、鱼、鸡肉、猪瘦肉为主。肝功能显著损害或有肝性脑病先兆者应限制蛋白质，待病情好转后再逐渐增加蛋白质的摄入量,并应以植物蛋白为主,如豆制品,因其含蛋氨酸、芳香氨基酸和产氨氨基酸较少。②维生素:多食新鲜蔬菜和水果,如西红柿、柑橘等,日常食用可保证维生素需求。③限制水钠:有腹水者应低盐或无盐饮食,钠限制在 500~800mg/d(NaCl 1.2~2g/d),限制液体入量,进水量应限制在 1000mL/d 左右。含钠较多食物,如咸肉、酱菜、酱油、罐头食品、含钠味精等应少用。含钠较少食物有粮谷类、瓜茄类、水果等。含钾多的食物有水果、硬壳果、马铃薯、干豆、肉类等。④避免损伤曲张静脉:患者进餐时应细嚼慢咽,避免进食刺激性强、粗纤维多和较硬、油炸食物,戒烟酒。

2.营养支持

必要时遵医嘱静脉补充足够的营养,如高渗葡萄糖、复方氨基酸、清蛋白或新鲜血。

3.营养状况监测

评估患者的饮食和营养状况、体重和血白蛋白水平。

(三)维持体液平衡

准确记录每日出入液量,定期测量腹围和体重,以观察腹水消长情况。使用利尿剂时,剂量不宜过大,利尿速度不宜过猛,每周体重减轻以不超过 2kg 为宜。应用利尿剂时应监测体重变化及血钾、钠、氯化物,防止电解质紊乱发生,可口服或静脉补充电解质,饮食也可起协助作用,低钾患者可补充香蕉、橘子、橙子等高钾水果。

(四)病情观察

观察患者症状、体征的变化,注意有无并发症发生。如有无各种出血征兆,如呕血、黑便、鼻出血、牙龈出血、皮肤黏膜出血点、瘀斑等出血表现;有无行为和性格改变,如智力定向力障碍、烦躁不安、嗜睡、扑翼样震颤等肝性脑病表现;有无尿量减少等肾功能衰竭表现;有无发热、腹痛等自发性腹膜炎发生。对进食量不足、呕吐、腹泻、长期用利尿剂、大量放腹水的患者,密切监测电解质和酸碱度的变化。

(五)腹水患者的护理

1.体位:多卧床休息,尽量取平卧位,以增加肝肾血流量,改善肝细胞的营养,提高肾小球滤过率。大量腹水患者取半卧位,使横膈下降,增加肺活量,以减轻呼吸困难。

2.大量腹水时,应避免腹内压突然剧增的因素,例如剧烈咳嗽、打喷嚏、用力排便等。

3.控制钠和水的摄入量:见饮食护理。

4.药物护理:观察利尿剂的效果和不良反应,过猛的利尿会导致水、电解质紊乱,严重者诱发肝性脑病和肝肾综合征,应注意了解电解质水平,观察患者有无意识神志改变、有无尿量减少。

5.观察腹水和下肢水肿的消长:准确记录出入量,测腹围、体重。测腹围时应注意于同一时间、同一体位、同一部位上进行。

6.加强皮肤护理,防止压疮发生:保持床铺平整、干燥,定时更换体位、按摩等。

7.对腹腔穿刺放腹水者,术前说明注意事项,测量体重、腹围、生命体征,排空膀胱以免误伤;术中及术后监测生命体征,观察有无不适反应;术毕用无菌敷料覆盖穿刺部位,如有溢液可用明胶海绵处置,缚紧腹带,以免腹内压骤然下降;记录抽出腹水的量、性质和颜色,将标本及时送检。

(六)心理支持

应鼓励患者说出其内心感受和忧虑,增加与患者交谈的时间,与患者一起讨论其可能面对的问题,在精神上给予患者安慰和支持。充分利用来自他人的情感支持,鼓励患者同那些经受同样事件以及理解患者处境的人多交流。引导患者家属在情感上多关心患者,使之能从情感宣泄中减轻沉重的心理压力。

八、健康指导

(一)休息指导

保证身心两方面的休息,增强活动耐力。生活起居有规律,保证足够的休息和睡眠。在安排好治疗和身体调理的同时,勿过多考虑病情,遇事豁达开朗。

(二)饮食指导

指导患者根据病情制订合理的饮食计划和营养搭配,使患者充分认识到饮食治疗对肝硬化患者的重要性以及饮食应注意的事项,除应加强营养外,要避免粗糙食物,戒除烟酒等,切实落实饮食计划。

(三)用药指导

嘱患者遵医嘱用药,指导其认识常用的对肝脏有害药物,勿滥用药,以免服药不当而加重肝脏负担和损害肝功能,介绍患者所用药物的不良反应,如服用利尿剂者出现软弱无力、心悸等症状时,提示低钠、低钾血症,应及时就诊。

(四)心理指导

帮助患者和家属掌握本病的有关知识和自我护理方法,帮助患者树立战胜疾病的信心,使心情保持愉快,把治疗计划落实到日常生活中。

(五)家庭指导

让患者家属关心患者,了解各种并发症的主要诱发因素及其基本表现,发现并发症时,及时就医,疾病恢复期应定时复诊和检查肝功能。

第五节 原发性肝癌

原发性肝癌,简称肝癌,是指肝细胞或肝内胆管细胞所发生的肿瘤。本病是我国常见恶性肿瘤之一,在消化道恶性肿瘤死亡率仅次于胃癌、食管癌,居第三位。可发生于任何年龄,以40~49岁为最多,男女之比为2~5∶1。

一、病因与发病机制

原发性肝癌的病因、发病机制尚未清楚,可能与多种因素综合作用有关。

(一)病毒性肝炎

目前认为乙型肝炎、丙型肝炎病毒肯定是促癌因素之一。

(二)肝硬化

肝细胞恶变可能在细胞再生过程中发生。欧美国家肝癌常发生在酒精性肝硬化基础上。

(三)黄曲霉毒素

动物实验证明,黄曲霉菌污染所致的霉玉米及霉花生能致肝癌,与其代谢产物黄曲霉毒素 B_1 有强的致癌作用有关。

(四)其他

流行病学资料显示饮水污染是我国部分地区诱发肝癌的重要危险因素之一,蓝绿藻等淡水藻产生的毒素有明显的致癌作用。亚硝胺类、有机氯农药等为可疑致癌物质。华支睾吸虫感染为导致胆管细胞癌原因之一。

二、临床表现

(一)症状与体征

原发性肝癌患者起病较隐匿,早期多无任何临床症状和体征,一般是经 AFP(甲胎蛋白)普查检查出早期肝癌,又称之为亚临床肝癌。中晚期患者主要表现有:

1.肝区疼痛

此为常见的首发症状,多呈肝区持续性刺痛或钝痛。

2.全身症状

可有乏力、进行性消瘦、发热、营养不良和恶病质等。

3.转移灶症状

如咳嗽、咯血、气短、头痛、呕吐和神经定位体征等。

4.体征

最常见的体征是肝肿大,质地坚硬,表面凹凸不平,有大小不等节结或巨块,边缘不规则,常伴有不同程度的压痛。黄疸常在病程晚期出现。伴有肝硬化门静脉高压者可有脾大、腹腔积液、静脉侧支循环形成等表现。

(二)并发症

多发生在晚期,①肝性脑病是肝癌晚期的严重并发症;②上消化道出血,常因合并食管、胃底静脉曲张,破裂时发生呕血和(或)黑便;③肝癌结节破裂出血,当癌结节破裂局限于肝包膜下,可形成压痛性包块,破裂进入腹腔可引起急性腹痛及腹膜刺激征,如果出血量大,还会引起晕厥或休克;④继发感染,原发性肝癌患者因长期消耗或放疗、化疗、长期卧床等,易并发肺炎、败血症、肠道感染等。

三、实验室和其他检查

(一)肿瘤标志物——AFP 的检测

甲胎蛋白(AFP)测定 AFP 是肝癌早期诊断的重要方法之一,对肝癌的普查、诊断、判断疗效、预测复发等有重要作用,其准确率达 98% 左右。

(二)影像学检查

超声显像可显示直径为 2cm 以上原发性肝癌,对早期定位诊断有较大价值,结合 AFP 有利于早期诊断;CT 是诊断肝癌较常用的方法,可显示直径 2cm 以上的肿瘤,如果结合肝动脉造影或注射碘油的肝动脉造影,对 1cm 以下的肿瘤检出率可达 80% 以上,所以为目前诊断小肝癌和微小肝癌的最佳方法;X 线肝血管造影可显示 1~2cm 的癌结节,结合 AFP 检测结果,可检出早期肝癌;MRI 能清楚地显示肝细胞癌内部结构特征;放射性核素扫描能显示直径 3~5cm 以上的肿瘤,有助于肝癌与肝脓肿、血管瘤等相鉴别。

(三)其他

如肝穿活检、剖腹探查等方法均可作为肝癌的诊断手段。

四、诊断要点

凡有肝病史的中年患者特别是男性患者,如有不明原因的肝区疼痛、消瘦、进行性肝大,应做 AFP 测定并选择上述其他检查,争取早期诊断。必要时在超声或 CT 引导下行肝穿刺活检,以明确诊断。

五、治疗要点

原发性肝癌目前最好的根治方法是手术治疗。诊断明确者应争取尽早手术。如果剖腹探查肿瘤已不适宜于切除,术中可选择肝动脉插管进行局部化学药物灌注或肝血管阻断术,也可以将二者结合,治疗效果优于全身治疗。还可以采用液氮冷冻或激光治疗。有条件的可以进行肝移植。在 CT 或超声定位后,用直线加速或 ^{60}Co 作局部外放射,与化疗以及生物和免疫治疗等联合治疗效果好。

六、护理诊断

1.肝区痛与癌细胞侵犯肝组织、肝包膜被牵拉有关。
2.有感染的危险与化疗、放疗导致的白细胞减少、抵抗力下降有关。
3.营养失调,低于机体需要量与肿瘤消耗、化疗所致摄入减少有关。
4.潜在并发症:上消化道出血、肝性脑病、癌结节破裂出血。
5.恐惧与担心疾病预后有关。

七、护理措施

(一)减轻疼痛

疼痛是对肝癌患者困扰较大的生理和心理问题之一,在晚期患者中常持续存在。为减轻患者的疼痛,要实施以下措施:
1.评估疼痛的强度、部位、性质。
2.减少刺激:给患者创造一个安静、舒适的休息环境,减少各种不良的刺激。
3.采取舒适的体位。
4.尊重患者:与患者沟通交流,减轻患者的孤独无助感和焦虑。
5.教会患者放松技巧,如深呼吸等,鼓励患者参加转移注意力的活动,如与病友交谈、听音乐、做游戏等。

6.药物:对有严重疼痛患者,应与医生协商给予长期医嘱的镇痛药。

(二)心理支持

1.及时对患者恐惧心理进行评估,以确定对患者心理辅导的强度。

2.注意与患者建立良好的护患关系,随时给患者家属以心理支持和具体指导,使家属保持镇静,多陪伴患者,以减轻患者的恐惧感,稳定其情绪和增强治疗信心。

3.了解患者的护理需要并及时给予回应,对晚期的患者,尤应注意维护患者的尊严,耐心处理患者提出的各种要求。当患者出现不适症状时,应协助积极处理,通过减轻患者的不适来稳定患者的情绪。

(三)提供合理营养

应给予高蛋白、高热量、高维生素饮食。若有食欲缺乏、恶心、呕吐现象,应做好口腔护理,于服用镇吐剂后进少量食物,增加餐次。尽可能安排舒适、安静的就餐环境,选择患者喜欢的食物种类、烹调方式,以促进食欲。

(四)肝动脉栓塞化疗患者的护理

1.术前护理

向患者及家属解释有关治疗的必要性、方法和效果,使其减轻对手术的疑虑。做好各种检查(血常规、肝肾功能、心电图、B超等)、皮肤过敏试验(碘、普鲁卡因)。术前6小时禁食水;术前半小时遵医嘱给予镇静剂,并测量血压。

2.术中配合

备好各种抢救用品和药物,安慰患者,使其放松;注射造影剂时观察患者的反应,如有无恶心、心慌、胸闷、皮疹等;测血压;注射化疗药物后观察患者有无恶心、呕吐,一旦出现,指导患者将头偏向一侧、做深呼吸,可遵医嘱在化疗前给止吐药。观察患者有无腹痛。

3.术后护理

术后禁食2~3天,逐渐过渡到流质饮食,注意少量多餐,以减轻恶心、呕吐,同时避免食物消化吸收过程消耗门静脉含氧量。穿刺部位压迫止血15分钟后再加压包扎,沙袋压迫6小时,保持穿刺侧肢体伸直24小时,并观察穿刺部位有无血肿及渗血。

密切观察病情变化:术后应观察体温的变化,多数患者术后4~8小时体温升高持续1周左右,是机体对肿瘤组织重吸收反应。高热者应降温,避免机体消耗增加。注意局部有无出血、肝性脑病的前驱症状等。准确记录出入量。

鼓励患者深呼吸、排痰,预防肺部感染,必要时吸氧,以提高血氧分压,利于肝细胞代谢。栓塞后一周,因肝缺血影响肝糖原储存和蛋白质的合成,应遵医嘱补充蛋白质和葡萄糖。

八、健康指导

(一)生活指导

保持规律生活,注意劳逸结合,避免情绪剧烈波动和劳累,以减少肝糖原的分解,减少乳酸和血氨的产生;指导患者合理进食,增强机体抵抗力;戒烟酒,减轻对肝脏损害;注意饮食、饮水卫生;按医嘱服药,忌服损害肝脏的药物。

(二)疾病知识指导

定期复查,根据病情发展不同随时调整治疗方案。积极宣传和普及肝癌的预防知识,预防接种乙肝疫苗。

(三)心理指导

保持乐观情绪,积极参加社会活动,如抗癌俱乐部,增强战胜疾病的信心。

第四章 内分泌科常见疾病护理

第一节 甲状腺功能亢进

甲状腺功能亢进症(简称甲亢)系多种病因导致甲状腺功能增强,分泌甲状腺激素(TH)过多引起以神经、循环、消化系统兴奋性增高和代谢亢进为主要表现的临床综合征。

一、病因和发病机制

本病的病因和发病机制至今尚未明确,但根据近年的研究证实,本病主要是在遗传基础上由精神刺激等应激因素而诱发自身免疫反应所致。多数人认为,可能是由于患者 T_9 细胞的免疫监护系统和调节功能有遗传性缺陷,当出现精神刺激、感染等应激状态时,体内免疫稳定性被破坏,引起产生甲状腺刺激性免疫球蛋白(TSI)的 B 细胞增生,分泌大量自身抗体 TSI 而致病。发病后,T_3、T_4 增高,作用于淋巴细胞影响免疫机制,使病情继续恶化。精神因素等应激状态诱发本病,推测可能因为应激反应影响 T 细胞的监护功能,使部分遗传缺陷者恶化而发病。

二、临床表现

(一)高代谢综合征
患者怕热,多汗。常有低热,发生危象时可出现高热,患者常有心动过速、心悸、食欲亢进等表现。

(二)神经系统
易激动,精神过敏,舌和手掌向前伸出时有细震颤,失眠紧张,思想不集中,焦虑烦躁,多猜疑等。有时出现幻觉,甚至躁狂症。

(三)甲状腺肿大
轻、中度弥散性肿大,质软,无压痛。其肿大程度与病情轻重无关。于两侧上下极常可听到收缩期吹风样杂音,重时能扪及震颤。

(四)突眼
1.非浸润性突眼

因交感神经兴奋性增高所致,多为双侧。表现为:①睑裂增宽,少瞬目(Stellwsg 征);②上睑挛缩,下视时上睑不能随眼球运动迅速下落(von Graefe 征);③上视时前额皮肤不皱起

(Joffroy 征);④眼球辐辏反应差(Mobius 征)。

2.浸润性突眼

又称"内分泌性突眼""眼肌麻痹性突眼症"或"恶性突眼",较少见,病情较严重。也可见于甲状腺功能亢进症状不明显或无高代谢症的患者中,主要由于眼外肌和球后组织体积增加、淋巴细胞浸润和水肿所致。

(五)心血管系统

可出现心动过速,静息或睡眠时心率仍快为本病的特征之一。心律失常以早搏最常见,常为房性,房颤也较常见。心尖区第一心音亢进,常可闻及收缩期吹风样杂音。

(六)消化系统

多食,易饥饿,消瘦,大便次数增多,无黏液及脓血。甲状腺激素对肝脏也有直接毒性作用,可致肝肿大和转氨酶升高。

(七)血液系统

可有粒细胞减少,血小板低,偶有血小板减少性紫癜。贫血常见。

(八)生殖系统

女性月经稀少或闭经,男性可有乳房发育、阳痿。

(九)运动系统

肌肉软弱无力。慢性甲亢性肌病多见于老年人,四肢近端肌肉最常受累。周期性麻痹多见于年轻男性,发作时血钾低,有时伴低血镁。饱餐、糖负荷及精神因素可诱发发作。重症肌无力常与 Graves 病同时发生,二者均为自身免疫病。

(十)皮肤及肢端

小部分患者有典型对称性黏液性水肿,此与甲状腺功能减退症者类似,均与皮肤的自身免疫性损害有关。多见于小腿胫前下段,有时可见于足背和膝部、面部、上肢、胸部甚至头部。初起呈暗紫红色皮损、皮肤粗厚,以后呈片状或结节状叠起,最后呈树皮状,可伴继发感染和色素沉着。少数患者尚可见到指端软组织肿胀,呈杵状,掌指骨骨膜下新骨形成,以及指或趾甲的邻近游离边缘部分和甲床分离现象,称为指端粗厚。

(十一)特殊表现

1.淡漠型甲亢

多见于老年患者,甲状腺激素分泌增多症候群及眼征、甲状腺肿大均不明显,而主要表现为淡漠、乏力、消瘦、嗜睡和反应迟钝。

2.甲状腺亢进性心脏病

在已明确甲亢诊断的基础上,具有下列一项或以上异常,且未证实有其他心脏病即考虑诊断。①心脏增大。②显著的心律失常:心房纤颤最常见,频发房性、室性早搏或房室传导阻滞。③心力衰竭:左心和(或)右心衰竭均可发生,右心衰竭较常见,为高排出量性心力衰竭。经抗甲亢治疗,甲状腺功能亢进缓解时心脏异常好转或完全恢复则可确诊。

3.T_3 型甲亢

临床表现与普通甲亢无异,但症状较轻,其特征为总 T_3(TT_3)、游离 T_3(FT_3)升高,促甲状腺激素(TSH)降低,但总 T_4(TT_4)、游离 T_4(FT_4)正常。

4.亚临床甲亢

其特征为血 T_3、T_4 水平正常,TSH 降低,无或仅有轻度甲亢表现。

三、实验室检查

目前认为 FT_3、FT_4 和超敏 TSH 是诊断 Graves 病的首选检查项目,其次为 T_3、T_4。近年来甲状腺自身免疫性抗体也使用较多,而 TRH 兴奋试验、摄碘(^{131}I)率检查、基础代谢率测定已很少应用。

(一)代谢检测

基础代谢率(BMR)正常范围:$-10\%\sim+15\%$。约 95% 甲亢患者高于正常,现已很少使用。

(二)甲状腺聚碘功能检查

1.甲状腺摄 ^{131}I 率检查

Graves 病摄碘率增高。且高峰提前,但现在很少用于此病的诊断,而主要用于鉴别不同病因的甲亢,还用于放射 ^{131}I 治疗前对甲状腺摄碘能力的估计。

2.甲状腺放射性核素显像

本项检查对鉴别自主性高功能性甲状腺腺瘤有特殊意义,但对 Graves 病诊断意义不大。

3.血清甲状腺激素测定

(1)血清 T_3、T_4 对甲亢的临床意义包括甲亢的初步诊断,监测甲亢复发,判断甲亢的严重程度、疗效及对疾病的长期随访。T_3 和 T_4 易受甲状腺激素结合球蛋白(TBG)的影响。TNG 可因雌激素、妊娠、病毒性肝炎等因素的影响而升高,因雄激素、严重肝病、泼尼松等影响而下降,临床参考时要慎重考虑。

(2)血清 FT_3、FT_4 测定。FT_3、FT_4 比 T_3、T_4 能更直接反映甲状腺的功能状态,且较少受 TBG 浓度的影响,是诊断甲亢的首选检验之一。目前上述四项指标在 Graves 病中最为常用,它们对甲亢的诊断、治疗、随访均有重大意义。

4.下丘脑-垂体-甲状腺轴动态试验

(1)超敏 TSH 测定是目前甲亢初步诊断的首选试验,对评估疗效和判断甲亢复发也有重大意义,绝大多数初发或未良好控制的 Graves 病患者超敏 TSH 低于正常值。

(2)TRH 兴奋试验近年已较少采用,目前主要用于对内分泌性突眼的诊断,有时也用于诊断表现不典型性的甲亢患者。

(3)T_3 抑制试验意义与 TRH 兴奋试验相同,极少使用。

5.甲状腺自身免疫性抗体测定

甲状腺自身抗体分为两类,即兴奋性抗体和非兴奋性抗体。临床常测定的兴奋性抗体是促甲状腺激素受体抗体(TRAb),非兴奋性抗体包括甲状腺球蛋白抗体(TGAb)、抗甲状腺微粒体抗体(TMAb)、甲状腺过氧化物酶抗体(TPOAb)。

测定 TRAb 的临床意义如下。

(1)诊断 Graves 病:因在初发的 Graves 患者中 TRAb 的阳性率高达 80%。

(2)疗效随访：TRAb 是 Graves 病停药的重要指征。

(3)预测新生儿甲亢。

(4)预后判断：经抗甲状腺药物治疗后 TRAb 不易转阴的患者复发的机会较大。非兴奋性抗体如 TGAb、TMAb、TPOAb 在本病中均可阳性，但滴度远不如桥本甲状腺炎高。

6.影像学检查

B 超主要用于了解甲状腺肿大的程度和性质，眼球后 B 超有助于甲亢眼病的诊断和鉴别诊断。

四、治疗

(一)一般治疗

保持情绪稳定，合理静息和营养。

(二)抗甲状腺药物治疗

1.适应证

①症状轻、甲状腺肿较轻的患者；②年龄<20 岁患者；③孕妇、年老体弱者；④合并有严重心、肝、肾等疾病不宜选择手术治疗的患者；⑤术前准备和术后复发的辅助治疗。

2.常用药物

主要有硫脲类[丙硫氧嘧啶(PTU)、甲硫氧嘧啶(MTU)]和咪唑类[甲巯咪唑(MMI)、卡比马唑(CMZ)]。其机制为抑制合成甲状腺素。

(三)手术治疗

适应证：①甲状腺肿大严重，有压迫症状者；②长期口服药治疗无效、停药后易复发、对抗甲状腺药物有严重不良反应、不愿长期服药而盼望迅速控制病情者；③结节性甲状腺肿、怀疑恶变者等。

(四)放射性碘治疗

适应证：①中度 Graves 病患者；②年龄>30 岁患者；③老年患者；④不能用药物或手术治疗或治愈后易复发的患者。

五、观察要点

1.治疗时应注意观察患者的症状是否缓解，体征是否改善；监测患者的血象、肝功能、甲状腺功能等，以评估治疗疗效，并指导临床调整用药。

2.根据患者的具体情况，行甲状腺功能测定和甲状腺自身抗体测定阳性，可做出本病诊断。诊断明确者，应根据患者的具体情况，给予药物治疗、手术治疗或放射治疗。治疗过程中应观察患者高代谢症候群是否缓解，并动态随访血象和肝功能，可 1~20 周随访白细胞，2~4 周复查肝功能，1~2 个月复测甲状腺功能；如白细胞<$4.0×10^9$/L 或有肝功能损害，应及时停药并对症处理；如症状缓解，甲状腺功能检测已明显好转，则应及时调整抗甲状腺药物的剂量，以免造成甲状腺功能减退。临床症状与体征消失，甲状腺激素和 TSH 均恢复正常，甲状腺自身抗体转为阴性，随访 2 年以上无复发为治愈。

六、护理要点

(一)饮食护理

给予高热量、高蛋白、富含维生素的饮食,腹泻者,限制含纤维高的食物,并注意补充液体。忌饮酒、咖啡、浓茶,以减少食物对患者的不良刺激。

(二)休息护理

在病情允许的范围内适当活动,注意避免劳累,病情重者严格卧床休息。

(三)高代谢症状的护理

甲亢患者由于 T_3、T_4 分泌增多,往往存在怕热、多汗、易饥多食、消瘦、乏力、脉速、紧张兴奋、多言易怒等症状。护理上要做到:①提供安静、整洁、安全、通风良好的环境,维持适当的温度和湿度,避免强光照射,减少陪伴探视,使患者感觉凉爽舒适;②进食清淡易消化饮食,保证水分摄入,忌饮酒、咖啡、浓茶等兴奋性饮料;③在病情允许的情况下适当活动,但要避免劳累,病情重者卧床休息,必要时予以吸氧;④皮肤潮湿多汗者,勤换内衣,勤洗澡,保持皮肤清洁、干爽;⑤腹泻者减少饮食中纤维素的摄入,适当增加饮水,注意保护肛周皮肤,避免肛周皮损;⑥医务人员和家属要耐心对待患者,注意自己的语言和行为,避免对患者形成不良刺激;⑦保证患者有足够睡眠,必要时遵医嘱使用辅助睡眠的药物,过度兴奋者做好安全护理。

(四)甲状腺肿大的护理

甲亢患者甲状腺多呈不同程度的对称性蝶形、弥漫性肿大,肿大的甲状腺质软,扪及震颤或血管杂音是诊断甲亢的重要体征。甲状腺肿大程度与甲亢轻重无明显关系,但易给患者尤其是女性患者造成心理负担。护理上要注意:①向患者讲解疾病相关知识,使其对疾病有正确的认识;②指导患者穿宽松高领衫可以适当修饰颈部和避免甲状腺受压;③体检时避免用力触诊甲状腺;④告知患者如果出现吞咽困难、局部疼痛等压迫症状应及时告诉医护人员。

(五)用药的护理

1.指导患者正确按疗程足量服药,随时需要根据甲状腺功能调节药物用量,熟知药物的作用,向患者讲清疗程和用法,讲清随意停药和减量的危害,嘱患者用药期间勿私自变更药物剂量或停药,指导和鼓励患者正规服药。

2.协助医生取血复查甲状腺功能、血常规和肝肾功能,并注意追查结果。

3.密切观察药物的不良反应。抗甲状腺药物最常见的不良反应有:①粒细胞缺乏,为致命性,多在初治2个月及复治1个月内发生,该期内需每周复查 WBC。高热、咽痛时要警惕粒细胞缺乏。停药指征:WBC$<3.0\times10^9$/L,粒细胞$<1.5\times10^9$/L;②肝损害;③药疹较为常见。

4.其他:①服用β受体阻滞剂如美托洛尔、普萘洛尔要监测患者的脉搏;②药用炭片等活性炭应空腹服用,不能与其他药物同服,以免影响效果。

(六)手术治疗的护理

1.术前护理

①协助完善术前检查;②指导患者体位训练;③心理护理减轻焦虑。

2.术后护理

①体位:半卧位或头高卧位。②饮食:清淡易消化饮食。③观察并发症:局部出血、神经损

伤等。④复查甲状腺功能：术后甲状腺功能减退症的发生主要依赖甲状腺切除的程度。术后可给予甲状腺激素治疗，防止甲状腺肿复发。

（七）放射性碘治疗的护理

甲状腺上皮细胞具有很强的吸收和浓缩碘化物的能力，口服一定量的 ^{131}I 被甲状腺上皮细胞大量吸收进入甲状腺组织，其放射出的有效射程仅 0.5～2mm 的 β 射线选择性地破坏甲状腺腺泡上皮而不影响邻近组织，被破坏后的腺体逐渐坏死，被无功能的结缔组织代替，使甲状腺的分泌功能降低，甲亢得以治愈。由于该疗法效果明显，疗程短，受到患者青睐。但并非所有甲亢患者都适用本疗法，故护理上应注意。

1.向患者讲明年龄<25 岁者；妊娠、哺乳期妇女；肝功能差、活动性肺结核；白细胞<$3.0×10^9$/L 或粒细胞<$1.5×10^9$/L；中度浸润性突眼者；甲状腺危象；以往用过大量碘剂而甲状腺不能摄碘者禁用本疗法。

2.向患者讲明虽然本疗法效果好，但少数患者仍可能发生甲亢未控制或发生甲减及其他不良反应。

3.服药后要妥善处理患者的分泌物，以免污染环境。

4.服药后注意监测患者甲状腺功能、肝肾功能、血常规等。

（八）心理护理

1.评估患者心理状态并给予必要的关心，消除患者的自卑心理。

2.动员患者的社会支持系统。

（九）健康教育

1.甲亢一般知识宣教

向患者宣教有关甲亢的临床表现、诊断性试验、治疗、饮食原则和要求以及眼睛的防护方法。对有生育需要的女性患者，应告知妊娠可加重甲亢，宜治愈后再妊娠。鼓励患者保持身心愉快，避免精神刺激或过度劳累，建立和谐的人际关系和良好的社会支持系统。

2.用药指导

指导患者坚持遵医嘱按剂量、按疗程服药，不可随意减量和停药。服用抗甲状腺药物者应注意复查甲状腺功能、血常规和肝肾功能。服用抗甲状腺药物的开始 3 个月，每周查血象 1 次，每隔 1～2 个月做甲状腺功能测定。对妊娠期甲亢患者，应指导其避免各种对孕妇及胎儿造成影响的因素，宜选用抗甲状腺药物治疗，禁用 ^{131}I 治疗，慎用普萘洛尔。产后如需继续服药，则不宜哺乳。

3.饮食指导

应食用高热量、高蛋白、低纤维素食物，勿使用含碘高的食物如海带、紫菜等。

4.休息、活动指导

轻者可适当活动，重者应绝对卧床休息，保证充足的睡眠。

5.自我监测

每日清晨卧床时自测脉搏，定期测量体重，脉搏减慢、体重增加是治疗有效的重要标志。若出现高热、恶心、呕吐、不明原因腹泻、突眼加重等，警惕甲状腺危象的可能，应及时就诊。

6.预防并发症

上衣宜宽松,严禁用手挤压甲状腺以免甲状腺受压后甲状腺激素分泌增多,加重病情。出现高热、恶心、呕吐、大汗淋漓、腹痛、腹泻、体重锐减、突眼加重等甲亢危象应及时就诊。

7.出院指导

指导正确服用,定期复查,出现不适及时就诊。

8.门诊随访

每隔1~2个月门诊随访做甲状腺功能测定。

第二节 糖尿病

糖尿病(DM)是由于胰岛素绝对或相对不足,引起以高血糖为主要特征,伴脂肪、蛋白质代谢紊乱的一组慢性内分泌代谢性疾病。临床上以高血糖为主要特点,典型病例可出现多尿、多饮、多食、消瘦等表现,即"三多一少"症状。随着病程延长可出现肾、眼、足等部位的病变,且无法治愈。本病为终生疾病,迄今尚无根治之法,但为可防可治之症。

一、病因与发病机制

糖尿病的病因和发病机制较为复杂,至今尚未完全明了。目前认为糖尿病是由多种原因引起,与遗传因素、环境因素和自身免疫有关。

(一)1型糖尿病

1型糖尿病主要是以遗传性易感人群为背景的、由病毒感染所致的胰岛β细胞自身免疫反应,引起β细胞破坏和功能损害,导致胰岛素分泌绝对不足。

(二)2型糖尿病

2型糖尿病与遗传因素和环境因素的关系更为密切,发病机制与胰岛素抵抗和胰岛素分泌缺陷有关。环境因素包括老龄化、现代社会西方生活方式(体力活动减少、高热量方便食物和可口可乐摄入过多等)、肥胖、精神刺激、多次妊娠和分娩等。2型糖尿病有些患者的基础胰岛素分泌正常,空腹时肝糖输出不增加,故空腹血糖正常或轻度升高,但在进餐后出现高血糖。另一些患者进餐后胰岛素分泌持续增加,分泌高峰延迟,餐后3~5小时血浆胰岛素水平呈现不适当的升高,引起反应性低血糖,并可成为这些患者的首发症状。

二、病理

糖尿病时胰岛素分泌和(或)胰岛素作用缺陷致胰岛素绝对或相对不足,引起一系列的代谢紊乱。

(一)碳水化合物代谢

糖尿病时,葡萄糖在肝、肌肉和脂肪组织的利用减少以及肝糖输出增多是发生高血糖的主要原因。

(二)脂肪代谢

由于胰岛素不足,脂肪组织摄取葡萄糖及从血浆清除甘油三酯的能力下降,脂肪合成代谢减弱,脂蛋白脂酶活性低下,血浆中游离脂肪酸和甘油三酯浓度增高。这些改变增高了心血管病的危险性。在胰岛素极度缺乏时,储存脂肪的动员和分解加速,血游离脂肪酸浓度进一步增高。肝细胞摄取脂肪酸后,经β氧化生成乙酰辅酶A,合成乙酰乙酸,乙酰乙酸进而转化为丙酮和β羟丁酸,三者统称酮体。当酮体生成超过组织利用和排泄能力时,大量酮体堆积形成酮症,进一步可发展至酮症酸中毒。

(三)蛋白质代谢

肝脏、肌肉等组织摄取氨基酸减少,蛋白质合成代谢减弱、分解代谢加速,导致负氮平衡,患者乏力、消瘦、组织修复和抵抗力降低,儿童生长发育障碍和延迟。

三、临床表现

1型糖尿病多发生于青少年,起病急,症状明显且重,可以酮症酸中毒为首发。2型糖尿病多见于40岁以上成人或老年人,多为肥胖体型,起病缓慢,症状较轻。

(一)代谢紊乱症候群

典型表现为"三多一少",即多尿、多饮、多食和体重减轻。

1.多尿

血糖升高后,不能被充分利用,随肾小球滤出而不能完全被肾小管重吸收,以致形成渗透性利尿,出现多尿。血糖越高,排出的尿糖越多,尿量也越多。

2.多饮

因多尿失水,刺激口渴中枢,出现烦渴多饮,饮水量和饮水次数都增多,以此补充水分。排尿越多,饮水也越多,形成正比关系。

3.多食

由于葡萄糖不能被机体充分利用而随尿排出,患者常感饥饿,导致食欲亢进、易饥多食。

4.消瘦

外周组织对葡萄糖利用障碍,使脂肪和蛋白质分解加速以补充能量,加之失水,患者体重明显减轻、形体消瘦,以致疲乏无力,精神不振。

(二)急性并发症

1.糖尿病酮症酸中毒(DKA)

是糖尿病最常见的急性并发症之一,因体内胰岛素严重缺乏引起的高血糖、高血酮、代谢性酸中毒的一组临床综合征。最常发生于1型糖尿病患者,原因多是由于中断胰岛素治疗或胰岛素用量不足。2型糖尿病患者在某些诱因下亦可发生。常见诱因有:①感染,以呼吸道、泌尿道、胃肠道感染最常见;②饮食不当,摄入过多的甜食、脂肪或过度限制碳水化合物;③应激、创伤、手术、精神刺激、妊娠和分娩等。④其他:某些药物如糖皮质激素的应用,某些疾病如库欣病、肢端肥大症、胰升糖素瘤等。

(1)产生机制:在糖尿病病情加重时,脂肪分解加速,大量脂肪酸经在肝脏氧化产生大量乙酰乙酸、β-羟丁酸和丙酮,三者统称为酮体。如酮体超过组织的氧化利用则血酮体升高,称酮血症,尿中出现酮体,称酮尿症,临床统称为酮症。当代谢紊乱加剧时,血酮体浓度超过体内酸碱平衡调节能力时,血 pH 值下降,导致酮症酸中毒,发生昏迷。

(2)临床表现:DKA 早期常无明显表现,随着血酮酸的积聚,逐渐出现一系列症状。早期表现为原有糖尿病症状加重或首次出现,如极度烦渴、尿多、乏力、疲劳等。进入酸中毒失代偿期后病情迅速恶化,出现食欲减退、恶心、呕吐或腹痛(易误诊为急腹症),伴有头痛、烦躁、呼吸深大、呼气中有烂苹果味(丙酮味)、面颊潮红、口唇樱红。后期出现严重脱水,表现为尿量减少、皮肤黏膜干燥无弹性、眼球下陷、声音嘶哑、脉搏细数、血压下降、四肢厥冷,最终意识模糊以至昏迷。脱水加之厌食、恶心、呕吐使电解质摄入减少,引起电解质代谢紊乱,如低钾血症。但由于血液浓缩、肾功能减退时钾潴留以及酸中毒钾从细胞内转移到细胞外,因此血钾浓度可正常甚或增高,掩盖体内严重缺钾。

2.高渗性非酮症糖尿病昏迷(HNDC)

简称高渗性昏迷,是糖尿病一种较少见的严重急性并发症。多见于老年 2 型糖尿病患者。约 2/3 患者于发病前无糖尿病史或症状轻微,可因:应激和感染;心肾功能衰竭;严重呕吐、大面积烧伤、禁食、腹泻;高糖摄入和输入等引起。其临床特征为严重的高血糖、高血钠、脱水、血浆渗透压升高而无明显的酮症酸中毒表现。脱水可继发性醛固酮分泌增多加重高血钠,使血浆渗透压增高,脑细胞脱水,从而导致本症突出的神经精神症状,表现为嗜睡、幻觉、定向障碍、昏迷等。由于极度高血糖和高血浆渗透压,血液浓缩,黏稠度增高,易并发动静脉血栓形成,尤以脑血栓为严重,导致较高的病死率。

3.低血糖反应

成年人空腹血糖浓度低于 2.8mmol/L 称为低血糖,由低血糖导致的昏迷称低血糖昏迷。常见于糖尿病患者节食过度或突然加大运动量,注射胰岛素剂量过大,口服降糖药使用不当(盲目加量或未按时进餐)等情况下,及糖尿病肾病患者肾功能恶化时,胰岛素排泄延缓,但未及时减少胰岛素用量等。低血糖反应也是某些 2 型糖尿病患者的最初症状,这类患者多为餐后低血糖,由于进餐后胰岛素的释放慢于血糖水平的升高,因此当血液中的胰岛素浓度达到高峰时,血糖水平已开始下降,从而发生低血糖反应。临床表现为饥饿乏力,头昏头痛,冷汗淋漓,心慌气短,心动过速,恶心呕吐,视物模糊,周身发抖,甚至精神错乱,行为异常,嗜睡昏迷,四肢抽搐乃至死亡。部分老人和糖尿病神经病变者会在没有任何不适的情况下,突然意识消失,这是一种非常危险的低血糖,又称为未察觉低血糖。低血糖可发于白天,也可发于夜间。夜间处于睡眠状态的低血糖发作可使患者从梦中惊醒,伴有冷汗淋漓,烦躁不安,心动过速。

4.感染

常出现皮肤疖、痈等化脓性感染,重者可引起败血症或脓毒血症;皮肤真菌感染(足癣、体癣、甲癣)很常见,若发生化脓性感染可导致严重后果。泌尿生殖系统感染也较常见,女性患者常见真菌性阴道炎以及肾盂肾炎、膀胱炎等,常反复发作。糖尿病合并肺结核的发病率高,病变多呈渗出干酪样坏死,易形成空洞,扩展播散较快。

5.乳酸性酸中毒(LA)

LA 是一种较少见而严重的糖尿病急性并发症,一旦发生,病死率可高达 50% 以上,尤其血乳酸>25mmol/L,病死率高达 80%。乳酸是糖酵解的中间代谢产物,葡萄糖在无氧条件下分解成为乳酸。为维持体内平衡,可由肝脏的糖原异生作用和肾脏的排泄加以清除,但当肝肾功能障碍时则易发生乳酸堆积而致酸中毒。主要见于服用双胍类药物的老年糖尿病合并慢性心、肺疾病或肝肾功能障碍患者,因感染、脱水、血容量减少、饥饿等所诱发。临床起病较急,轻症:可仅有疲乏无力、恶心、食欲降低、头昏、困倦、呼吸稍深快。中至重度:可有恶心、呕吐、头痛、头昏、全身酸软、口唇发绀、深大呼吸(不伴酮味)、血压和体温下降、脉弱、心率快,可有脱水表现,意识障碍、四肢反射减弱、肌张力下降、瞳孔扩大、深度昏迷或出现休克。本病症状与体征可无特异性,轻症临床表现可不明显,常被原发或诱发疾病的症状所掩盖,容易误诊或漏诊。

(三)慢性并发症

慢性并发症是糖尿病防治的重点和难点。

1.大血管病变

与非糖尿病患病人群比较,糖尿病患者群中动脉粥样硬化的患病率较高,发病年龄较轻,病情进展较快,是2型糖尿病患者主要死亡原因。以累及心、脑、肾等生命器官和危害严重为特点,引起冠心病、高血压、缺血性或出血性脑血管病、肾动脉硬化、肢体动脉硬化。肢体动脉硬化可有下肢疼痛、感觉异常、间歇性跛行,严重时可致肢端坏疽。

2.微血管病变

主要表现在视网膜、肾、神经、心肌组织,以糖尿病肾和视网膜病变为重要,二者常并行。

(1)糖尿病肾病:肾小球硬化症是主要的糖尿病微血管病变之一,常见于糖尿病病史超过10年者,是1型糖尿病患者的主要死因。典型表现为蛋白尿、水肿和高血压,晚期出现氮质血症,最终发生肾功能衰竭。

(2)糖尿病性视网膜病变:是成年人失明的主要原因之一。在2型糖尿病患者中有20%～40%出现视网膜病变,约8%患者可出现严重视力丧失,常见于病史超过10年的糖尿病患者。病变早期为非增殖性视网膜病变,表现为视网膜出血、渗出等,发展至后期则属增殖性视网膜病变,表现为新生血管形成,机化物增生,以至出现视网膜剥离,导致失明。其他眼部并发症还可见视网膜黄斑病、白内障、青光眼、屈光改变、虹膜睫状体病变等。

(四)神经病变

神经病变是有糖尿病病史10年内最常见的并发症。在年龄超过40岁及吸烟、血糖控制差者更常见。以多发性周围神经病变最多见,首先表现为对称性肢端感觉异常,呈袜子或手套状分布,伴瘙痒、麻木、针刺、灼热或如踏棉垫感,有时伴痛觉过敏;随后有肢体隐痛、酸痛、刺痛或烧灼样痛,夜间及寒冷季节加重。后期运动神经受累,出现肌张力减弱、肌力减弱,以至肌萎缩和瘫痪。自主神经病变也较常见,表现有瞳孔缩小且不规则、光反射消失、排汗异常、胃肠功能失调、直立性低血压、尿失禁、尿潴留等。

(五)糖尿病足

糖尿病足是指因糖尿病血管病变和(或)神经病变及感染等因素,导致糖尿病患者足或下肢组织破坏的一种病变。是糖尿病患者截肢、致残的主要原因。糖尿病足的症状和体征因病程和病变严重程度而不同。轻者只有脚部微痛、皮肤表面溃疡;中度者可以出现较深的穿透性溃疡合并软组织炎;严重者在溃疡同时合并软组织脓肿、骨组织病变,脚趾、脚跟或前脚背局限性坏疽,甚至可以出现全脚坏疽。常见诱因有趾间或足部皮肤瘙痒而搔抓皮肤;溃破、水泡破裂、烫伤;修脚损伤、碰撞伤及新鞋磨伤;吸烟等。由于神经营养不良及外伤,还可引起营养不良性关节炎(Charcot 关节),受累关节有广泛性骨质破坏和畸形。

四、辅助检查

(一)尿糖测定

尿糖阳性为诊断糖尿病的重要线索,但尿糖阴性不能排除糖尿病可能,因尿糖值还与肾糖阈的高低有关。在监测血糖条件不足时,每日 4 次尿糖定性检查:3 餐前、晚上(9～10 时)和 24 小时尿糖定量可作为判断疗效的指标。

(二)血糖测定

血糖测定是诊断糖尿病的主要依据,也是判断糖尿病病情和控制情况的主要指标。常用指标有空腹血糖(FPG)和餐后 2 小时血糖(2hPG)。诊断糖尿病时常用静脉血浆测定,治疗过程中随访血糖控制程度时可用便携式血糖仪进行毛细血管全血测定。

(三)葡萄糖耐量试验

当血糖高于正常范围而又未达到诊断糖尿病标准时,需进行口服葡萄糖耐量试验(OGTT)。测定空腹及开始饮葡萄糖水后 1 小时、2 小时静脉血浆葡萄糖水平。对于胃切除术后、胃空肠吻合术后或吸收不良综合征者,可行静脉葡萄糖耐量试验。

(四)糖化血红蛋白 A1(HbA1c)和糖化血浆白蛋白测定

糖化血红蛋白是由血红蛋白与葡萄糖非酶化结合而成的,与血糖浓度呈正相关。因红细胞寿命约 120 天,故该指标可反映取血前 8～12 周内血糖的总水平,作为糖尿病总体控制情况的监测指标之一。目前已将 HbA1c 检查作为糖尿病疗效判断,调整治疗的金指标,正常值为 3.8%～6.5%。血浆白蛋白也可与葡萄糖非酶化结合形成果糖胺,正常值为 1.7～2.8mmol/L,可反映糖尿病患者近 2～3 周内血糖总的水平,亦为糖尿病患者近期病情监测的指标。

(五)其他

未获控制的糖尿病者可有血甘油三酯、胆固醇升高,而高密度脂蛋白常降低;合并糖尿病肾脏病变时,可有肾功能改变;合并酮症酸中毒时,血、尿酮体升高,pH 值在 7.35 以下,CO_2 结合力可降至13.5～9.0mmol/L,血糖可达 16.7～33.3mmol/L;合并高渗性糖尿病昏迷时,血浆渗透压可达 330～460mmol/L,血钠达 155mmol/L,血糖可达 33.3mmol/L 以上。为了解糖尿病患者胰岛 β 细胞功能,尚可进行胰岛素释放试验及 C 肽测定。

五、诊断要点

目前我国采用 WHO(1999 年)糖尿病诊断标准,诊断应以静脉血浆葡萄糖值为标准。

(一)糖尿病诊断标准

①糖尿病症状,加随机血糖(指不考虑上次用餐时间,一天中任意血糖水平)≥11.1mmol/L;或 FPG≥7.0mmol/L,空腹定义为至少 8 小时内无热量摄入;或 OGTT 2 小时血浆葡萄糖≥11.1mmol/L。②无糖尿病症状者,需另日重复检查以明确诊断。2010 年 ADA 指南已将 HbA1c≥6.5%作为糖尿病诊断标准之一。但 HbA1c<6.5%也不能排除糖尿病,需进一步行糖耐量检查。

（二）WHO 规定的糖尿病性低血糖症的诊断标准

①具有低血糖的症状；②血糖≤2.8mmol/L；③服糖（即碳水化合物）后可使症状迅速缓解。

六、治疗要点

强调早期治疗、长期治疗、综合治疗、治疗措施个体化的原则，其目标在于纠正代谢紊乱，消除症状，防止或延缓并发症的发生，维持良好健康和劳动能力，保障儿童生长发育，延长寿命，降低病死率，提高生活质量。国际糖尿病联盟提出糖尿病现代治疗的5个要点：饮食控制、运动疗法、血糖监测、药物治疗和糖尿病教育。

（一）糖尿病教育

教育已成为本病治疗的重要环节，也是其治疗成败的关键。教育患者认识糖尿病的危害及防治措施，并积极主动配合治疗，使血糖达标。

（二）饮食治疗

饮食治疗是糖尿病基础治疗之一，需严格和长期坚持。

（三）体育锻炼

体育锻炼亦为糖尿病基础治疗之一，尤其对于2型肥胖的糖尿病患者更重要。运动有利于减轻体重，提高胰岛素敏感性，改善血糖，减少降糖药物的用量。

（四）自我监测血糖（SMBG）

这是近10年来糖尿病患者管理方法的主要进展之一。经常检查血糖水平，为调整药物剂量提供依据。还需每2～3个月复查HbA1c，了解糖尿病病情程度，以便及时调整治疗方案。每年1～2次全面复查，了解血脂水平，心、肾、神经、眼底情况，以便尽早发现一些并发症，给予相应的治疗。

（五）药物治疗

1. 口服降糖药物

糖尿病患者经基础治疗（饮食调整、体育锻炼）2周后血糖未达标者，可予以药物治疗。

（1）作用机制

①磺酰脲类：是临床最为主要的降血糖药。除了都具有刺激胰岛B细胞分泌胰岛素的作用以外，某些药物还可增加周围组织对胰岛素的敏感性，抑制肝糖原的产生和输出，加强外周组织对葡萄糖摄取利用，适用于2型糖尿病有胰岛素分泌，空腹血糖高，体重正常或较轻者。本类药物起效慢，故一般在餐前半小时服用。此类药物主要不良反应为低血糖，在老年人，或治疗初期使用剂量过大或剂量增加太快时，较易发生，以格列本脲发生率最高。格列本脲除强烈与胰岛（细胞膜上的磺酰脲受体结合外还渗入到细胞内与胰岛素分泌颗粒结合，使胰岛素持久分泌，易致严重的低血糖。偶见肝功能损害、白细胞减少、皮疹等，一旦出现应立即停药。长期使用刺激胰岛分泌可引起高胰岛素血症，并有使体重增加的倾向。

②非磺脲类：属于超短效药物，主要是模拟生理胰岛素第一时相分泌，用于控制餐后高血糖，餐时服用，在每次进餐前即刻口服，不进餐不服药。适用于2型糖尿病有胰岛素分泌，空腹

血糖正常而餐后血糖增高者。不良反应有头痛、头昏,低血糖反应较磺脲类少。

③双胍类:本类药物主要是抑制肝糖原的分解,并增加胰岛素在外周组织(如肌肉)的敏感性。单独使用本类药物不会引起低血糖,但可引起胃肠系统的不适感而减少食欲,故可降低体重。为肥胖的2型糖尿病患者首选药物。食物不影响药物活性和代谢,可于餐前、餐后或睡前口服。大剂量服用此类药物,可引起消化道反应,如口干、口苦、金属味、恶心、呕吐、腹泻等。因本类药促进无氧糖酵,产生乳酸,如有肝、肾功能不全或缺氧情况时,可诱发乳酸性酸中毒。

④葡萄糖苷酶抑制剂:本类药物可抑制小肠的α-糖苷酶,导致食物中碳水化合物不能在此段肠腔全部分解成单个葡萄糖,从而延缓葡萄糖的肠道吸收、降低餐后高血糖。适用于空腹血糖正常而餐后血糖明显升高的2型糖尿病。本类药物应餐时服用,与第一口主食嚼碎同服。不良反应有腹胀、产气增多、腹泻等,随用药时间延长,此类症状可好转或消失。单用不引起低血糖,与其他降糖药合用可增加疗效,但亦增加低血糖发生机会。

⑤胰岛素增敏剂:作用机制为提高靶组织对胰岛素作用的敏感性,减轻胰岛素免疫。用于2型糖尿病有胰岛素免疫者。本类药物服用每日1次,时间固定,单独使用本类药物不会引起低血糖。主要不良应是水肿,有心力衰竭倾向或肝病者不用或慎用。

(2)用药原则:在详细了解病史基础上,可联合用药,以达到疗效互补,而药量和不良反应最小。降糖药中的任何两种均可联合应用,但同类降糖药不可合用,任何一类口服药均可与胰岛素联用。用药个体化,从小剂量开始,非肥胖者首选胰岛素促泌剂,肥胖者宜选用不增加体重、不刺激胰岛素分泌的药物,肥胖且伴有胰岛素免疫者可用胰岛素增敏剂。

2.胰岛素

适用于1型糖尿病;糖尿病酮症酸中毒;高渗性昏迷;糖尿病合并重症感染、消耗疾病、各种慢性并发症急性发病时以及外科手术前后、妊娠和分娩;2型糖尿病患者经饮食、口服药物治疗控制不佳者。

(1)胰岛素的种类

①按来源不同分类:动物胰岛素(从猪和牛的胰腺中提取)、半合成人胰岛素、生物合成人胰岛素(现阶段临床最常使用的胰岛素)。

②按药效时间长短分类:分为超短效、短效、速效、中效和长效四种。

③胰岛素治疗方案与模式:临床胰岛素治疗方案多采取模拟生理性胰岛素分泌的模式,包括基础胰岛素和餐时胰岛素两部分的补充。方案的选择应高度个体化,按照血糖达标为驱动的阶梯治疗方案,尽早控制血糖平稳达标。

④胰岛素给药剂量:起始剂量:从小剂量开始,0.25IU/(kg·d),全天约12~20IU。1型糖尿病每超过目标血糖2.8mmol/L左右需增加1IU速/短效胰岛素。2型糖尿病:每超过目标血糖1.7mmol/L左右需增加1IU速/短效胰岛素。每隔1~2天调整剂量。全天24小时6次指血血糖平均值>12mmol/L,总剂量应增加10%;血糖平均值<6mmol/L,总剂量宜降低10%。注射胰岛素2小时后的指血血糖<4mmol/L者,相应的餐前胰岛素注射量也应减少10%。

(2)各型糖尿病治疗方案的选择

①1型糖尿病:首选胰岛素强化治疗方案。强化治疗方案是模拟胰岛素生理分泌的治疗

方案,是最易控制血糖达标的方案,良好的血糖控制有助于减少并发症的发生。

②2型糖尿病:非肥胖2型糖尿病患者:经2~4周饮食运动治疗后,若 FPG≥7.0mmol/L 和(或)餐后2小时血糖≥10mmol/L,则应开始口服药物治疗。肥胖2型糖尿病患者:仅餐后血糖增高,建议饮食及运动,若体重减轻或不变,血糖达标,则无须药物治疗;若体重不变,血糖未达标,则加强饮食及运动治疗并加用二甲双胍或糖苷酶抑制剂。在新诊断的2型糖尿病患者,如有明显的高血糖症状和(或)血糖及 HbA1c 水平明显升高,一开始即考虑胰岛素治疗,加或不加其他药物。

(六)胰腺移植和胰岛细胞移植

主要用于1型糖尿病患者,可解除对胰岛素的依赖,提高生活质量。但两者均因技术等方面的原因未能普及。

七、护理诊断

1.营养失调:低于机体需要量与胰岛素分泌缺陷和(或)作用缺陷所致糖、蛋白质、脂肪代谢紊乱有关。

2.有感染的危险 与糖尿病所致血糖升高、营养不良、微循环障碍等有关。

3.潜在并发症:糖尿病酮症酸中毒、高渗性非酮症昏迷、感染、低血糖反应等。

4.知识缺乏:缺乏糖尿病治疗及自我保健知识。

八、护理措施

(一)饮食护理

首先让患者了解饮食治疗的目的和意义,以及具体实施的步骤,使之能够积极配合并长期坚持。

1.控制总热量

是糖尿病饮食治疗的首要原则。摄入的热量能够维持正常体重或略低于理想体重为宜。每周应定期测量体重,超重/肥胖者减少体重的目标是在3~6个月期间体重减轻5%~10%;消瘦者应通过均衡的膳食营养计划恢复并长期维持理想体重。根据患者年龄、性别、身高、体重查表或计算出理想体重,[理想体重(kg)=身高(cm)-105(若年龄>40岁,则该数字为100)],参照理想体重和活动强度计算每日所需总热量。肥胖者必须减少热能摄入,消瘦者可适当增加热量达到增加体重。儿童、孕妇、乳母、营养不良和患慢性消耗性疾病者可酌情增加热量。

2.合理分配热量

(1)碳水化合物:摄入适量。目前主张不要过严地控制碳水化合物,糖类应占总热能的50%~60%,每日进食量可在250~300克,肥胖应在150~200克。谷类是日常生活中热能的主要来源,每50克的米或白面供给碳水化合物约38克。提倡用粗制米、面和一定量杂粮,如燕麦片、莜麦粉、荞麦粉、窝头、绿豆、白芸豆等。忌食葡萄糖、蔗糖、蜜糖及其制品,如糖果、甜点,冰激凌及含糖饮料等。

(2)蛋白质：摄入充足。蛋白质约占总热量的12%～15%,成人每日每公斤理想体重0.8～1.2g,动物蛋白质应占1/3以上,食用瘦肉、鱼、鸡、鸡蛋、牛奶、豆类等。儿童、孕妇、乳母、营养不良和伴消耗性疾病时,蛋白质宜增至每公斤理想体重1.5～2.0g;若伴糖尿病肾病应限制在每公斤理想体重0.6～0.8g,应限制植物蛋白的食用。

(3)脂肪：限制摄入量。脂肪约占总热量的<30%或更低。应限制含饱和脂肪酸的脂肪如牛油、羊油、猪油、奶油等动物性脂肪,可用植物油如豆油、花生油、芝麻油、菜籽油等含多不饱和脂肪酸的油脂,但椰子油除外。花生、核桃、榛子、松子仁等脂肪含量也不低,也要适当控制。少食动物内脏、鱼子、蛋黄等含胆固醇高的食物。

(4)膳食纤维：摄入适量。每日饮食中纤维素含量不少于40g,因纤维素可延缓糖和脂肪吸收,增加饱腹感,减少食量和降糖降脂作用。提倡食用绿叶蔬菜、麦麸、豆类、整谷、含糖分低的水果等。但是含纤维素食物也不能吃多,否则不容易消化。

(5)维生素和无机盐：凡是病情控制不好的患者,易并发感染或酮症酸中毒,要注意补充维生素和无机盐,尤其是维生素B族,以改善神经症状。粗粮、干豆类、蛋、动物内脏和绿叶蔬菜含维生素B族较多。新鲜蔬菜含维生素C较多,应注意补充。每日食盐要在6克以下,防止高血压的发生。

(6)戒烟限酒：饮酒可干扰血糖控制和饮食治疗计划的执行,吸烟可导致血管收缩,不利于糖尿病患者血液循环。

(7)适时补水：糖尿病患者除了避免含糖饮料外,每天要补充适量的水分。无心肾合并症的糖尿病患者每天饮水量至少1500～2000mL。中老年及长期血糖升高的患者,口渴中枢已不敏感,因而口渴症状常不明显,但体内脱水现象仍然存在。喝水有利于体内代谢毒物的排泄,有预防糖尿病酮症酸中毒的作用。另外,喝水可改善血液循环,对老年患者可预防脑血栓的发生。

3.规律进餐

将热量换算成重量,根据生活习惯、病情和药物治疗的需要制定食谱,规律进餐。三餐热量分配一般为1/5、2/5、2/5或1/3、1/3、1/3,也可按4餐分配为1/7、2/7、2/7、2/7。提倡少食多餐,以减轻餐后胰岛负担,也可避免餐后高血糖及药物高峰时出现低血糖。两餐之间饥饿时,可吃些蔬菜如黄瓜充饥或采用加餐的办法,加餐的量应是从正餐中减去的,而不是额外增加的量。

(二)体育锻炼

适于2型糖尿病肥胖者和血糖在11.1～16.7mmol/L以下者,以及1型糖尿病稳定期患者。根据年龄、性别、体力、病情及有无并发症等不同条件,进行有规律的运动,循序渐进,并长期坚持。

1.运动方式

应选择有氧运动方式,如散步、慢跑、骑自行车、健身操、游泳、太极拳等,根据年龄、性别、身体状况及个人喜好选择。

2.运动强度

运动时最大(心)脉率应达到=(170-年龄)×(50%～70%),且不感到疲劳为宜,若出现呼吸费力、胸闷、头晕、大汗等应立即停止。每次运动至少150分钟，每周至少3次，无体力锻炼的时间不能连续超过2天。对无禁忌证的2型糖尿病患者鼓励每周进行至少2次耐力运动。

3.运动注意事项

①运动要避开恶劣天气，随身携带甜食和糖尿病卡以应急需；②以早餐或晚餐后半小时至1小时为运动最佳时间，以免发生低血糖；③若在运动中出现饥饿感、心慌、头晕及四肢无力或颤抖等，表明发生了低血糖，应立即停止运动，并进甜食，一般休息15分钟左右即可缓解，否则即送医院治疗；④血糖＞14mmol/L，血酮增高，有应激情况，严重的心脑血管病变、眼底或肾脏病变及1型糖尿病病情不稳定者，应避免运动或减少运动量，以免诱发DKA或心绞痛、心肌梗死、心律失常或眼底出血等。

（三）用药护理

1.口服药物

（1）药物治疗应建立在控制饮食及适量运动的基础上，告知患者遵医嘱按时按剂量服药，不可随意增减，定时定量进餐，并适当运动锻炼。

（2）向患者讲述有关药物的不良反应，嘱其一旦发现，应及时向医护人员报告，同时注意监测肝、肾功能。

（3）监测用药后血糖、糖化血红蛋白的变化，以便及时调整治疗方案。

（4）注意降糖药与其他药物的相互作用，如水杨酸盐、心得安、磺胺、胍乙啶、利血平、可乐定等，能增强磺酰脲类药物的降糖作用，故在服用时应及时调整药物剂量，并严密监测血糖。异搏定、硝苯吡啶、噻嗪类利尿药、速尿、利福平、苯巴比妥及口服避孕药，可以减弱磺脲类的降糖作用，故服用降糖药时应尽量避免同时使用。

2.胰岛素

（1）使用胰岛素注意事项：①注射时间准确：一般中长效胰岛素注射时间与进餐关系可不严格要求，餐前餐后注射均可。但短效制剂在进餐前半小时注射，必须强调与进餐配合，超短效制剂必须在餐前10分钟注射。因为进餐时间正是药物开始发挥作用的时间，不配合可能有发生低血糖危险。②注射剂量准确：胰岛素剂型众多，特别注意每毫升的含量，以免发生剂量过大或不足，应使用胰岛素专用注射器准确抽吸。现有胰岛素笔更方便、剂量更精确。当需混合使用长、短效胰岛素时，应先抽短效，再抽长效，然后轻轻摇匀，不可反向操作，以免长效胰岛素混入短效胰岛素中，影响胰岛素的疗效。③注射部位的选择与轮换：胰岛素注射部位通常选择上臂前外侧、大腿内侧、臀部及腹部进行皮下注射。腹部是优选部位，因为腹部的皮下脂肪较厚，可减少注射至肌肉层的危险，捏起腹部皮肤最容易，同时又是吸收胰岛素最快的部位。一般在肚脐两侧旁开3~4指的距离外注射。推药后应停留5~10秒再拔针，以免药液外溢。为避免皮下组织萎缩或增厚，影响吸收，应有计划、有标记地逐一轮换注射部位，同一部位各注射点间距不小于1指宽(2cm)。多次注射需选择不同部位，二周内同一部位不应注射两次。④正确储存：胰岛素为蛋白质类激素，不可冰冻，未开封的胰岛素可以放置于2~8℃温度的冰箱保鲜层中保存。正在使用的胰岛素可以保存在室温环境下，但应避免受热及日光照射。若短效制剂出现不澄清或中、长呈块状，则不能使用。

(2) 胰岛素泵治疗：内生胰岛功能明显缺乏时，"胰岛素替代疗法"可采用持续性皮下胰岛素输注(CSII)，使用短效或速效胰岛素，根据血糖变化规律个体化设定基础输注量(持续或分段)和餐前剂量(冲击量)。但价格昂贵，限制其推广。

(3) 观察胰岛素疗效和不良反应：

①胰岛素不良反应：a.低血糖反应：最常发生，危险性较大。主要与用量过大、进食不规律、运动过多有关。低血糖表现为出汗、颤抖、心悸、软弱无力、面色苍白、四肢冰冷感、头晕、烦躁，甚至昏迷。b.过敏反应：局部注射部位可发生红肿、瘙痒、皮疹、血管神经性水肿，甚至发生过敏性休克。c.脂肪营养不良：较为少见，在注射部位出现红肿、发热、皮下有小结、皮下脂肪萎缩或增生等。

②护理：定期监测血糖、糖化血红蛋白的变化，以及时调整胰岛素剂量。告知患者使用胰岛素的常见不良反应，预防低血糖的发生，应注意胰岛素注射时间和进食时间相配合。低血糖反应的处理：急查血糖，并迅速补充15g含糖食物，如糖果1～2粒、面包1～2片、饼干5～6块、甜果汁或糖水半杯、1汤匙蜂蜜，饭、粉、面一小碗，一般15分钟左右好转。10～15分钟后，若症状还未消失可再吃一次。静脉推注50%葡萄糖40～60mL是低血糖抢救最常用和有效的方法，神志不清者症状可迅速缓解。必要时可注射胰高血糖素。

（四）预防感染

1.向患者讲解糖尿病易合并感染的原因以及感染可能带来的不良后果，使其能够注意保持皮肤、呼吸道、口腔、会阴部及足部等的清洁，避免发生感染。一旦发现感染症状，应及时就医，不可自行处理。

2.足部护理。

(1) 评估危险因素：①足溃疡史；②缺血并神经性血管病变症状，如运动引起的腓肠肌疼痛；神经病变体征：足发热、皮肤不出汗、肌肉萎缩、鹰爪样趾、压力点的皮肤增厚或胼胝形成，但足背动脉搏动和血液充盈良好；缺血性周围血管病变：足发凉、皮肤苍白或发绀，足背动脉搏动减弱或消失；③足畸形；④其他危险因素：视力下降、关节炎、鞋袜不合适等；⑤个人因素：老年人、经济条件差、独居、拒绝治疗和护理等。

(2) 预防足部外伤：①不要赤足或穿拖鞋行走，以防刺伤或踢伤。②冬天谨防烫伤或冻伤足部。③每日检查鞋内有无异物和里衬平整，不穿新皮鞋，以免磨破足部皮肤。袜子平软、清洁、透气性好，以棉袜为佳，勤换鞋袜，避免足部受压。趾甲不要剪得太短，应与脚趾齐。有鸡眼或胼胝时，要找皮肤科医师治疗，不要自行处理。

(3) 保持足部清洁：每日用温水(<40℃)洗脚，每次不宜超过10分钟，脚趾缝间要洗干净，用柔软而吸湿性强的毛巾擦干；如足部皮肤干燥，适当涂抹润肤膏。

(4) 促进足部血液循环：①注意足部保暖，避免暴露于寒冷或潮湿境中；②每天进行适度的小腿和足部运动，如甩腿、提脚跟、坐下起立动作等；③经常按摩足部，方法是从趾尖开始向上至膝关节按摩，早、中、晚各1次，每次10分钟。

(5) 足部检查：①每天检查：了解足部有无感觉减退、麻木、刺痛、水肿等；观察足部皮肤颜色、温度及足背动脉搏动情况；检查趾甲、趾间、足背、足底，观察是否有水泡、裂口、擦伤及胼胝、鸡眼、足癣等，是否发生红肿、青紫、水疱、溃疡或坏死等。若发现异常及时就医。②定期做足部的感觉测试,主要有痛觉、温度觉、触觉和压力觉等。

(6)控制血糖、戒烟:发生足部溃疡的危险性及其发展均与血糖控制不佳关系密切,应从早期指导患者控制和监测血糖,同时说服患者戒烟,防止吸烟刺激血管,加重供血不足。

(7)糖尿病足的处理:有溃疡者及时局部用药,难以治愈的溃疡可用生物制剂、生长因子等;血管病变者用活血化瘀、扩血管疗法,改善微循环;有水肿、溃疡不易愈合者,可用利尿剂、ACEI等;有坏疽者,必要时行截肢治疗。

(五)并发症护理

1.DKA

密切观察病情变化,一旦发现原有糖尿病症状加重,并伴有酸中毒和脱水症状,应立即通知医生处理并配合抢救。救治原则为迅速扩容,以增加尿量促进酮体排泄,纠正高血糖,防止低钾血症。

(1)补液:静脉补液对重症DKA尤为重要,不但有利于脱水的纠正,且有助于血糖的下降和酮体的消除。①补液总量:一般按患者体重(kg)的10%估算,成人DKA一般补水4~6L。②补液速度:按先快后慢为原则。原则上前4小时输入总失水量的1/3~1/2,在前12小时内输入量4000mL左右,达输液总量的2/3。其余部分于24~28小时内补足。③补液种类:开始以生理盐水为主,若开始输液时血糖不是严重升高或治疗后血糖下降至13.9mmol/L后,应输入5%葡萄糖或糖盐水,以利消除酮症。④对老年、心血管疾患者,输液注意不宜太多、太快,以免发生肺水肿。

(2)胰岛素降血糖:①小剂量胰岛素疗法,输注胰岛素0.1U/(kg·h),能有效降低血糖,避免脑水肿、低血糖、低血钾等副作用。②当血糖降至13.9mmol/L时,改生理盐水为5%葡萄糖液(按每3~4g葡萄糖加1U胰岛素计算)。③尿酮转阴后,可恢复平时皮下注射胰岛素的治疗。④用药过程中要严密监测血糖,血酮、尿酮。避免血糖下降过快、过低,引发脑水肿。

(3)纠正酸中毒及补钾:①慎补碱:DKA经输液和胰岛素治疗后,酮体水平下降,酸中毒可自行纠正,一般不必补碱。补碱指征为血pH<7.1,HCO_3^-<5mmol/L。应采用等渗碳酸氢钠溶液,补碱不宜过多过快。②补钾:应根据血钾和尿量补钾。治疗前血钾低于正常,立即开始补钾,头2~4小时通过静脉输液每小时补钾约13~20mmol/L;血钾正常、尿量>40mL/h,也立即开始补钾;血钾正常,尿量<30mL/h,暂缓补钾,待尿量增加后再开始补钾;血钾高于正常,暂缓补钾。治疗过程中定时检测血钾和尿量,调整补钾量和速度。

(4)治疗诱因和并发症:积极控制严重感染,防治休克、心力衰竭、心律失常、肾功能、脑水肿等严重并发症。

2.高渗性非酮症糖尿病昏迷

抢救治疗大致与DKA相近,应积极补液(必要时考虑输注0.45%氯化钠低渗溶液)、胰岛素使用、参考每小时尿量补钾,并治疗诱因和并发症。

九、健康教育

1.糖尿病健康教育包括行为、心理素质教育。倡导健康的饮食、运动等生活方式,改变某些不良的生活习惯,不吸烟、少饮酒。

2.教会患者要监测血糖变化,学会尿糖测定,便携式血糖计的使用和胰岛素注射技术,学会糖尿病饮食配制及自我保健。

3.告诉患者积极配合治疗,养成良好的遵医行为,可以一定程度地预防和延缓并发症的发生,而感染、应激、妊娠和治疗不当等会加重病情。

4.指导患者及其家属识别低血糖反应,掌握其正确的处理方法。不可随意减药和停药。

5.指导患者定期复查,如有症状加重等情况应立即就诊。

第三节 皮质醇增多症

皮质醇增多症又称库欣综合征,是由于肾上腺皮质分泌过量的糖皮质类固醇致蛋白质、碳水化合物及脂肪代谢紊乱。主要表现为向心性肥胖、满月脸、多血质面容、多毛、皮肤紫纹、高血压和骨质疏松等。各年龄组均可发病,但成人多于儿童,女性多于男性。

一、病因和发病机制

(一)原发性肾上腺皮质病变

原发于肾上腺本身的肿瘤,可分为两类:皮质腺瘤及皮质腺癌。儿童患者腺癌发生率高,几乎占肾上腺癌总数的一半。大多数腺瘤和所有腺癌的生长和分泌功能属自主性,不受垂体促肾上腺皮质激素(ACTH)的控制,且肿瘤分泌的大量皮质醇反馈抑制ACTH的释放,致使患者血中ACTH水平很低,甚至测不出,肿瘤外同侧或对侧肾上腺皮质萎缩。

(二)垂体瘤或下丘脑垂体功能紊乱

由于下丘脑垂体功能紊乱,分泌过多的ACTH,刺激肾上腺皮质增生和分泌过多的皮质醇所致,约占70%,可分为垂体大腺瘤(直径>10mm)、微腺瘤(直径<10mm)、垂体ACTH细胞增生3种情况。垂体前叶大腺瘤伴蝶鞍扩大者占10%,其他大多数患者有垂体微腺瘤存在,经蝶手术切除ACTH微腺瘤后,可治愈。由于垂体腺瘤分泌过多的ACTH使皮质醇分泌过多,反馈抑制了下丘脑促肾上腺皮质激素释放因子(CRF),致使垂体瘤以外的ACTH细胞功能受到抑制,故在切除肿瘤后一段时间内可能出现肾上腺皮质功能低下,但以后功能可逐渐恢复。ACTH瘤并非完全自主性,用大剂量地塞米松可抑制,外源性CRF刺激后,ACTH分泌可被兴奋。另外,还有少数患者垂体内无腺瘤而呈ACTH细胞增生,可能原因有:①下丘脑或更高神经中枢功能紊乱,CRF过多;②蝶鞍附近神经系肿瘤分泌CRF;③异位(下丘脑以外)肿瘤分泌CRF。

(三)异位ACTH综合征

ACTH综合征是由于垂体以外的肿瘤产生ACTH,刺激肾上腺皮质增生,分泌过量的皮质类固醇,最多见的是肺癌,特别是燕麦细胞癌(约占50%),其次为胸腺癌和胰腺癌;其他还有消化道癌、甲状腺癌以及起源于神经嵴组织的癌。近年报道一些肿瘤可分泌CRF,使ACTH细胞增生,分泌大量ACTH,促进肾上腺皮质增生,分泌增加。此组瘤用大剂量地塞米松不能抑制 ACTH 及皮质醇的分泌。

(四)不依赖 ACTH 的肾上腺结节性增生

近年发现少数患者呈双侧肾上腺结节性增生,但并非 ACTH 过多所致。分为:①见于成年人,肾上腺病变呈大结节;②见于年龄较轻者,病变呈深色小结节。后者为家族性,可伴有心脏黏液瘤,病因尚不明确。

二、临床表现

(一)向心性肥胖

为本病的特征,患者面如满月,胸、腹、颈、脂肪甚厚。至疾病后期,因肌肉消耗、脂肪转移,四肢显得相对瘦小,与面部、躯干肥胖形成明显的对比。

(二)蛋白质代谢障碍

蛋白过度消耗,皮肤变得菲薄,毛细血管脆性增加,轻微的损伤即可引起瘀斑。在腹下侧、臀部、大腿等处,更因脂肪沉积,皮肤弹力纤维断裂,可通过菲薄的皮肤透见微血管的红色,形成典型的紫纹。病程较久者肌肉萎缩,骨质疏松,脊椎可发生压缩畸形,身材变矮,有时呈佝偻、骨折,常易感染。儿童患者生长发育受抑制。

(三)糖代谢障碍

血糖升高,患者出现类固醇性糖尿病。

(四)电解质紊乱

低血钾使患者乏力加重,引起肾脏浓缩功能障碍。部分患者因潴钠而有轻度水肿。

(五)高血压

患者常伴有动脉硬化和肾小动脉硬化,因而在治疗后部分患者血压仍不能降至正常。长期高血压可并发左心室肥大、心力衰竭和脑血管意外。

(六)对感染抵抗力减弱

患者对感染的抵抗力减弱,故皮肤真菌感染多见,且较严重;化脓性细菌感染不容易局限化,可发展成蜂窝织炎、菌血症、败血症。

(七)造血系统及血液改变

皮质醇刺激骨髓,使红细胞计数和血红蛋白含量偏高,加上患者皮肤变薄,故面容呈多血质。大量皮质醇使白细胞总数及中性粒细胞增多,但促使淋巴组织萎缩、淋巴细胞和嗜酸粒细胞的再分布。

(八)性功能障碍

女患者大多出现月经减少、不规则或停经,轻度多毛,痤疮常见,明显男性化者少见,但如出现,要警惕为肾上腺癌。男患者性欲可减退,阴茎缩小,睾丸变软。

(九)神经、精神障碍

常有不同程度的精神、情绪异常,如烦躁、失眠多梦、性格改变、抑郁、少言等情绪不稳定,严重者精神变态,个别可发生类偏狂。

(十)多毛

汗毛、阴毛、腋毛增多变粗,发际低下,眉浓,女性上唇出现小须,阴毛可呈男性分布。

(十一)异位 ACTH 综合征

可无库欣综合征的特征表现,但有色素沉着及低血钾表现。

(十二)少数患者可并发消化性溃疡

有消化道出血、黑粪史。个别患者可伴有胆结石。

(十三)有类固醇性糖尿病及尿路结石者

常有蛋白尿,易并发尿路感染,有血尿、脓尿、肾绞痛等,后期多肾功能衰竭。

(十四)其他

垂体肿瘤引起的库欣综合征还可发生头痛、视力减退及视野缺损等压迫症。

三、实验室检查

(一)实验室检查

1.尿 17-羟皮质类固醇(17-OHCS)

增高,>20mg/24h,如>25mg/24h,则诊断意义更大。

2.尿游离皮质醇(F)

增高,>110μg/24h,由于尿游离皮质醇反映 24 小时的皮质醇的水平,受其他因素影响比血皮质醇小,故诊断价值较高。

3.血浆皮质醇基础值(早上 8:00 时)

增高,其昼夜节律消失。正常人血浆皮质醇的分泌有昼夜节律,一般早上 8:00 时分泌最高,夜间 12:00 时最低。库欣综合征患者下午 4:00 时与夜间 12:00 时的分泌量不减少,甚至更高,正常的昼夜分泌节律消失。在测定血皮质醇时,应排除时差等因素对昼夜节律的影响,防止假阳性。

4.血浆 ACTH

测定血浆 ACTH 可以鉴别 ACTH 依赖型库欣综合征与非 ACTH 依赖型库欣综合征。ACTH 也有昼夜分泌节律,早上 8:00 时最高,晚上最低,库欣综合征患者 ACTH 的昼夜节律消失。肾上腺增生和异位 ACTH 综合征,血浆 ACTH 测定值高于正常,而肾上腺腺瘤或腺癌,由于自主分泌皮质醇,对垂体 ACTH 有明显的反馈抑制,其血浆 ACTH 测定值低于正常。

(二)地塞米松抑制试验

1.小剂量地塞米松抑制试验(口服 2.25mg/d,每 8 小时 0.75mg,连续 2 天)仅能鉴别单纯性肥胖症,本病患者肾上腺皮质功能不能被小剂量地塞米松所抑制(试验前后以 24 小时尿 17-OHCS 或血浆皮质醇作为对照),而单纯性肥胖者往往能被抑制,结果基本正常[正常人 24 小时尿17-OHCS 可抑制到 8.5～10.2μmol/L(2.5～3.0mg),或基值的 50%以下]。或午夜 11:00 时服地塞米松 1mg,本病患者次晨血浆皮质醇不受抑制。

2.大剂量地塞米松抑制试验(8.25mg/d,分 3 次口服,连续 2 天)可鉴别皮质增生或肿瘤,增生者可被抑制到基值的 50%以下,但大多肾上腺肿瘤者不受抑制。异位 ACTH 综合征亦不被抑制(支气管类癌除外)。本试验亦可以 24 小时尿游离皮质醇为对照。

3.午夜一次口服大剂量地塞米松抑制试验,即晨 8:00 时测血皮质醇,午夜 11:00 时口服地塞米松 8mg，次晨 8:00 时再测血皮质醇。以次晨血皮质醇下降 50% 以上为正常反应。临床意义同上述经典的口服大剂量抑制试验。

4.静脉连续输注地塞米松抑制试验，其方法是上午 9:00 时开始试验，试验前 30 分钟、15 分钟、0 分钟分别取血测皮质醇，取其均值。而后即开始经静脉输注地塞米松溶液（溶液配制为生理盐水 350mL 加地塞米松 7mg），每小时输液 50mL，于试验第 5、7 小时分别测定血皮质醇，试验当天结束。如第 5 小时血皮质醇下降达 3.67μg/L（100nmol/L），第 7 小时下降达 6.88μg/L（190nmol/L），即认为试验阳性，符合库欣综合征。未达上述标准者则考虑肾上腺肿瘤或异位 ACTH 综合征。

（三）促皮质素释放激素（CRH）兴奋试验

一般认为，给予外源性 CRH 后，库欣综合征患者的 ACTH、皮质醇及其代谢产物升高，而肾上腺皮质肿瘤或异源性 ACTH 综合征患者则不受影响（Kaye 标准：CRH 刺激后，血皮质醇升高 20% 以上，血 ACTH 升高 50% 以上为阳性反应）。

（四）ACTH 试验

经连续 2 天，每 8 小时静脉滴注 ACTH 25U（溶于 5% 葡萄糖液 500mL 中）后，皮质增生者，24 小时尿 17-OHCS 显著增加，3～7 倍于基值；皮质腺瘤者则反应较差，约可增高 2 倍，且仅半数可有反应；皮质癌肿者对 ACTH 刺激无反应；异源性 ACTH 综合征者也有双侧肾上腺增生，对 ACTH 反应性增加，少数分泌 ACTH 特别高者，因其对肾上腺皮质的刺激已达最大限度，故再注射外源性 ACTH 亦可无反应。

（五）美替拉酮（化学名双吡啶异丙酮）试验

此药可抑制肾上腺皮质激素生物合成中所需的 11-β 羟化酶，从而抑制皮质醇、皮质酮等合成，形成多量 11-去氧皮质醇等中间代谢产物，以致尿中 17-酮类固醇或 17-OHCS 排泄量显著增加。试验方法有两种。①口服法：2～3g/d，等分 4～6 次，连服 1～2 天。②静脉滴注法：30mg/kg 或 1.5～2.0g 加入 500mL 生理盐水中于 4 小时滴注完毕。凡垂体，肾上腺皮质功能正常者，试验后 24 小时尿中 17-生酮类固醇或 17-OHCS 比基值增高 2 倍以上，皮质增生者结果同上，而皮质肿瘤者分泌呈自主性，除少数腺瘤外一般无反应，异源 ACTH 综合征者部分可稍增高。目前临床较少采用此试验。

（六）影像学检查

1.X 线检查

蝶鞍 X 线平片或分层摄 X 线片示蝶鞍增大，有助于垂体瘤诊断。肾上腺 X 线片对肾上腺占位性病变定位有帮助，但不能鉴别结节性增生与腺瘤。

2.CT 检查

对于直径＞10mm 的垂体腺瘤，CT 分辨率良好，对直径＜10mm 的垂体微腺瘤，CT 有可能要遗漏，阳性率可达 60%。所以 CT 未发现垂体瘤者，不能排除微腺瘤的可能。对肾上腺增生与腺瘤的检查，CT 作用大，分辨率好。因为肾上腺腺瘤的直径往往＞2cm。

3.MRI 检查

库欣综合征中 MRI 是首选方法，可较好分辨下丘脑垂体及鞍旁结构（海绵窦、垂体柄和视交叉），但对直径＜5mm 的肿瘤分辨率只为 50%。

4.B超

属无创伤检查,方便、价廉、较准确,常与MRI、CT一起作为库欣综合征的定位诊断。

(七)其他

1.^{131}I-19-碘化胆固醇肾上腺扫描:能显示肾上腺腺瘤部位和功能。腺瘤侧浓集,对侧往往不显影。

2.岩下窦ACTH测定(IPSS):选择性静脉取血测ACTH,若患者经生化检查为库欣综合征,而CT等扫描为阴性,可做此检查。库欣综合征患者患侧岩下窦血ACTH与外周血ACTH的比值≥2∶1;异位ACTH综合征则岩下窦血与末梢血ACTH不会有梯度(一般≤1.5∶1);若一侧岩下窦ACTH水平与对侧相比≥1.4,说明垂体腺瘤局限于这一侧。另外选择性静脉取血查ACTH,还可判定可疑肿瘤部位,是否有异位ACTH分泌。双侧岩下窦取血(IPSS)如结合CRH试验,可使诊断精确性达100%。

(八)特殊类型的"库欣"

1.周期性"库欣"较少见,其特征为皮质醇增多症,症状反复、周期性出现,能自发性缓解,以后又再出现。周期长短不一,造成这种周期性的原因尚不详。在发作期,血尿皮质醇很高,有时数倍于正常人,并不受地塞米松抑制,甚至有反常增高;间歇期,血尿皮质醇可以在正常范围内。

2.儿童皮质醇增多症:较少见,男女发病率相等,其基本表现与成人无大差别,皮质醇增多症患儿的生长发育常受抑制,生长缓慢,骨骼发育延迟,但如患儿是雄激素分泌过多的肿瘤或癌肿,则生长过速,且出现男性化现象,如多毛、痤疮、性早熟。儿童"库欣"与成人"库欣"最主要的不同处为病因上。10岁以内的患儿,常为肿瘤,且恶性的多见,预后也较差。10岁以上的患儿,增生比例较多。

3.异位ACTH综合征:属于ACTH依赖型。过去一般认为异位ACTH综合征最多见的是肺癌,现在发现,支气管类癌,约占所有异位ACTH综合征的40%;燕麦细胞癌则排第二位,占8%~20%;而胸腺癌与胰腺癌各约占10%,肝癌、前列腺癌、乳腺癌分占余下的比例。很多类癌(如支气管类癌)是"隐性"异位ACTH综合征,一般在4~6个月中不出现明显肿瘤来源,故很容易与库欣综合征混淆,导致一些不必要的垂体或肾上腺手术。大多数异位ACTH综合征患者血皮质醇不被大剂量地塞米松所抑制,但有30%隐性异位ACTH综合征患者的高皮质醇能被地塞米松所抑制。另外也有9%~25%垂体性库欣综合征患者的皮质醇不能被大剂量地塞米松抑制,这就特别容易混淆。

4.不依赖ACTH的肾上腺结节性增生:近年报道少数患者呈现双侧性肾上腺结节性增生,但并非由于ACTH过多所致。其中又可分为两型:一型见于中年人,肾上腺病变呈大结节性;另一型见于年轻者,病变呈深色小结节性,肾上腺上有色素沉着,后者常为家族性。该类患者病因不详,为ACTH非依赖型,有人称为"原发性增生"。

5.Nelson综合征:库欣综合征患者的双侧肾上腺呈弥漫性增生,病源在垂体或下丘脑。如果对这类患者仅针对肾上腺做双侧肾上腺切除,则原来的垂体微腺瘤缺乏血皮质醇的负反馈抑制,会逐渐增生,甚至破坏蝶鞍,过度分泌ACTH,血浆ACTH水平极度增高,造成皮肤色素沉着,称Nelson综合征,过度增大的垂体瘤称Nelson肿瘤。

四、治疗

1.肾上腺腺瘤或肾上腺腺癌应行肿瘤切除和(或)同侧肾上腺切除。

2.异位 ACTH 综合征应手术切除产生异位激素的原发癌肿。

3.皮质醇分泌抑制剂适用于晚期癌不能切除时,或切除后癌肿复发转移者。

4.肾上腺增生的治疗:①垂体无病变者,行肾上腺次全切除或全切除术,再加垂体放射治疗;②垂体瘤者行垂体瘤切除术或行颅外 γ 刀切除术;③疑为垂体癌肿者,应早期切除垂体。

5.对肾上腺次全切除或全切除的患者,手术前后必须按预定计划补充肾上腺糖皮质激素,并防治感染,纠正高钠低钾血症及低钾性碱中毒。

6.对肾上腺全切除的患者可择期做异体肾上腺移植。

五、观察要点

1.主要观察患者治疗后的症状、体征是否控制,监测血糖、血电解质、血浆皮质醇、尿 17-OHCS 及 17-酮类固醇等变化,以了解治疗效果。手术治疗的患者,应注意观察有无术后复发、转移等,有无肾上腺危象发生,以便及时处理。

2.根据患者的症状、体征,结合上述的实验室检查结果,可以确诊本病。有手术指征的,应在做好术前准备的基础上行手术治疗,术中注意避免或防止肾上腺危象;对不能手术的,可予以药物治疗,注意观察治疗药物本身的不良反应,以便及时调整治疗用药;症状典型,但实验室检查及定位证据不明确者,以对症治疗为主,予定期门诊随访。

六、护理要点

(一)饮食护理

由于高血浆皮质醇水平导致患者物质代谢紊乱,患者出现轻到中度甚至重度肥胖,机体长期处于负氮平衡状态,糖耐量降低甚至出现类固醇糖尿病、高血压、低血钾、骨质疏松、抵抗力下降等。所以饮食要注意:①适量摄入低盐、高钾、高蛋白、低碳水化合物、低热量食物,预防和控制水肿;②鼓励患者食用柑橘类、枇杷、香蕉、南瓜等含钾高的物;③鼓励患者进食富含钙及维生素 D 的食物。

(二)运动和休息

保证患者在休息的基础上适当运动,不能过劳,注意安全。将患者安置于安静、舒适的环境中,尽量采取平卧位,抬高双下肢,有利于静脉回流。骨质疏松有腰背痛者适当限制运动,防止骨折。

(三)用药护理

1.应用利尿剂的护理水肿严重时,根据医嘱给予利尿剂,观察疗效及不良反应。如出现心律失常、恶心、呕吐、腹胀等低钾症状和体征时,及时处理。

2.糖皮质激素替代治疗的护理在激素治疗过程中,应观察血压、电解质。永久性替代治疗的患者应坚持服药,不宜中断药物,防止肾上腺危象发生。

3.服用阻断皮质醇生成药物的护理 在使用药物过程中,应注意观察药物的不良反应,如低血压、头晕、嗜睡、口干、恶心呕吐、头痛、腹泻、皮疹等症状,定期复查肝功能等。

(四)肾上腺切除术的术前护理

1.心理护理和指导

①术前应向患者及家属介绍手术的目的、方式、过程、预期效果及成功的病例,消除患者的恐惧及焦虑情绪,使其以良好的心态接受手术,积极配合治疗;②鼓励患者进食高蛋白及高维生素饮食等,注意个人卫生及保暖,减少剧烈运动,预防骨折发生。

2.术前准备

术前必须做好充分准备,防止急性肾上腺皮质功能不全。①纠正水电解质、酸碱平衡失调、低钾碱中毒,将血糖控制在正常水平等。②遵医嘱舒张血管,降低血压,恢复血容量,纠正心律失常,改善心功能等。③术前6～12小时开始给氢化可的松静脉滴注。④手术前夜常规灌肠,术晨放置尿管、胃管。

(五)肾上腺切除术的术中护理

手术期间遵医嘱给予氢化可的松100～200mg加入5%葡萄糖盐水500～1000mL中缓慢滴注,肿瘤切除后加快滴注速度。如发生低血压、休克或皮质醇危象等情况,应及时给予对症及急救治疗,并立即加大皮质醇用量,直至病情好转。

(六)肾上腺切除术的术后护理

1.患者麻醉未清醒时应去枕平卧,头偏向一侧,以防呕吐物引起呼吸道阻塞。患者清醒后鼓励其进行有效呼吸,术后6小时血压平稳后,可取半坐卧位,协助其翻身,防止压疮发生及促进肠功能恢复。

2.由于二氧化碳(CO_2)气腹对循环、呼吸系统有一定的影响,可出现一过性高碳酸血症,严重时可发生肺栓塞或CO_2进入皮下出现皮下气肿,临床上表现为类似呼吸性酸中毒症状,皮肤捻发音。因此,术后常规给予患者持续低流量吸氧,以提高氧分压,促进CO_2排出。

3.观察患者有无乏力、烦躁,注意呼吸频率和深度,监测血氧饱和度及生化各指标,必要时进行血气分析。

4.积极配合治疗:①术后第1天:氢化可的松静脉滴注量共200～300mg,有休克者需加量至300～500mg;同时肌内注射醋酸可的松50mg,每6小时1次,或地塞米松1.5mg,每6小时1次。②术后第2天和第3天:氢化可的松每天100～200mg静脉滴注或地塞米松1.5mg肌内注射每8小时1次或醋酸可的松50mg肌内注射每8小时1次。③术后第4天和第5天:氢化可的松每天50～100mg静脉滴注或地塞米松1.5mg肌内注射每12小时1次或醋酸可的松50mg肌内注射每12小时1次。④术后第6天及以后:糖皮质激素改为维持量,泼尼松5mg每天3次,以后逐渐减至维持量。

5.引流管的观察及护理:肾上腺切除术患者术后均常规留置后腹腔引流管及尿管,及时观察记录引流液的色、性质,准确记录24小时尿量及后腹腔引流量,保持引流管及尿管的通畅,防止受压、扭曲、脱落,严格执行无菌操作,每日更换引流袋1。术后2～4天可拔除导尿管。

6.疼痛与切口的观察及护理:术后患者对疼痛基本能忍受,可通过采取舒适体位与患者交谈,分散注意力或使用镇痛剂等缓解术后切口疼痛症状。术后第2天换药1次。

(七)心理护理

由于疾病导致身体外形和活动能力改变,加之皮质醇水平增高,库欣综合征患者可出现不同程度的精神和情绪改变,表现为欣快感、失眠、注意力不集中、情绪不稳定,甚至焦虑、抑郁或躁狂。

1. 评估患者对身体保护的感觉及认知,多与患者接触和交流,鼓励患者表达其感受,语言温和,耐心倾听。
2. 讲解疾病有关知识。
3. 指导患者恰当修饰。
4. 建立良好的家庭互动关系。
5. 促进患者社会交往。

(八)感染和外伤的预防与护理

1. 感染的预防与护理

患者抵抗力下降,易发生感染。应保持病室环境和床单位整洁,室内温度、湿度适宜;严格无菌操作,杜绝交叉感染;加强对患者和家属的日常生活指导,保持皮肤、口腔和用具的清洁卫生,减少感染机会。

2. 外伤的预防与护理

广泛骨质疏松和骨痛患者要注意休息,避免过劳;优化环境设施布置,防止外伤和骨折;变动体位和护理操作时动作轻柔,防止骨折和皮下出血等。

(九)健康教育

1. 指导患者正确地摄取营养平衡的饮食,饮食注意低盐、含钾丰富、高蛋白、高维生素、低胆固醇、低碳水化合物。
2. 指导患者在日常生活中,要注意预防感染,皮肤保持清洁,防止外伤、骨折。
3. 遵医嘱服用药,不擅自减药或停药。
4. 定期门诊随访。

第四节　腺垂体功能减退症

垂体或下丘脑的多种病损可累及垂体的内分泌功能,当垂体的全部或绝大部分被毁坏后,可产生一系列的内分泌腺功能减退的表现,主要累及的腺体为性腺、甲状腺及肾上腺皮质,临床上称为腺垂体功能减退症。产后大出血多见,可造成垂体缺血坏死。其次为垂体肿瘤、严重感染、头颅创伤等。

一、病因

(一)先天遗传性

腺垂体激素合成障碍可有基因遗传缺陷,如垂体先天发育缺陷、胼胝体及前联合发生异常、漏斗部缺失;转录因子突变可见于特发性垂体单一或多激素缺乏症患者。

（二）垂体瘤

为成人最常见原因，腺瘤可分为功能性和无功能性。

（三）下丘脑病变

如肿瘤、炎症、浸润性病变、肉芽肿（如结节病）等，可直接破坏下丘脑神经内分泌细胞，使释放激素分泌减少。

（四）垂体缺血性坏死

围生期因某种原因引起大出血、休克、血栓形成，使腺垂体大部缺血坏死，临床称为希恩综合征。糖尿病血管病变使垂体供血障碍也可导致垂体缺血性坏死。

（五）蝶鞍区手术、放疗和创伤

因放疗或手术损伤正常垂体组织损伤，引起腺垂体功能减退。

（六）感染和炎症

如巨细胞病毒、艾滋病、结核杆菌、真菌等感染引起的脑炎、脑膜炎、流行性出血热、梅毒或疟疾等，损伤下丘脑和垂体。

（七）其他

糖皮质激素长期治疗、垂体卒中、空泡蝶鞍、海绵窦处颈内动脉瘤等。

二、临床表现

据估计，约50%以上腺垂体组织破坏后才有症状。促性腺激素、GH和PRL缺乏为最早表现；TSH缺乏次之；然后可伴有ACTH缺乏。

（一）性腺功能减退

女性有产后大出血、休克、昏迷病史，产后无乳、月经不再来潮、性欲减退、不育、阴道分泌物减少、外阴子宫和阴道萎缩、阴道炎、性交痛、毛发脱落，尤以阴毛、腋毛为甚。成年男子性欲减退、阳痿、睾丸松软缩小、胡须稀少，无男性气质、肌力减弱、皮脂分泌减少，骨质疏松。

（二）甲状腺功能减退

患者易疲劳、怕冷、体重增加、记忆力减退、反应迟钝、嗜睡、精神抑郁、便秘、月经不调、肌肉痉挛等。体检可见表情淡漠，面色苍白，皮肤干燥发凉、粗糙脱屑，颜面、眼睑和手皮肤水肿，声音嘶哑，毛发稀疏，眉毛外1/3脱落。由于高胡萝卜素血症，手脚皮肤呈姜黄色。

（三）肾上腺皮质功能减退

全身皮肤色素加深，暴露处、摩擦处、乳晕、瘢痕等处尤为明显，黏膜色素沉着见于齿龈、舌部、颊黏膜等处，系垂体ACTH、黑素细胞刺激素（MSH）分泌增多所致。所不同的是本病由于缺乏黑素细胞刺激素，故有皮肤色素减退，面色苍白，乳晕色素浅淡，而原发性慢性肾上腺功能减退症则皮肤色素加深。

（四）垂体危象

在全垂体功能减退症基础上，各种应激如感染、败血症、腹泻、呕吐、失水、饥饿、寒冷、急性心肌梗死、脑血管意外、手术、外伤、麻醉及使用镇静药、安眠药、降糖药等均可诱发垂体危象。临床呈现：①高热型（>40℃）；②低温型（<30℃）；③低血糖型；④低血压、循环虚脱型；⑤水中

毒型;⑥混合型。各种类型可伴有相应的症状,突出表现为消化系统、循环系统和神经精神方面的症状,诸如高热、循环衰竭、休克、恶心、呕吐、头痛、神志不清、谵妄、抽搐、昏迷等严重垂危状态。

三、实验室检查

(一)性腺功能测定

女性有血雌二醇水平降低,没有排卵及基础体温改变,阴道涂片未见雌激素作用的周期性改变;男性见血睾酮水平降低或正常低值,精液检查精子数量减少,形态改变,活动度差,精液量少。

(二)肾上腺皮质功能

24小时尿17-羟皮质类固醇及游离皮质醇排量减少,血浆皮质醇浓度降低,但节律正常,葡萄糖耐量试验示血糖低平曲线。

(三)甲状腺功能测定

血清 TT_4、FT_4 降低,TT_3、FT_3 可正常或降低。

(四)腺垂体分泌激素

如 FSH、LH、TSH、ACTH、GH、PRL 均减少低于正常。

(五)垂体储备功能测定

可做 TRH、PRL、LRH 兴奋试验,垂体功能减退者无增加,延迟上升者可能为下丘脑病变。

(六)影像学检查

可用 X 线、CT、MRI 了解病变部位、大小、性状及其对邻近组织的侵犯程度。

四、治疗要点

(一)病因治疗

肿瘤患者可通过手术、放疗和化疗等措施,对于鞍区占位性病变,首先必须解除压迫及破坏作用,减轻和缓解颅内高压症状,提高生活质量。对于出血、休克而引起缺血性垂体坏死,关键在于预防,加强产妇围生期的监护,及时纠正产科病理状态。

(二)激素替代治疗

腺垂体功能减退症采用相应靶腺激素替代治疗能取得满意的效果,如改善精神和体力活动,改善全身代谢及性功能,防治骨质疏松,但需要长期,甚至终身维持治疗。治疗过程中应先补给糖皮质激素,然后再补充甲状腺激素,以防肾上腺危象的发生。对于老年人、冠心病、骨密度低的患者,甲状腺激素宜从小剂量开始,并缓慢递增剂量为原则。一般不必补充盐皮质激素。除儿童垂体性侏儒症外,一般不必应用人 GH。GH 可使骨骼肌肉生长,减少体内脂肪量,但应防止肿瘤生长。

(三)垂体危象处理

1.首先给予静脉推注 50% 葡萄糖液 40~60mL 以抢救低血糖,继而补充 10% 葡萄糖盐水,每 500~1000mL 中加入氢化可的松 50~100mg 静脉滴注,以解除急性肾上腺功能减退危象。

2.有循环衰竭者按休克原则治疗,有感染败血症者应积极抗感染治疗,有水中毒者主要应加强利尿,可给予泼尼松或氢化可的松。

3.低温与甲状腺功能减退有关,可给予小剂量甲状腺激素,并用保暖毯逐渐加温。禁用或慎用麻醉药,镇静药、催眠药或降糖药等。

4.高热者,用物理降温法,并及时祛除诱因,慎用药物降温。

五、护理措施

(一)基础护理

1.饮食护理

本病患者均消瘦,体质差,部分患者合并贫血,故应注意加强营养,鼓励患者进食鱼汤、牛奶、橙汁等高热量、高蛋白、高维生素易消化清淡饮食,少量多餐,尽可能多进食以补充营养的不足,增强机体免疫力,同时注意饮食卫生,避免胃肠道感染。

2.生活指导

保持皮肤清洁,注意个人卫生,督促患者勤换衣、勤洗澡。保持口腔清洁,避免到人多拥挤的公共场所,怕冷的患者注意保暖,足部可放置 50℃的热水袋,外用毛巾包裹防止烫伤。鼓励患者活动,减少皮肤感染和皮肤完整性受损的机会;告知患者要注意休息,避免劳累、情绪激动以及各种刺激诱发垂体危象,夜间睡眠差者忌用镇静药,为提高患者的睡眠质量,鼓励患者白天适量活动,晚上睡前用热水泡脚,保持夜间房间的安静,努力为患者休息创造一个良好的环境,保障患者不靠药物入眠。

3.心理护理

患者在患此病后,阴毛、腋毛及眉毛脱落,头发稀疏伴性功能低下,故长期心情抑郁,思想负担重,羞于与人交谈,对疾病存在恐惧心理和悲观情绪,同时认为自己给家人、医院及社会造成麻烦和经济负担。医护人员应了解患者的思想及生活情况,及时给予安慰和理解,鼓励患者说出内心的感受,树立战胜疾病的信心;护士注意与患者交流的方式、方法及语言技巧,充分利用暗示因素来影响患者的心境;加强语言的解释性、礼貌性。

(二)疾病护理

1.观察病情

监测生命体征变化,观察精神、神志、语言状态、体重、乏力等,准确记录出入量。

2.用药的护理

因患者需要长期激素替代治疗,在治疗过程中,除密切观察药物的疗效和不良反应外,还应告知患者药物不良反应的症状,同时注意精神状态的观察,精神紊乱可能与激素水平低下对脑的直接或间接作用,如低血压、低血糖、电解质紊乱等综合因素有关。常规量激素替代下发生精神障碍的可能原因是靶腺激素长期严重缺乏,高级神经系统已产生一定适应,患者对外源激素异常敏感。用药同时密切观察患者的意识情绪变化,告知患者家属激素的不良反应及注意事项,以便发现问题及时处理,防止消极行为的发生,忌用镇静药、麻醉药,慎用降糖药。

3.皮肤的护理

患者应定时翻身,保护受压皮肤的完整性,必要时给予受压部位热敷或按摩。给患者用水时,水温较正常人稍低,室温保持在20~28℃。

(三)健康指导

1.环境:要安静、舒适、温度、湿度适宜。注意保暖。

2.饮食护理:鼓励患者进食高热量、高蛋白、高维生素饮食,少食多餐。

3.用药指导:告诉患者坚持终身服药的重要性和必要性以及随意停药或变更药物剂量的危害。护士应向患者及其家属详细讲明本病的性质以及药物的用法、用量、副作用。

4.避免诱因:如遇应激情况如感冒、手术等应及时与内分泌科医师联系,及时调整肾上腺皮质激素的用量,尽量少用镇静药物以及降血糖药物。

5.随身携带患者识别卡,注明姓名、年龄、联系地址,标明疾病名称,以便患者发生病情变化时及时得到救治。

6.定期门诊随访。

第五节 痛风

痛风是由尿酸过量生产或尿酸排泄不充分引起的尿酸堆积造成的,尿酸结晶堆积在软骨、软组织、肾脏以及关节处。在关节处的沉积会造成剧烈的疼痛。

痛风是一种由于嘌呤代谢紊乱所导致的疾病,过去我国发病率较低,随着人们生活水平的提高,近年来痛风已成为常见病和多发病。其中95%为男性,临床发现我国痛风患者有年轻化发展的趋势,引起医学界的高度警惕和关注。

一、病因

血液中尿酸长期增高是痛风发生的关键原因。人体尿酸主要来源于两个方面。

1.人体细胞内蛋白质分解代谢产生的核酸和其他嘌呤类化合物,经一些酶的作用而生成内源性尿酸。

2.食物中所含的嘌呤类化合物、核酸及核蛋白成分,经过消化与吸收后,经一些酶的作用生成外源性尿酸。

尿酸的生成是一个很复杂的过程,需要一些酶的参与。这些酶大致可分为两类:促进尿酸合成的酶,主要为5-磷酸核酸-1-焦磷酸合成酶、腺嘌呤磷酸核苷酸转移酶、磷酸核糖焦磷酸酰胺转移酶和黄嘌呤氧化酶;抑制尿酸合成的酶,主要是次黄嘌呤-鸟嘌呤核苷转移酶。痛风就是由于各种因素导致这些酶的活性异常,例如促进尿酸合成酶的活性增强,抑制尿酸合成酶的活性减弱等,从而导致尿酸生成过多。或者由于各种因素导致肾脏排泄尿酸发生障碍,使尿酸在血液中聚积,产生高尿酸血症。

高尿酸血症如长期存在,尿酸将以尿酸盐的形式沉积在关节、皮下组织及肾脏等部位,引起关节炎、肾脏结石或痛风性肾病等一系列临床表现。

本病为外周关节的复发性急性或慢性关节炎，是因过饱和高尿酸血症使体液中的单钠尿酸盐结晶在关节、肌腱内及其周围沉积所致。

二、临床表现

原发性痛风发病年龄大部分在40岁以上，多见于中、老年，男性占95%，女性多于绝经期后发病，青少年患者数不到1%，常有家族遗传史。痛风临床表现的过程可分为四个阶段：无症状期、急性关节炎期、间歇期和慢性关节炎期。

（一）无症状期

仅有血尿酸持续或波动性升高。从血尿酸升高至症状出现可长达数年至数十年，有些终身不出现症状，称为无症状高尿酸血症，只有在发生关节炎时才称为痛风。

（二）急性关节炎期

是原发性痛风最常见的首发症状。初发时往往为单关节，后来变为多关节。其中，以跗趾的跗趾关节为好发部位，其次为足底、踝、足跟、膝、腕、指和肘关节。第一次发作通常在夜间，数小时内局部即出现红、热及明显压痛，关节迅速肿胀，并伴有发热、白细胞增多与红细胞沉降率增快等全身症状。疼痛往往十分剧烈，轻度按压便可有剧烈疼痛，患者常在夜间痛醒而难以忍受。受寒、劳累、酗酒、食物过敏、进富含嘌呤食物、感染、创伤和手术等为常见诱发因素。

（三）间歇期

少数患者终身只发作一次便不再复发，也有患者间隔5~10年以后再发，一般在6个月至2年内会第2次发作。通常病程越长，发作越多，病情也越重，并出现X线改变。

（四）慢性关节炎期

多见于未经治疗或治疗不规则的患者。其病理基础是痛风石在骨关节周围组织引起损伤所致，故又称为痛风性慢性关节炎。此期关节炎发作较频，间歇期缩短，疼痛日渐加剧，甚至发作之后不能完全缓解。痛风石的出现是尿酸盐沉积在软骨、滑膜、肌腱和软组织的结果，为本期常见的特征性表现。痛风石以耳郭及跗趾、指间、掌指、肘等关节较为常见，亦可见于尺骨鹰嘴滑车和跟腱内。痛风石虽然不痛，但终因痛风石形成过多和关节功能毁坏而造成手、足畸形。痛风石表面的皮肤可以变得十分菲薄，甚至溃破，排出白色粉末状的尿酸盐结晶，此时病变已至后期。

（五）肾脏病变

病程较长的痛风患者约1/3有肾脏损害，表现为以下三种形式。

1. 痛风性肾病

为尿酸盐在肾间质组织沉积所致。早期可仅有间歇性蛋白尿和显微镜血尿，随着病程进展，蛋白尿逐渐转为持续性，肾脏浓缩功能受损，出现夜尿增多等渗尿等。晚期发展为慢性肾功能不全。部分患者以痛风性肾病为最先的临床表现，而关节炎症状不明显，易与肾小球肾炎和原发性高血压合并肾病变混淆。

2. 尿酸性肾石病

部分患者可以尿酸性肾结石为首发表现。细小泥沙样结石可随尿液排出无症状，较大结石常引起肾绞痛、血尿及尿路感染症状。

3.急性肾衰竭

由于大量尿酸盐结晶堵塞在肾小管、肾盂及输尿管内,引起尿路梗死。患者突然出现少尿,甚至无尿,如不及时处理可迅速发展为急性肾衰竭。

(六)痛风的实验室检查

1.血尿酸测定

用尿酸氧化酶法测得的血清尿酸正常范围为150～380μmol/L(2.4～6.4mg/dL)(男性)和100～300μmol/L(1.6～3.2mg/dL)(女性)。男性高尿酸血症者一般＞420μmol/L,女性＞360μmol/L。

2.尿酸测定

痛风患者在限制嘌呤饮食后,尿酸仍超过3.75mmol/d(600mg/d),提示尿酸生成增多。

3.滑囊液检查

急性痛风性关节炎时,关节滑囊液内可发现双折光性的针形尿酸盐结晶,常伴多形核白细胞增多。

4.痛风结节内容物检查

痛风结节破溃物或穿刺液内可发现尿酸结晶。

5.特殊检查

X线检查、关节镜等有助于发现骨、关节的相关病变或尿酸性尿路结石影。

三、治疗

(一)目的

尽快终止急性关节炎发作;预防关节炎复发;纠正高尿酸血症;防治尿酸盐沉积于肾、关节等引起的并发症。

(二)急性发作期的处理

迅速控制急性发作的措施如下。

1.非甾体抗炎药(NSAIDs)

各种NSAIDs均可有效缓解急性痛风症状,现已成为一线用药。非选择性NSAIDs如吲哚美辛等常见的不良反应是胃肠道症状,也可能加重肾功能不全、影响血小板功能等。必要时可加用胃保护剂,活动性消化性溃疡者禁用,伴肾功能不全者慎用。不良反应为骨髓抑制、肝肾功能损害、脱发、抑郁。

2.秋水仙碱

是有效治疗急性发作的传统药物,一般首次剂量为1mg,以后每1～2小时给予0.5mg,24小时总量不超过6mg。秋水仙碱不良反应较多,主要是严重的胃肠道反应,如恶心、呕吐、腹泻、腹痛等,也可引起骨髓抑制、肝细胞损害、过敏、神经毒性等。不良反应与剂量相关,肾功能不全者应减量使用。低剂量(如0.5mg,2次/天)使用对部分患者有效,不良反应明显减少,但起效较慢,因此在开始用药第1天,可合用NSAIDs。

3.糖皮质激素

迅速有效、缓解率高,停药复发,一般在上述两种方法无效或禁忌时使用。

4.一般治疗

卧床休息;低嘌呤(少吃心、肝、肾、海味、豆制品等)饮食;多饮水(2000mL/d);碱化尿液(使尿 pH>6.0);戒酒(尤其啤酒);暂缓使用抑制 UA 排泄和抑制 UA 生成的药物。

(三)间歇期和慢性期的治疗

原则:纠正高尿酸血症;预防急性发作;防止肾脏及慢性关节并发症。

方法:生活指导;降低血 UA(促进 UA 排泄、减少 UA 合成);碱化尿液(碳酸氢钠 0.5~1.0g,每天 3 次,口服;尿 pH 6.2~6.8);其他,如非甾体抗炎药的应用、痛风石的处理等。

1.饮食治疗

根据食物含嘌呤的多少将食物分为三类:第 1 类为含嘌呤高的食物,每 100g 食物含嘌呤100~1000mg,如肝、肾、心、脑、胰等动物内脏;肉馅、肉汤;鲤鱼、鲭鱼、鱼卵、小虾、蚝、沙丁鱼等;鹅、鹧鸪,此外还有酵母。以上食物在急性期与缓解期禁用。第 2 类为含嘌呤中等量的食物,每 100g 食物含嘌呤 90~100mg,如牛、猪及绵羊肉;菠菜、豌豆、蘑菇、干豆类、扁豆、芦笋、花生等。第 3 类为含微量嘌呤的食品,如牛奶、鸡蛋、精白面、米、糖、咖啡、可可及除第 2 类所列菜类以外的蔬菜及水果类。

急性期与缓解期膳食的选择:急性期应严格限制嘌呤含量高的食物的摄入,以限制外源性嘌呤的摄入。可选用第 3 类食物,以牛奶、鸡蛋为膳食中优质蛋白质的主要来源,以精白面、米为热量的主要食物。由于蛋白质摄入能加速痛风患者尿酸的合成,故每天摄入量不宜超过1g/kg。避免第 1 类食品,有限量地选用第 3 类食品,每周 2 天选用第 3 类食品,5 天选用第 2 类(含中量嘌呤的食物)。应继续维持理想体重,脂肪的限量摄入要长期坚持。

鼓励选食碱性食品:增加碱性食品摄取,可以降低血清尿酸的浓度,甚至碱化尿液,从而增加尿酸在尿中的可溶性,促进尿酸的排出。应鼓励患者选食蔬菜和水果等碱性食物,既能促进排出尿酸,又能供给丰富的维生素和无机盐,利于痛风的恢复。例如,蔬菜、马铃薯、甘薯、奶类、柑橘等。

鼓励患者多饮水,每天液体摄入总量需达 2500~3000mL,使排尿量每天达 2000mL 以上,防止结石的形成。为防止尿液浓缩,让患者在睡前或半夜饮水,准确记录患者的饮水量和尿量。

2.运动疗法

适当运动,可预防痛风发作;减少内脏脂肪摄入;提倡有氧运动。

3.消除应激状态

紧张、过度疲劳、焦虑、强烈的精神创伤等因素易诱发痛风。告知患者要劳逸结合,保证睡眠,生活要有规律,消除各种心理压力。

4.养成良好的生活习惯

避免暴饮暴食或饥饿,节制烟酒,酒在体内代谢可产生乳酸。不喝浓茶、咖啡等饮料。肥胖者平均尿酸值会增高 59.5~119μmol/L,所以最好维持理想体重,如需减体重,则以每月减轻 1kg 为宜。

5.避免外伤、受凉、劳累。

6.避免使用影响UA排泄的药物

妥善处理诱发因素,对青霉素、四环素、大量噻嗪类及氨苯蝶啶等利尿药、维生素B_1和维生素B_2、胰岛素和小剂量阿司匹林($<2g/d$)等影响尿酸排泄的药物要少用或禁用。

7.降尿酸药物

(1)排尿酸药:急性发作控制3~5天或1周后使用,小剂量开始,7~10天后逐渐加量,以免诱发急性发作。具体药物有丙磺舒、磺吡酮、苯溴马隆。其作用机制为抑制UA在近段肾小管重吸收,增加UA排泄,使血UA降低。本药适用于肾功能正常、尿酸排泄不多、无肾结石者。当内生肌酐清除率$<30mL/min$时无效。不良反应轻,偶有胃肠道反应、过敏、粒细胞减少。服药期间多饮水,不宜与水杨酸、利尿药等抑制尿酸排泄的药物合用。

(2)抑制尿酸生成药:主要有别嘌呤,其作用机制是通过抑制黄嘌呤氧化酶,使尿酸生成减少,适用于尿酸生成过多或不适合使用排尿酸药物者。不良反应有过敏性皮炎,重者发生剥脱性皮炎、肝功能损害、急性肝细胞坏死、骨髓抑制等。上述不良反应多发生在肾功能不全的患者,故若有肾功能不全,别嘌呤的剂量应减半。不能与硫嘌呤、硫唑嘌呤合用,防止抗癌药浓度升高。

四、常见护理问题

(一)关节疼痛

1.观察疼痛的部位、性质和程度。

2.急性发作时应多卧床休息,同时抬高肢体以减少不适,减轻棉被、床单对脚趾的压力,对发炎的关节可施以冷敷,达到止痛的效果,行动时可使用拐杖;没有症状时可做适度的关节运动。卧床休息至疼痛缓解后72小时,缓解期方可选择针灸止痛。

3.抬高患肢,避免负重。

4.按医嘱给予口服药物治疗。

(二)生活自理能力下降

1.鼓励患者生活自理。

2.卧床期间协助患者使用便盆。

3.外出时有专人护送(用轮椅)。

4.指导患者使用减轻负重的方法,如拐杖等。

5.信号灯放在患者床边,随时满足患者的需要。

(三)知识缺乏

1.介绍疾病的发展过程,及时防治高血压、冠心病、糖尿病和肥胖,避免受寒、劳累、感染、创伤和进食高嘌呤饮食等诱发因素。

2.饮食指导:低嘌呤饮食,其目的是减少外源性尿酸生成。嘌呤含量高的食物有动物内脏、浓肉汤、鱼子、虾子、蚧黄等。蛋白质摄入为$1g/(kg·d)$,以蛋类、奶类等单细胞食物为佳,脂肪每天摄入量$<50g$,戒酒。多饮水达2000~3000mL/d。低盐、多维生素饮食。

3.监测尿的pH及尿酸排出量,保持血尿酸在正常范围。

4.有家族史者应及早普查。

五、健康教育

1.避免精神紧张、过度劳累、尿路感染、风寒感冒、关节外伤等导致痛风急性发作的诱因。如存在感染应积极治疗。原发性痛风除酶缺陷外,大多数原因尚不清楚,但研究发现,当患者有上述诱因存在时,更易引起痛风的急性发病,而痛风每发作一次对人体关节和肾脏都是一次新的损害,会使病情更加严重。如果能避免诱因所致的痛风反复发作,就能大大改善预后,提高生活质量。

2.积极治疗高血压、高脂血症、肥胖、糖尿病、动脉硬化和冠心病等伴随病症,研究认为,这些疾病与痛风有相似之处,即均属于多基因遗传疾病,并且常同时存在,可以相互影响。因此,要想提高痛风治疗效果,就要很好监测和治疗这些伴随疾病,如定期复查血压、血脂、血糖和肾功能,采取措施减轻体重,限制饮食,必要时服用调节血脂的药物。

3.维持标准体重,特别是40岁以上患者和已经进入绝经期的妇女一定要节制饮食,避免发胖而加重病情。可以长期坚持运动如快步走或慢跑,每天30分钟,每周至少5次。

4.避免使用减少尿酸排出的药物,如噻嗪类利尿酸药包括氢氯噻嗪、呋塞米、阿司匹林、烟酸等。

5.痛风性关节炎的患者要避免关节过度活动,注意关节保暖。急性发作期关节疼痛时要卧床休息,遵医嘱予以药物治疗,可同时配合物理治疗。疼痛消失3天后再逐步恢复活动,坚持锻炼。

6.定期复查血尿酸,如高于$360\mu mol/L$时,要及时就诊,遵医嘱服用降尿酸药物,如别嘌醇和苯溴马隆等。

第五章 肾内科常见疾病护理

第一节 原发性肾小球疾病

原发性肾小球肾炎疾病种类很多,是引起CKD的最主要的病因,目前常根据临床表现和肾活检病理改变进行分类。

一、急性感染后肾小球肾炎

急性感染后肾小球肾炎简称急性肾炎,是以急性起病,血尿、蛋白尿、水肿、高血压、少尿和肾小球滤过率下降为特点的常见肾小球疾病。本病有多种病因,临床上常见的是链球菌感染后急性肾小球肾炎。急性链球菌感染后肾小球肾炎(PSGN)常见于5~14岁的儿童,男性多见,成人或老年人发生本病病情会较重,多发生于一些经济较落后的地区。

(一)病因及发病机制

PSGN是由β溶血性链球菌A族中"致肾炎菌株"感染引起的一种免疫复合物性肾小球肾炎。本病发生机制是链球菌的胞壁成分M蛋白或某些分泌产物刺激机体产生抗体,形成免疫复合物沉积或种植于肾小球,导致免疫反应,从而引起双侧肾脏弥漫性的炎症。A族溶血性链球菌是人类特异的致病菌,其"致肾炎菌株"具有致肾炎抗原性,人体感染后是否发病取决于宿主的易感性,患者一旦感染后机体可产生较持久的特异性的保护性免疫,很少二次患病。

(二)临床表现

本病临床表现轻重不一,大部分患者呈一过性镜下血尿,严重者可有急性肾损伤表现。本病有潜伏期,大部分患者常有链球菌所致的前驱感染史,如急性化脓性扁桃体炎、咽炎、淋巴结炎、皮肤感染等,潜伏期一般为1~3周。本病前驱感染后1~3周,原发感染灶的临床表现大部分消失后急性起病。

1.一般表现

水肿、血尿、蛋白尿、高血压及程度不等的肾功能受累。

(1)水肿:大部分患者出现该症状,多见于起病早期,常为多数患者就诊的首发症状。初仅累及眼睑及颜面,晨起重,呈"肾炎面容"或伴双下肢凹陷性水肿;重者延及全身,呈非凹陷性或可伴有胸、腹腔积液。水肿主要由于原发性肾性水钠潴留引起,毛细血管通透性增加、低蛋白血症及心力衰竭等因素均可加重水肿。患者一般在2周左右自行利尿消肿,如果水肿持续发展,常提示预后不佳。

(2)血尿：常为起病的第一症状，几乎全部患者均有肾小球源性血尿，镜下血尿为主，也可呈肉眼血尿，尿色呈均匀的棕色浑浊或呈洗肉水样，无凝块，通常肉眼血尿1~2周后即转为镜下血尿，少数持续3~4周。

(3)蛋白尿：多数患者尿常规定性尿蛋白阳性，一般蛋白定量在0.5~3.5g/d之间，常为非选择性蛋白尿。部分患者（多为成人）尿蛋白可达3.5g/d以上，此类患者病程易迁延不愈，其预后不良，大部分患者尿蛋白数日至数周后转阴。

(4)高血压：大部分患者有该症状，老年人更多见，一般为轻或中度的血压增高，尤其是舒张压上升（但舒张压很少超过120mmHg），不伴有眼底改变，系因水钠潴留、血容量扩张所致。高血压程度常与水肿的程度平行，随着利尿消肿血压也恢复正常，如血压持续升高或不降，表明肾脏病变严重。

(5)肾功能减退：多数患者起病时尿量<500ml/d，并可由少尿引起一过性氮质血症（氮质血症是指血中尿素氮、肌酐、尿酸等非蛋白氮含量升高），血肌酐及尿素氮略有升高，严重者可出现急性肾功能损伤。两周后尿量逐渐增加，氮质血症恢复，仅有少数患者可由少尿进展为无尿，其肾功能不能恢复提示预后不佳。

2.全身表现

常有乏力、恶心、呕吐、头晕、嗜睡、视物模糊、腰部钝痛等。

3.并发症

主要有充血性心力衰竭（成人及老年人多见）、脑病（儿童多见）和急性肾损伤。患者并发脑病时，持续时间较短，表现为剧烈头痛、呕吐、嗜睡、神志不清，严重者有惊厥及昏迷。部分老年患者会出现肾功能减退，并常伴有高血钾，但儿童及青中年发生率较低。

(三)辅助检查

1.尿液检查

尿常规检查中可见尿蛋白及红细胞，还可见红细胞管型、颗粒管型、少量上皮细胞及白细胞，偶可见白细胞管型。

2.血液检查

血沉检查常有增快；血常规检查可出现轻度正色素、正常细胞性贫血；生化检查中血清白蛋白浓度轻度下降，可有一过性高脂血症，血容量明显增大者可呈现稀释性低钠血症，少尿者常有高钾血症，利尿时可有轻度高氯性酸中毒；凝血检查可有纤维蛋白原、第Ⅷ因子及大分子纤维蛋白原复合物，纤溶酶增加，纤维蛋白稳定因子下降；免疫及补体检查多数患者血清总补体活性及C3、C5明显下降，少数患者冷球蛋白阳性，抗链球菌溶血素"O"(ASO)滴度可有上升。

3.咽拭子和细菌培养

咽部或皮肤感染灶培养细菌可有A族链球菌感染。

(四)诊断

短期出现血尿、蛋白尿、水肿、高血压、尿少等典型症状患者，如起病前1~3周有咽部或皮肤感染病史，检验结果提示链球菌培养及血清学检查阳性，血清补体下降等，即可诊断为PSGN。患者无明显临床表现，则需要连续多次进行尿常规及血液检查，根据动态检查结果做出诊断,临床诊断不能肯定时需行肾活检病理诊断。

(五)治疗要点
本病为自限性疾病,因此其治疗原则为:对症治疗、预防并发症、促进肾功能恢复。

1. 休息

卧床休息是治疗本病的基本手段,一般需持续至肉眼血尿消失,患者水肿消退,血压恢复正常,大约2周。

2. 饮食

给予患者低盐、高维生素饮食。对于水肿严重及高血压患者应无盐或低盐饮食;水肿且少尿者应控制入水量;肾功能损伤、氮质血症者,应限制蛋白质入量,给予优质低蛋白饮食,并限制钾的摄入量。

3. 对症治疗

(1)利尿:常用利尿剂有噻嗪类利尿剂(如氢氯噻嗪)及袢利尿剂(如呋塞米)。

(2)降压:利尿后血压仍未得到控制者可加用降压药物,如钙通道阻断剂(硝苯地平)及肼屈嗪、哌唑嗪等以增强扩张血管效果。

(3)高钾血症的治疗:钾多数来源于食物,因此,防治高钾血症就要限制食物中钾的摄入量,适当应用排钾利尿剂,如有必要可行透析治疗。

(4)控制心力衰竭:对心功能差的患者(如有冠心病病史),应严密观察病情,积极利尿降压治疗,必要时使用酚妥拉明或硝普钠等药物,以减轻心脏前后负荷。如以上方法仍不能控制心力衰竭,可行血液透析脱水治疗。

4. 控制感染灶

有呼吸道或皮肤感染者,应选用无肾毒性抗生素治疗,反复发作慢性扁桃体炎患者,可待病情稳定后行扁桃体摘除手术,手术前后应用青霉素2周。

5. 透析治疗

对有急性肾损伤且有透析指征者,应及时给予短期透析治疗。

(六)护理评估

1. 病史评估

评估患者有无感染前驱史,有无用药治疗。

2. 身体评估

评估患者神志、生命体征,皮肤有无水肿;评估患者尿液情况,如尿量有无变化、外观有无改变(泡沫尿、血尿、脓尿、乳糜尿等);评估患者有无全身表现如乏力、恶心、呕吐、头晕、嗜睡、视物模糊、腰部钝痛等症状;评估患者心功能情况,如有无活动后胸闷、憋气等症状。

3. 实验室检查

尿液检查、肾功能检查、免疫学检查。

(七)护理措施

1. 病情观察

正确记录患者24小时出入量及体重,监测患者精神状态及生命体征变化;注意观察患者尿液变化,如尿色、尿量、性状等;观察患者皮肤水肿情况,如水肿部位、程度、特点及有无消长等;监测患者血常规、尿常规、24 小时尿蛋白定量、肾功能、电解质、心功能、凝血功能、ASO、血清补体等各项指标。

2.饮食护理

给予足够热量、富含维生素饮食;严重水肿、高血压者应当无盐或低盐饮食,尿少者严格控制入水量,病情缓解、水肿消退、血压下降后,可由低盐饮食慢慢转为正常饮食;给予患者优质蛋白饮食,根据肾功能调整蛋白质摄入量,有氮质血症者减少蛋白质摄入;高钾血症患者限制钾的摄入量。

3.用药护理

遵医嘱按时按量准确给药,注意观察利尿药、降压药的疗效及不良反应,如有异常及时通知医生。

4.并发症的预防及护理

患者在疾病发作急性期可发生心力衰竭、高血压脑病、急性肾损伤等严重并发症。

(1)心力衰竭:密切观察患者生命体征及心功能的变化,水肿严重者如出现烦躁不安、呼吸困难、心率增快、不能平卧等心力衰竭表现时,要立即报告医生,同时给予半卧位和吸氧,遵医嘱给予利尿剂,静脉给予硝普钠或酚妥拉明,降低循环血量,减轻心脏负荷。

(2)高血压脑病:监测血压变化,遵医嘱按时按量规律服用降压药物,保持心情愉悦,避免情绪激动,如有血压升高表现,如头晕、头痛、恶心、呕吐、眼花、视物模糊等症状时,及时通知医生,测量血压,遵医嘱处理,预防高血压脑病发生。

(3)急性肾损伤:密切观察患者尿量变化,若尿量迅速减少甚至无尿,常提示有急性肾损伤;监测患者血电解质、血肌酐、血尿素氮及肾小球滤过率等指标;观察有无心电图改变,有无食欲缺乏、恶心、呕吐胸闷、气促、呼吸困难等症状。

(八)健康教育

1.疾病预后

告诉患者本病为自限性疾病,预后好,大部分患者其临床和病理都可完全恢复,部分老年人及有持续严重高血压者,预后不佳。指导患者积极治疗,控制血压,以免延误病情。

2.预防感染

告知患者本病的发生与感染相关,指导患者积极预防感染,即可降低本病发病率。因此,日常生活中要加强个人卫生,如保持皮肤清洁,外出时戴口罩,做好呼吸道隔离等,如有上呼吸道感染(感冒、咽炎、扁桃体炎等)或皮肤感染时要及时治疗,密切观察尿常规变化,早期发现本病,早期治疗。如患者反复发作的慢性扁桃体炎,应在咨询医生后,酌情摘除扁桃体。

3.活动

在急性期应指导患者绝对卧床休息,待血尿消失、水肿消退、血压恢复正常后方可增加活动量,病情稳定者可从事轻体力劳动,1~2 年内避免劳累及重体力劳动。

4.随访

告知患者 PSGN 完全康复可能需要 1~2 年,对于病情得到控制处于恢复期的患者,告知患者应定期随访,监测尿液、血液等各项指标,密切关注肾功能进展。

二、慢性肾小球肾炎

慢性肾小球肾炎(CGN),简称慢性肾炎,它是一组以血尿、蛋白尿、高血压和水肿为基本临床表现的原发性肾小球疾病。CGN 病情迁延、病变进展缓慢,最终将发展成为终末期肾脏病。本病可发生于任何年龄,以青、中年男性居多。

(一)病因及发病机制

CGN 病理类型多样,绝大多数由不同病因、不同病理类型的原发性肾小球疾病发展而来。其发病机制主要与免疫介导炎症损伤有关,多数病例肾小球内有免疫复合物沉积。此外,高血压、大量蛋白尿、脂质代谢异常等非免疫因素亦参与其慢性化进程。

(二)临床表现

CGN 因病理类型不同,其起病方式和临床表现差异较大,症状轻重不一。本病多数起病隐匿,以血尿、蛋白尿和(或)水肿为首发症状,水肿时有时无,且多为眼睑、颜面和(或)下肢的轻中度水肿,严重者可有肾病综合征表现,晚期患者水肿可持续存在。蛋白尿多为＋～＋＋＋,亦可表现为无症状蛋白尿和(或)血尿。部分患者可以高血压为首发症状,严重者可出现高血压脑病、高血压性心脏病、眼底出血及视盘水肿等症状。本病早期无自觉症状,少数患者直至出现严重贫血或尿毒症时方发现此病。CGN 病情迁延、反复,肾功能渐进性减退,甚至最终发展至终末期肾脏病。本病按起病方式不一样,分为隐匿起病、急性起病、慢性起病,其临床症状亦不同。

1.隐匿起病

患者可无明显临床症状,偶有轻度水肿,血压可正常或轻度升高。患者多通过体检发现此病。

2.急性起病

部分患者因如劳累、感染、妊娠、血压增高等诱因使病情呈急性发作,或因使用某些肾毒性药物后病情急骤恶化,此类患者若及时去除诱因并适当治疗,病情可得到一定程度的缓解。

3.慢性起病

患者可有乏力、疲倦、腰痛、食欲缺乏等症状,可有眼睑和(或)下肢水肿,伴有不同程度的血尿或蛋白尿,早期为轻度蛋白尿或镜下血尿,部分患者可表现为大量蛋白尿或肉眼血尿。也有患者以高血压为突出表现,伴有肾功能正常或不同程度受损(内生肌酐清除率下降或轻度氮质血症)。

(三)辅助检查

CGN 常用的辅助检查包括:尿液检查、血液检查、B 超检查、肾脏活体组织检查等。

1.尿液检查

常见检查包括尿常规、尿沉渣、相位差镜检红细胞、蛋白电泳、本周蛋白、肾早损、24 小时蛋白定量、肌酐清除率等。尿常规检查常有肉眼血尿或镜下血尿,可见多形性红细胞及管型(红细胞管型、颗粒管型、透明管型)等,尿蛋白一般为＋～＋＋＋,24 小时尿蛋白定量常在 1～3g/d。

2.血液检查

常见检查包括血常规、血沉、凝血功能、免疫球蛋白、补体、肾功能、肝功能、电解质、血清白蛋白等。常有白蛋白下降,尿素氮和肌酐升高,血红蛋白下降,血沉增快,补体正常或下降,肾小球滤过率下降等。

3.B超检查

早期肾脏大小正常,晚期可出现双肾对称性缩小、皮质变薄。

4.肾脏活体组织检查

可确定CGN的病理类型。

(四)诊断

具有典型症状(血尿、蛋白尿、高血压、水肿和肾功能损伤等)的患者诊断本病不难,但需注意排除全身性疾病引起的肾脏受累,多数患者需进行肾脏活体组织检查来明确病理类型,以便指导治疗,判断预后。

(五)治疗要点

本病的治疗原则为:防止和延缓肾功能进行性恶化,改善临床症状及防止严重并发症。

1.一般治疗

应避免体力活动、受凉、感冒,预防各种感染,避免肾损害因素,如劳累、妊娠、血压增高、使用肾毒性药物等。

2.饮食治疗

低盐、优质低蛋白、低磷饮食。水肿、高血压患者应限制钠盐的摄入,蛋白质宜选择优质蛋白食物,合并肾功能损伤患者可给予优质低蛋白饮食,同时配合使用必需氨基酸或α-酮酸,以防止负氮平衡。

3.利尿

水肿严重者根据病情合理使用利尿剂。

4.降压治疗

控制高血压是治疗本病的重要措施。根据尿蛋白水平控制血压水平,尿蛋白≥1.0g/d者,血压最好控制在125/75mmHg以下,尿蛋白<1.0g/d者,血压可控制在130/80mmHg以下。ACEI或ARB类降压药除具有降压作用外,还有减少尿蛋白、延缓肾功能恶化的肾脏保护作用。

5.抗凝治疗

合并严重低蛋白血症的患者,应根据其凝血功能情况应用抗凝剂,以抵抗高凝状态,降低血栓风险。

(六)护理评估

1.尿液评估

评估患者有无夜尿增多,尿色、尿量、性状有无改变,有无蛋白尿或肉眼血尿。

2.水肿评估

尿少者评估有无水肿及水肿的特点、部位、程度、是否对称等。

3.血压评估

评估患者血压水平,有无头晕、头痛、眼花、恶心、乏力、黑蒙、心率加快等症状,评估患者有无高血压急症、高血压脑病或高血压心脏病发生的危险。

4.血栓及出血评估

询问凝血功能及白蛋白水平;观察有无胸闷、憋气、胸痛、呼吸困难、口渴、烦躁等肺栓塞表现;观察双下肢有无不对称性水肿、浅表静脉曲张、皮肤由暖变冷或苍白等深静脉血栓表现;皮肤黏膜有无出血点、淤血、瘀斑等表现。

5.肾功能及营养评估

观察患者有无面色、口唇、甲床苍白,有无乏力、头晕、恶心、呕吐等症状,询问血清白蛋白、尿蛋白、血红蛋白、血肌酐、血尿素氮、肾小球滤过率等结果。

(七)护理措施

1.病情观察

监测患者生命体征尤其是血压变化,准确记录出入量及体重;监测患者尿蛋白、电解质、肾功能、血红蛋白、凝血功能等各项指标;密切观察患者尿液变化,如有无血尿、蛋白尿、尿量减少等;水肿者观察患者水肿特点、部位、程度及对称性,有无消长变化;观察患者皮肤黏膜有无颜色苍白、头晕、乏力等贫血症状,观察有无出血点、瘀斑等出血表现;观察患者有无肺栓塞及深静脉血栓的表现。

2.饮食护理

给予患者低盐、低脂、优质低蛋白、低磷饮食,饮食应以高热量、富含维生素及矿物质、易消化食物为主,避免刺激性食物。高蛋白、高脂或高磷饮食会促使肾功能急剧恶化,因此,做好饮食管理可控制患者病情,延缓疾病进展。

3.用药护理

注意观察患者使用利尿剂、降压药物及抗凝药物的疗效,注意有无不良反应,如有异常及时通知医生。

4.并发症的预防及护理

(1)终末期肾脏病:指导患者避免引起肾损害的各种诱因,如劳累、各种感染、使用肾毒性药物、高脂高磷饮食等,以延缓肾功能减退;注意观察有无终末期肾脏病早期症状,如头痛、嗜睡、食欲缺乏、恶心、呕吐、尿少和出血倾向等;积极治疗感染、高脂血症及高尿酸血症等原发病。

(2)高血压脑病:CGN患者多有血压升高,严密监测神志及血压变化,准确给药,必要时遵医嘱应用静脉降压药物控制血压,预防高血压急症或高血压脑病的发生。观察患者有无头晕、头痛、恶心、呕吐、眼花、视物模糊、黑蒙或抽搐等血压升高表现,如有,及时通知医生,遵医嘱给予处理。

6.其他

女性患者如需妊娠需征求专科医生意见。

(八)健康教育

1.避免诱因

指导患者避免劳累、各种感染、使用肾毒性药物、高脂高磷饮食等诱因,以延缓肾功能减退。

2.疾病预后

告知患者 CGN 是多种病因多种表现的慢性病症,病程呈持续进行性进展,严重者最终发展至终末期肾脏病,指导患者控制血压及尿蛋白,避免诱因以延缓疾病进展。

3.自我管理

指导患者进行自我饮食及血压管理,选择低盐、优质低蛋白、低磷食物,控制血压。

4.随访

定期随访,监测肾功能进展情况,积极配合治疗,延缓肾功能减退进程,提高生活质量。

三、急进性肾小球肾炎

急进性肾小球肾炎(RPGN)是指在肾炎综合征(血尿、蛋白尿、水肿、高血压)的基础上短期内出现的少尿、无尿,肾功能急骤进展的一组临床综合征。病理改变特征为肾小囊内细胞增生、纤维蛋白沉积,大量新月体形成。我国目前对该病的诊断标准是肾活体组织检查标本中50%以上的肾小球有大新月体形成。本病病情危重、预后差,但如果能早期明确诊断并根据不同的病因及时采取正确的治疗,可明显改善患者的预后。

(一)病因与发病机制

本病有多种病因。一般将有肾外表现者或明确原发病者称为继发性急进性肾炎,如继发于过敏性紫癜、系统性红斑狼疮等,偶有继发于某些原发性肾小球疾病(系膜毛细血管性肾炎及膜性肾病)者。病因不明者则称为原发性急进性肾炎。

急进性肾小球肾炎的基本发病机制为免疫反应,有体液免疫和细胞免疫的参与。根据免疫病理表现不同可分为 3 型(Couser 分类):Ⅰ型:抗肾小球基膜型,为抗肾小球基膜抗体与肾小球基膜抗原结合,激活补体而致病。根据免疫荧光线条状沉积伴循环抗 GBM 抗体(抗肾小球基底膜抗体)的形成又分为两类:①伴肺部损害的肺出血-肾炎综合征;②不伴肺部损害的抗 GBM 抗体型肾小球肾炎(无肺出血)。Ⅱ型:免疫复合物型,系循环免疫复合物沉积或原位免疫复合物种植于肾小球,激活补体而致病。此型在我国常见。发病前常有上呼吸道感染史,其致病抗原可能为细菌或病毒等。Ⅲ型:非免疫复合物型,其发生可能与肾微血管炎有关,70%~80%患者血清中存在抗中性粒细胞胞质抗体(ANCA),故又称为 ANCA 相关性肾小球肾炎。

目前临床为了更有利于治疗方案的确定及随访,制定了新 5 型分类。这种分类不强调病因,仅根据肾脏免疫病理学的结果,再结合免疫学实验指标,将 Couser 分类中的Ⅰ型分成Ⅰ型 ANCA 阴性和Ⅳ型 ANCA 阳性;原Ⅲ型患者中,ANCA 阳性者为Ⅲ型,ANCA 阴性者为Ⅴ型。

(二)临床表现

1.主要表现

血尿、蛋白尿、水肿和高血压等肾炎综合征表现,并随着病情的进展可出现少尿或无尿,肾功能迅速恶化发展至终末期肾脏病，常伴有中度贫血。

2.前驱症状

多数患者有上呼吸道感染的前驱症状，起病较急，病情进展快。少数患者起病隐匿，前驱症状为不明原因的发热、关节痛、肌痛和咯血等，此类患者就诊时肾功能已达终末期，多见于Ⅲ型RPGN。Ⅱ型RPGN患者常有肾病综合征的表现。

3.并发症

早期血压正常或轻度升高，随着病情发展而加重，严重者可并发高血压脑病；胃肠道症状如恶心、呕吐、呃逆等常见，少数患者可出现上消化道出血；感染也是常见的并发症和导致死亡的重要原因；此外，急性肾损伤亦为常见。

（三）辅助检查

1.尿液检查

尿常规检查有尿蛋白阳性，尿中有红细胞和白细胞，可伴有红细胞管型。

2.血液检查

血肌酐及尿素氮进行性升高，肌酐清除率进行性下降。Ⅰ型RPGN可有抗GBM抗体阳性；Ⅱ型可有冷球蛋白阳性，补体C3降低，抗核抗体谱阳性；Ⅲ型可有ANCA阳性。

3.B超检查

一般双肾增大。

（四）诊断

尽可能早期行肾脏活体组织检查以明确诊断。

（五）治疗要点

本病的治疗原则为对症治疗及针对肾小球免疫介导炎性损伤的强化免疫抑制治疗。

1.对症治疗

利尿，降压，控制感染，纠正水、电解质酸碱平衡紊乱等。

2.免疫抑制治疗

临床常使用糖皮质激素联合细胞毒性药物治疗本病。首选甲泼尼龙冲击治疗，再以口服泼尼松与环磷酰胺联合治疗。

3.血浆置换

血浆置换需持续治疗至血清抗体（如抗GBM抗体、ANCA）转阴为止，同时联合使用激素和细胞毒性药物。

4.RRT

病情急性期且达到透析指征患者应尽快透析，为免疫治疗争取时间及保障。免疫抑制治疗无效且患者病情已进入终末期肾脏病的患者应行长期血液透析治疗或在病情稳定6~12个月后考虑肾移植。

（六）护理评估

本病发病急，病情重，早期积极治疗及护理对病情转归有重要作用。

1.病史评估

评估患者是否有感染前驱史，有无治疗及用药；有无不明原因发热、肌痛、关节痛、腹痛等症状,并评估患者疼痛的部位、性质及程度;有无接触有毒物质,如有机化学溶剂、碳氢化合物等;有无吸毒,有无使用丙硫氧嘧啶、肼屈嗪等药物。

2.尿液评估

评估患者排尿特点,有无尿色、尿量、性状变化,有无蛋白尿或肉眼血尿出现,尿少者有无皮肤水肿,评估水肿的特点、部位、程度、对称性、消长情况等。

3.血压评估

评估患者血压水平,有无头晕、头痛、眼花、恶心、乏力、视物模糊、心率加快等症状,评估患者有无高血压急症、高血压脑病或高血压心脏病发生的危险。

4.肾功能及营养评估

观察患者有无面色、口唇、甲床苍白,有无乏力、头晕、恶心、呕吐等症状,监测尿蛋白、血红蛋白、血清白蛋白、血肌酐、血尿素氮、肾小球滤过率等,评估肾功能有无减退,有无贫血及营养不良等。

5.风险评估

有透析用中心静脉导管的患者评估其管路滑脱及感染的风险。

(七)护理措施

1.病情观察

监测患者血压变化,密切观察尿液情况,如有无血尿、蛋白尿、尿量减少等,准确记录出入量及体重;水肿者观察患者水肿特点、部位、程度、对称性及有无消长等;有疼痛者观察患者疼痛有无缓解;监测尿蛋白,电解质、肾功能、血红蛋白、凝血功能等指标;观察皮肤黏膜有无出血点、淤血瘀斑,以及有无咯血、消化道出血等症状;应用透析用中心静脉导管的患者,注意管路的位置、固定是否良好,伤口有无感染、渗血等。

2.饮食护理

给予患者低盐、优质蛋白、易消化、富含维生素饮食。

3.用药护理

遵医嘱按时按量准确给药,切勿擅自增减药量甚至停药;慎重服用中药或偏方;注意观察患者使用利尿剂、降压药物以及糖皮质激素和细胞毒类药物的疗效,注意有无不良反应,如有异常及时通知医生。对于肾脏病患者,使用糖皮质激素后应特别注意有无发生水钠潴留、血压升高和继发感染。

4.并发症的预防及护理

RPGN患者病情严重可有高血压脑病、消化道出血、感染、急性肾损伤等并发症,高血压脑病的预防及护理已在前文中提过,在此不再赘述。

(1)消化道出血

①病情观察:消化道出血的临床表现取决于出血的速度和量,轻者表现为黑粪、呕血,重者可出现周围循环衰竭,甚至低血容量性休克,应积极救治。

②护理措施:a.严密监测患者生命体征及神志变化,注意观察有无呕血、腹痛、便血等消化道出血表现。b.进食易消化的软食,避免生、冷、硬、粗纤维多的蔬菜(如韭菜、芹菜等)、水果以及咖啡、浓茶、辣椒等刺激性食物。c.对于出现消化道出血的患者,应卧床休息,保持呼吸道通

畅,避免呕血时引起误吸,活动性出血期间应遵医嘱禁食。

(2)感染:病情观察:监测患者体温变化,观察有无寒战、头痛、咳嗽、尿路刺激征、皮肤破溃、红肿等感染表现,如有感染或感染加重应及时通知医生,遵医嘱处理。

(3)急性肾损伤:监测患者肾功能、电解质变化,观察有无少尿甚至无尿、有无心电图改变、有无食欲缺乏、恶心、呕吐、胸闷、气促、呼吸困难等急性肾损伤表现。

5.对症护理

(1)疼痛:有关节痛、肌痛或腹痛患者做好疼痛护理,观察患者疼痛部位、性质及程度;给予患者疼痛部位按摩、热敷;保持病室安静,安抚患者,指导患者进行聊天、阅读、看电视等方式分散对疼痛的注意力;疼痛严重者遵医嘱使用药物,注意观察用药效果及不良反应,如解热镇痛药可引起出血,阿片类药物可引起呼吸抑制等。

(2)贫血

①病情观察:观察患者有无消化道、皮肤出血表现,监测患者血红蛋白、红细胞计数、血清铁蛋白、转铁蛋白饱和度等指标,密切观察患者有无头晕、乏力、面色苍白等症状。

②护理措施:a.指导患者均衡营养,荤素搭配,生长发育期患者避免挑食、偏食,增加食物中铁的摄入(如动物肉类、蛋黄、海带、黑木耳等),烹调时可使用铁制器皿,避免食用抑制铁吸收的食物,如浓茶、牛奶、咖啡等。b.服用铁剂患者应与碳酸钙、硫酸镁等抗酸药物分开服用,以免影响铁的吸收。c.有消化道溃疡或出血、慢性胃炎、胃肠道感染、长期腹泻、痔疮、月经过多等疾病患者需积极治疗,以预防长期慢性潜在出血所致贫血。d.已贫血患者积极纠正,遵医嘱应用促红细胞生成素及铁剂等,必要时输血治疗,注射药物时注意更换注射部位,观察药物不良反应。

(八)健康教育

1.避免诱因

告知患者避免呼吸道感染,戒烟,避免接触有机化学溶剂、碳氢化合物如汽油等。

2.疾病预后

告知患者本病预后与其病理类型有关,早期诊断,尽早合理治疗是影响本病预后的重要因素,可使部分患者病情缓解,少数患者可完全恢复。病情缓解后多数患者缓慢发展为慢性肾脏病,指导患者避免诱因,监测肾功能,延缓疾病进展。

3.自我管理

向患者讲解低盐、低脂、优质蛋白饮食的重要性,教会患者选择适合自己病情的食物。指导患者观察尿液变化,监测血压变化,正确测量血压,告知患者所服用药物作用及不良反应,指导患者按时按量服药,慎用或禁用肾毒性药物,如有不适及时就诊。

4.随访

嘱患者定期门诊随访,了解患者出院后用药、饮食等方面依从性,询问患者有无不适,对于依从性差的患者了解其原因并给予相应的健康指导。

四、肾病综合征

肾病综合征(NS)是临床常见的一组肾脏疾病综合征,以大量蛋白尿($\geq 3.5g/d$)、低白蛋白血症(人血清白蛋白≤30g/L)以及不同程度的水肿、高脂血症为主要特征。

(一)病因及发病机制

对于肾病综合征的分类首先根据病因分为原发性和继发性,前者是指原发于肾脏本身的肾小球疾病,其发病机制为免疫介导性炎症所致的肾损害,后者是指继发于全身性或其他系统疾病的肾损害。

(二)临床表现

NS最典型表现常被称为"三高一低","三高"为高度水肿、高脂血症及大量蛋白尿,"一低"为低蛋白血症。

1.大量蛋白尿

肾小球滤过膜电荷屏障和分子屏障功能受损,对血浆中蛋白的通透性增加,当原尿中蛋白含量超过肾小管重吸收能力时,蛋白从尿中丢失,形成大量蛋白尿。

2.血浆白蛋白浓度的改变

(1)低白蛋白血症:尿液中丢失大量血浆白蛋白,同时蛋白分解代谢增强,导致低蛋白血症。患者消化道黏膜水肿导致食欲缺乏,蛋白摄入不足,可进一步加重低蛋白血症。

(2)其他血浆蛋白成分的变化:除血浆白蛋白浓度下降外,还有其他血浆蛋白成分的变化,这些血浆蛋白质成分的改变可以造成机体功能紊乱。例如:激素结合蛋白随尿液的丢失会导致体内一系列内分泌和代谢紊乱;免疫球蛋白和补体成分的丢失则会导致NS患者抵抗力降低,易致感染;凝血及纤溶有关的蛋白质变化,易导致NS患者的血栓形成;结合蛋白的变化则与贫血有关。

3.水肿

低白蛋白血症引起血浆胶体渗透压下降,水分从血管腔进入组织间隙,是NS水肿的重要原因。当组织间液的水容量增长超过5kg,即可出现临床可察觉的可凹性水肿。水肿程度一般与低蛋白血症的程度相一致,严重时可有胸、腹腔积液、心包积液等。因肺间质中压力较低,当左心室充盈压力稍上升时,即可呈现明显的肺水肿表现。NS患者的水肿情况可以提示我们病情的变化,如出现一侧下肢与体位无关的固定性水肿时应怀疑下肢深静脉血栓形成;下肢水肿较轻而有顽固、严重腹腔积液时应怀疑肝静脉血栓形成等。

4.高脂血症

高脂血症发生的主要原因是肝脏脂蛋白合成增加和外周组织利用及分解减少。患者表现为高胆固醇血症和(或)高甘油三酯血症,伴低密度脂蛋白(LDL)及极低密度脂蛋白(VLDL)浓度的增加,高密度脂蛋白(HDL)正常或稍下降。高脂血症是NS患者动脉硬化高发的原因,并与血栓的形成及进行性肾小球硬化有关。

(三)辅助检查

1.实验室检查

(1)尿液检查:尿蛋白定性一般为++~++++,24小时尿蛋白定量≥3.5g,尿中可见红细胞、颗粒管型等。

(2)血液检查:血浆白蛋白低于30g/L,血中胆固醇、甘油三酯、LDL及VLDL均可升高。

(3)肾功能检查:内生肌酐清除率正常或降低,血肌酐、尿素氮可正常或升高。

2.肾脏活体组织检查

可明确肾小球病变的病理类型,帮助指导治疗及判断预后。

3.肾脏B超检查

双侧肾脏正常或缩小。

(四)诊断

肾病综合征的诊断标准为:大量蛋白尿(尿蛋白≥3.5g/d)、低白蛋白血症(血浆白蛋白≤30g/L)、水肿、高脂血症。前两项是诊断肾病综合征的必备条件。临床上只要满足该两项必备条件,肾病综合征的诊断即可成立。

(五)治疗要点

1.一般治疗

(1)水肿的患者适当注意休息,以增加肾血流量,有利于利尿,缓解水钠潴留,并适当限制水和钠盐的摄入。

(2)病情稳定的患者应保持适度的床上或床旁活动,以防止静脉血栓的形成。

(3)根据患者的实际情况,肾功能良好的患者给予正常量的优质蛋白,肾功能减退者则给予优质低蛋白饮食。

2.利尿消肿

大部分患者在使用激素并限制水、钠摄入后可以达到利尿消肿的目的。经上述处理仍不能消肿者可以适当选用利尿剂。根据利尿剂作用机制和部位的不同可以分为:①渗透性利尿剂:如淀粉代血浆、白蛋白或血浆等;②噻嗪类利尿剂:如氢氯噻嗪;③袢利尿剂:如呋塞米;④保钾利尿剂:如螺内酯。

3.免疫抑制治疗

免疫抑制治疗是肾病综合征的主要治疗方法,主要应用糖皮质激素、环磷酰胺及环孢素等。

4.降脂治疗

高脂血症可加速肾小球疾病的进展,增加患者心、脑血管病的发生率,因此在治疗过程中必须重视。大多数患者除低脂饮食外还需要给予降脂药物,常用他汀类(如辛伐他汀、普伐他汀等)。

5.抗凝治疗

由于凝血因子的改变及激素的使用等原因,患者血液常处于高凝状态,易发生血栓、栓塞,尤其是在患者血浆白蛋白<20g/L时,更易合并静脉血栓的形成。因此,根据病情给予合适的抗凝治疗十分必要。

6.其他

最近有研究报道除了以往所知的T细胞以外,B细胞也参与了原发性肾病综合征的发病机制。因而近年来已有不少报道应用抗CD20单克隆抗体(如美罗华)治疗肾病综合征。其作用是抑制CD20介导的B细胞增殖和分化,从而清除B细胞,达到治疗原发性肾病综合征的作用。

（六）护理评估

1.尿液评估

询问患者尿液的量、颜色、性状及透明度的变化。

2.水肿评估

应详细询问患者水肿的发生时间、部位、程度、特点、消长情况，以及有无胸闷、气促、腹胀等胸腔、腹腔、心包积液的表现；皮肤有无破损、压疮。

3.血栓栓塞及出血风险评估

观察患者双下肢是否对称，有无胸闷、憋气等栓塞表现，使用抗凝剂的患者评估皮肤黏膜有无出血，尿色有无变化等。

（七）护理措施

1.病情观察

（1）尿量变化：如发现患者血压突然下降，尿量突然减少，甚至无尿应及时通知医生，警惕循环衰竭或急性肾损伤。

（2）深静脉、肾静脉血栓的观察：每日测量双下肢腿围，询问患者有无一侧肢体突然肿胀，有无浅表静脉曲张，皮肤有无由暖变冷，甚至苍白等深静脉血栓的表现；有无腰痛、肾绞痛、肉眼血尿；有无胸痛、胸闷、呼吸困难，有无口渴、烦躁等情况，警惕肺栓塞的发生。

（3）监测体重变化：指导患者每日正确测量体重，并由护士进行记录。

（4）监测水肿变化：每日观察患者皮肤有无凹陷性水肿以及水肿有无进行性加重，尤其是颜面、下肢、阴囊等处的水肿情况；伴有腹腔积液的患者每日测量腹围；观察患者水肿部位随体位改变而移动的情况有无改变或加重。

（5）观察患者的皮肤有无破溃、感染，有无压疮形成。

2.饮食护理

一般给予正常量的优质蛋白，但当肾功能受损时，应根据肾小球滤过率调整蛋白质的摄入量；供给足够的热量；少食富含饱和脂肪酸的动物脂肪，并增加富含可溶性纤维的食物，以控制高脂血症；注意维生素及铁、钙等的补充；严重水肿患者给予低盐饮食。

3.用药护理

（1）利尿剂：治疗原则是不宜过快过猛。使用利尿剂要预防水电解质紊乱，特别是低钾血症、低钠血症，应当定时监测患者的生化检查中的各项指标变化。严格记录患者出入量及体重，密切观察尿量及血压变化，避免因过度利尿导致血容量不足，加重血液高凝状态。

（2）糖皮质激素：使用原则为起始剂量要足、疗程要长、减药要慢和小剂量维持治疗。长期应用者可出现感染、胃溃疡、骨质疏松、血压和血糖紊乱等并发症，少数患者甚至还可发生股骨头无菌性缺血性坏死。因此，服药期间询问患者有无骨痛、抽搐等症状，遵医嘱及时补充钙剂和活性维生素 D，以防骨质疏松；观察患者有无腹痛及黑粪等消化道出血症状；观察患者有无感染征象，监测患者生命体征变化，做好皮肤、口腔护理，预防感染；观察患者血压、血糖、尿糖的变化；嘱患者不得自行增减药量或停药；口服激素的患者应饭后服用，以减少对胃黏膜的刺激；因为长期口服激素的患者常会有"满月脸，水牛背"的改变，护士应耐心向患者讲解药物的不良反应，做好心理辅导。

(3)环磷酰胺:使用该药物的患者易发生胃肠道反应、出血性膀胱炎等症状,所以应密切观察患者尿液颜色,并鼓励患者多饮水,以促进药物从尿中排出,减少出血性膀胱炎的发生;观察患者有无恶心、呕吐、畏食等消化道不适症状,以及脱发、皮疹、腹痛等表现;定期监测患者血常规。

(4)抗凝药物:定期检查患者凝血时间、凝血酶原及血小板计数,注意观察有无出血倾向;观察患者有无皮肤瘀斑的表现、有无黑粪、尿液颜色有无加深等出血的表现;备用鱼精蛋白等拮抗剂,以对抗因肝素引起的出血。

(5)利妥昔单克隆抗体的应用:该类药物的不良反应主要出现在注射后前几小时,尤其在第1次静脉注射时明显,且与静脉注射速度有关,主要表现为过敏反应(荨麻疹、气管痉挛、呼吸困难、喉头水肿等)、发热、寒战、恶心等,对心血管系统可致高血压或直立性低血压,毒副作用大多为轻到中度,减慢输注速度,使用前给予盐酸异丙嗪、地塞米松及苯海拉明等能有效减少毒副作用的发生。

4.并发症的预防及护理

(1)感染:①自我检测:指导患者注意自身体温变化,告知患者出现发热、咽痛、咳嗽、胸痛、尿痛等症状大多提示有感染存在。②指导患者养成良好的卫生习惯。加强口腔护理,进餐后、睡前、晨起用生理盐水或氯己定溶液、碳酸氢钠溶液交替漱口,口腔黏膜有溃疡时,可增加漱口次数或遵医嘱用药;保持皮肤清洁,尽量穿柔软宽松的清洁衣裤,勤剪指甲,蚊虫蜇咬时应正确处理,避免抓伤皮肤;预防泌尿系感染,注意个人卫生,勤换内衣裤等。③预防外源性的感染:保持病室的整洁、空气清新,开窗通风;每日用紫外线照射;每日用消毒液擦拭家具,地面;叮嘱患者注意保暖,防止受凉;限制探视人数,避免到人群聚集的地方或与有感染迹象的患者接触;护士严格无菌操作,对白细胞或粒细胞严重低下的患者实行保护性隔离,向患者及家属解释其必要性,使其自觉配合。

(2)血栓和栓塞:血栓和栓塞是肾病综合征严重的、致死的并发症之一,常见的是肾静脉血栓及其脱落后形成的肺栓塞。

①病情观察:观察患者是否有一侧肢体突然肿胀,触摸肢体相关动脉搏动情况,有无深静脉、肾静脉血栓及肺栓塞的表现。

②护理措施:a.每日测量双侧下肢肢体的腿围情况(测量髌骨下缘以下10cm处,双侧下肢周径差>1cm有临床意义)。b.密切追踪患者血、尿各项检查结果,如尿蛋白突然升高,也应怀疑肾静脉血栓形成的可能。c.指导患者做床上足踝运动如:屈曲、背屈、旋转,教会患者后指导其主动运动,增加下肢血液循环。患者肢体水肿症状减轻时,在医生准许的情况下可鼓励患者适当下床活动,促进静脉回流,防止血栓形成。d.根据病情进行双下肢血液循环驱动泵的治疗,以促进血液循环,已存在下肢血栓的患者禁用。

(3)急性肾损伤:病情观察:监测患者肾功能的变化,如患者无明显诱因出现少尿、无尿,扩容利尿无效,及时通知医生。

5.水肿的护理

①水肿较重的患者应注意衣着柔软、宽松;②长期卧床的患者应协助其经常变换体位,防止发生压疮;胸腔积液者应半卧位,下肢水肿患者应抬高双下肢30°~40°;③保持皮肤清洁干

燥,保持床单位平整、无渣屑,嘱患者勿搔抓皮肤;④注意水肿患者的各项穿刺,如肌内注射时,应先将水肿皮肤推向一侧后进针,拔针后用无菌干棉签按压穿刺部位,以防进针口渗液而发生感染;⑤阴囊水肿患者应两腿自然分开,保持阴囊清洁干燥,必要时用三角巾托起阴囊,避免局部水肿加重及摩擦导致皮肤破损;⑥指导家属及患者使用芒硝外敷减轻水肿。

(八)健康教育

1. 疾病知识

肾病综合征较易复发,因此向患者及家属讲解本病特点及如何预防并发症,如避免受凉,注意个人卫生、预防感染,并适当活动,以免发生肢体血栓等。

2. 用药指导

向患者讲解药物作用、注意事项及不良反应,叮嘱其不可擅自增减量或停用药物。

3. 自我管理

告知患者根据病情合理安排饮食,指导患者控制血压、监测水肿、尿蛋白和肾功能的变化。定期随访。

第二节　肾盂肾炎

肾盂肾炎是由细菌(极少数可由真菌、原虫、病毒)直接侵袭所引起的上尿路感染。肾盂肾炎又分为急性肾盂肾炎和慢性肾盂肾炎,好发于女性。

一、病因与发病机制

非复杂性尿路感染80%由大肠埃希菌引起,10%~15%由葡萄球菌和克雷伯杆菌引起,仅2%~5%是由变性杆菌所致。而复杂性尿路感染的细菌谱则要广得多,大肠埃希菌仍为主要致病菌,但许多其他的革兰阴性细菌如变性杆菌、沙雷菌属、克雷伯菌及假单胞菌属等,均可导致复杂性尿路感染。在糖尿病患者或免疫力低下的患者中,真菌的感染日益增多。急性肾盂肾炎可单侧或双侧肾受累,表现为局限或广泛的肾盂肾盏黏膜充血、水肿,表面有脓性分泌物,黏膜下可有细小脓肿,于一个或几个肾乳头可见大小不一、尖端指向肾乳头、基底伸向肾皮质的楔形炎症病灶。病灶内可见不同程度的肾小管上皮细胞肿胀、坏死、脱落,肾小管腔中有脓性分泌物。肾间质水肿,内有白细胞浸润和小脓肿形成。炎症剧烈时可有广泛性出血,较大的炎症病灶愈合后局部形成瘢痕。肾小球一般无形态学改变。合并有尿路梗阻者,炎症范围常广泛。慢性肾盂肾炎双侧肾病变常不一致,肾体积缩小,表面不光滑,有肾盂肾盏粘连、变形,肾乳头瘢痕形成,肾小管萎缩及肾间质淋巴-单核细胞浸润等慢性炎症表现。

二、临床表现

(一)急性肾盂肾炎

可发生于各年龄段,育龄女性最多见。临床表现与感染程度有关,通常起病较急。

1. 全身症状

发热、寒战、头痛、全身酸痛、恶心、呕吐等,体温多在38.0℃以上,多为弛张热,也可呈稽留热或间歇热。部分患者出现革兰阴性杆菌败血症。

2.泌尿系症状

尿频、尿急、尿痛、排尿困难、下腹部疼痛、腰痛等。腰痛程度不一，多为钝痛或酸痛。部分患者下尿路症状不典型或缺如。

3.体格检查

除发热、心动过速和全身肌肉压痛外，还可发现一侧或两侧肋脊角或输尿管点压痛和(或)肾区叩击痛。

(二)慢性肾盂肾炎

临床表现复杂，全身及泌尿系统局部表现均可不典型。50%以上的患者可有急性肾盂肾炎病史，后出现程度不同的低热、间歇性尿频、排尿不适、腰部酸痛及肾小管功能受损表现，如夜尿增多、低比重尿等。病情持续可发展为慢性肾衰竭。急性发作时患者症状明显，类似急性肾盂肾炎。

(三)并发症

1.肾乳头坏死

肾乳头坏死指肾乳头及其邻近肾髓质缺血性坏死，常发生于伴有糖尿病或尿路梗阻的肾盂肾炎，为其严重并发症。主要表现为寒战、高热、剧烈腰痛或腹痛和血尿等，可同时伴发革兰阴性杆菌败血症和(或)急性肾衰竭。当有坏死组织脱落从尿中排出，阻塞输尿管时可发生肾绞痛。

2.肾周围脓肿

肾周围脓肿为严重肾盂肾炎直接扩展而致，多有糖尿病、尿路结石等易感因素。致病菌常为革兰阴性杆菌，尤其是大肠埃希菌。除原有症状加剧外，常出现明显的单侧腰痛，且在向健侧弯腰时疼痛加剧。超声波、腹部X线片、CT等检查有助于诊断。治疗主要是加强抗感染治疗和(或)局部切开引流。

三、辅助检查

(一)尿液检查

尿液常浑浊，可有异味。常规检查可有白细胞尿、血尿、蛋白尿。尿沉渣镜检白细胞≥5个/HP称为白细胞尿；部分尿感患者有镜下血尿，尿沉渣镜检红细胞数多为3~10个/HP，呈均一性红细胞尿。部分肾盂肾炎患者尿中可见白细胞管型。

(二)细菌学检查

1.涂片细菌检查

清洁中段尿沉渣涂片，革兰染色用油镜或不染色用高倍镜检查，计算10个视野细菌数，取其平均值，若每个视野下可见1个或更多细菌，提示尿路感染。

2.细菌培养

可采用清洁中段尿、导尿及膀胱穿刺尿做细菌培养，其中膀胱穿刺尿培养结果最可靠。中段尿细菌定量培养≥10^5/mL，称为真性菌尿，可确诊尿路感染；如<10^5/mL，可能为污染。耻

耻骨上膀胱穿刺尿细菌定性培养有细菌生长,即为真性菌尿。

(三)亚硝酸盐还原试验

其原理为大肠埃希菌等革兰阴性细菌可使尿内硝酸盐还原为亚硝酸盐,此法诊断尿路感染的敏感性70%以上,特异性90%以上。一般无假阳性,但球菌感染可出现假阴性。该方法可作为尿路感染的过筛试验。

(四)血液检查

1.血常规

急性肾盂肾炎时血白细胞计数常增多,中性粒细胞增多,核左移。红细胞沉降率可增快。

2.肾功能

慢性肾盂肾炎肾功能受损时可出现肾小球滤过率下降,血肌酐升高等。

(五)影像学检查

影像学检查如B超、腹部X线片、静脉肾盂造影(IVP)、排尿期膀胱输尿管返流造影、逆行性肾盂造影等,目的是为了解尿路情况,及时发现有无尿路结石、梗阻、返流、畸形等导致尿路感染反复发作的因素。尿路感染急性期不宜做静脉肾盂造影,可做B超检查。

四、治疗要点

(一)一般治疗

急性期注意休息,多饮水,勤排尿。发热者给予易消化、高热量、富含维生素饮食。膀胱刺激征和血尿明显者,可口服碳酸氢钠片1g,3次/天,以碱化尿液、缓解症状、抑制细菌生长、避免形成血凝块,对应用磺胺类抗生素者还可以增强药物的抗菌活性并避免尿路结晶形成。尿路感染反复发作者应积极寻找病因,及时祛除诱发因素。

(二)抗感染治疗

用药原则:①选用致病菌敏感的抗生素。无病原学结果前,一般首选对革兰阴性杆菌有效的抗生素,尤其是首发。治疗3天症状无改善,应按药敏结果调整用药。②抗生素在尿和肾内的浓度要高。③选用肾毒性小,不良反应少的抗生素。④单一药物治疗失败、严重感染、混合感染、耐药菌株出现时应联合用药。⑤不同类型的尿路感染治疗时间不同。

肾盂肾炎首次发生的急性肾盂肾炎的致病菌80%为大肠埃希菌,在留取尿细菌检查标本后应立即开始治疗,首选对革兰阴性杆菌有效的药物。72小时显效者无须换药;否则应按药敏结果更改抗生素。

(三)疗效评定

①治愈症状消失,尿菌阴性,疗程结束后2周、6周复查尿菌仍阴性。②治疗失败治疗后尿菌仍阳性,或治疗后尿菌阴性,但2周或6周复查尿菌转为阳性,且为同一种菌株。

五、护理措施

(一)基础护理

1.休息与睡眠

急性期应卧床休息,各项操作集中进行,避免过多地干扰患者。注意保暖,及时更换衣服,保持皮肤清洁、干燥。病室应阳光充足、定时开窗保持空气新鲜、安全、安静,温度、湿度适宜。

2.饮食护理

病情较轻者,进食清淡、高营养、高维生素的饮食。重症患者应给予流质或半流质饮食,指导患者尽量多摄入水分,每日在2000mL以上。

3.心理护理

本病发病急,患者对疾病认识不足出现焦虑与紧张情绪。应尽量多关心患者、巡视患者,及时询问患者的需要并予以解决。

(二)疾病护理

1.观察病情

观察患者的生命体征、全身情况及肾区局部症状、尿路刺激症状的程度及全身和肾区局部情况。监测体温的变化并做好记录。

2.用药的护理

使用药物时注意观察疗效和不良反应。向患者解释有关药物的作用、疗程、注意事项。合理应用抗生素,口服复方磺胺期间注意多饮水和同时服用碳酸氢钠,以增加疗效、减少磺胺结晶的形成。

3.高热的护理

高热卧床休息,密切观察病情变化。体温在39℃以上应每4小时测体温1次,39℃以下每日测4次,体温超过39℃,给予物理降温或给药。并注意观察和记录降温的效果。

4.肾区疼痛护理

卧床休息,指导患者采用屈曲位,避免站立或坐位,因为肾下移受到牵拉,加重疼痛。炎症控制后疼痛消失。

5.尿路刺激征护理

病情允许时嘱患者多饮水,分散患者的注意力,如听音乐、与人交谈等,避免情绪紧张,缓解排尿。做好患者皮肤护理。

(三)健康教育

1.注意个人清洁卫生

尤其会阴部及肛周皮肤的清洁,特别是女性月经期、产褥期、女婴尿布卫生。不穿紧身裤,环境保持居室空气新鲜,不到人群密集的场所,避免受凉、感冒、劳累和剧烈活动。

2.避免诱因

注意劳逸结合,坚持体育运动,增强机体的抵抗力。

3.心理疏导

应保持豁达开朗的心态,对疾病治疗的信心。

4.饮食护理

鼓励患者进食高热量、高维生素、适量优质蛋白质和脂肪的低盐饮食。

5.多饮水、勤排尿

多饮水、勤排尿是最简便而有效的预防尿路感染的措施。

6.定期门诊随访

了解尿液检查的内容、方法和注意事项。

第三节 尿路感染

尿路感染(UTI)是泌尿系统常见疾病,是由各种病原微生物侵犯尿路黏膜或组织所引起的尿路急、慢性炎症。可发生于任何年龄,多见于育龄女性、老年人、免疫功能低下、肾移植、尿路有功能性或器质性异常者。尿路感染可以根据感染部位(上尿路、下尿路)、有无临床症状(无症状细菌尿、有症状尿路感染)、有无尿路功能和解剖异常(复杂性、非复杂性尿路感染)、初发或再发等进行分类。主要疾病包括急(慢)性肾盂肾炎、膀胱炎、尿道炎等。

一、病因及发病机制

1.尿路感染

一般为单一的细菌感染,以革兰阴性杆菌为主,大肠埃希杆菌最常见,患者多为无症状菌尿或非复杂性尿路感染或首次发生的尿路感染;其次为变形杆菌、克雷伯杆菌,一般见于再次感染、留置导尿管后或与其他疾病并发。糖尿病、使用糖皮质激素和免疫抑制剂及肾移植的患者可发生白色念珠菌、新型隐球菌性尿路感染。多重细菌感染见于留置导尿管、结石、先天性畸形和阴道、肠道、尿道瘘等。

2.感染途径

包括上行感染、血液感染和淋巴道感染。

3.细菌进入膀胱后是否会发生感染除与细菌的数量及致病力有关系外,还与机体防御能力强弱有关。

4.易感因素

如尿路梗阻、畸形、肾下垂、生殖器感染及膀胱-输尿管返流等均可引起。女性患者在经期、妊娠期、绝经期和性生活后较易发生感染。

二、临床表现

(一)膀胱炎

膀胱炎占尿感的60%。起病急骤,每于劳累、受凉、长期憋尿、性生活后发病。主要症状为膀胱刺激症状即尿频、尿急、尿痛及耻骨弓下不适等,多有膀胱区压痛,但一般无全身感染症状。常有白细胞尿,约30%有镜下血尿。约30%以上的膀胱炎为自限性,可在7~10天内自愈。

(二)肾盂肾炎

1.急性肾盂肾炎

急性肾盂肾炎是指肾盂黏膜及肾实质的急性感染。临床表现因炎症程度而各异,多数起病急骤,表现如下:

(1)全身表现:常有寒战、高热、体温可达39℃以上,全身不适、头痛、乏力、食欲减退,有时恶心或呕吐等。常伴有血白细胞计数升高和血沉增快。轻症患者可无全身表现。

(2)尿路系统症状:常有尿频、尿急、尿痛等膀胱刺激征。尿液混浊,偶有血尿。大部分患者有腰痛和(或)下腹部痛。一侧或两侧肾区疼痛,脊肋区有叩击痛及压痛。

(3)并发症:较少,有尿路梗阻或原有糖尿病者合并急性肾盂肾炎,当细菌毒力强而机体抵抗力较弱时,可发生急性肾乳头坏死或肾周脓肿。前者表现为严重全身症状如高热、剧烈腰痛及血尿、脓尿之外,有时由于坏死乳头脱落阻塞输尿管,引起肾绞痛。部分患者还出现少尿或尿闭及急性肾功能衰竭。后者除原有肾盂肾炎症状加重外,常伴有明显单侧腰痛,向健侧弯腰时疼痛加剧。

2.慢性肾盂肾炎

慢性肾盂肾炎指尿路感染病史超过1年并有肾盂、肾盏黏膜和间质纤维化瘢痕变形,或经治疗后仍有肾小管功能减退者。临床表现复杂,症状多端。患者可有反复发作的尿路刺激症状,也可能仅有腰酸和(或)低热、乏力,而无尿路刺激症状,或出现夜尿增多及尿中有少量白细胞和蛋白等。细菌尿可为持续或间歇性。半数以上的慢性肾盂肾炎由急性肾盂肾炎转变而来,若长期不愈、反复发作,最后将会导致慢性肾功能衰竭。

(三)无症状性菌尿

无症状性菌尿又称隐匿型菌尿,指患者无任何尿路感染的症状,但有真性菌尿,多次尿细菌培养阳性。常见于妊娠妇女及老年人。

三、辅助检查

(一)尿液检查

尿常规可有白细胞、红细胞、微量蛋白。沉渣镜检白细胞>5/HP,少数患者可见白细胞管型;可出现镜下血尿,红细胞呈均一性;如尿蛋白含量较大应注意有无肾小球疾病。清洁中段尿培养(至少两次结果)菌落计数$\geq 10^5$/mL可确定为感染,同时可明确致病菌的种类及药敏试验结果。

(二)血液检查

血常规白细胞轻中度增加,中性粒细胞增多且核左移,血沉加快。慢性期红细胞计数和血红蛋白可降低。

(三)影像学检查

慢性肾盂肾炎时静脉肾盂造影中见肾盂肾盏变形、缩窄;肾脏B超可见肾外形凹凸不平,两肾大小不等。

(四)肾功能检查

一般无肾功能障碍,当病情加重时先表现为肾小管功能受损,尿比重降低。晚期则出现血肌酐和血尿素氮升高。

四、诊断

典型尿路感染可根据尿路刺激征、尿液改变和尿液细胞学检查加以确诊。不典型患者则主要根据尿细胞学检查及影像学检查做出诊断。膀胱穿刺尿培养结果最为可靠。X线检查是确诊慢性肾盂肾炎的重要手段,静脉肾盂造影可辅助诊断,CT检查最具有诊断价值。

五、治疗要点

对于无症状菌尿患者一般不予治疗,如为妊娠妇女则选用肾毒性小的抗生素。

(一)一般治疗

积极治疗原发病;已有肾功能损害的患者,维持水电解质平衡;高血压者遵医嘱进行降压治疗。此外,有尿路刺激征和血尿的患者可口服碳酸氢钠片碱化尿液,抑制细菌生长,缓解临床症状。

(二)抗感染治疗

根据尿细菌培养及药敏试验选择抗生素,尽量选用肾毒性小的抗生素,严重感染者需联合用药。

(三)外科治疗

对不易根治的尿路感染,如明确有尿路梗阻或畸形,应尽可能应用外科手术纠正。

(四)治愈标准

1. 临床治愈

症状消失,停药72小时后,每隔2~3日做尿常规及细菌培养,连续3次阴性。

2. 痊愈

临床治愈后,尿常规及细菌培养每月复查1~2次,连续半年均阴性。

六、护理评估

评估尿路感染发生的原因、诱因;尿路刺激征发生的特点及严重程度;个人卫生习惯、性生活卫生;体温有无升高等。

七、护理措施

(一)病情观察

观察患者生命体征变化及尿液颜色、性状、量的改变,注意有无发热、腰痛和尿路刺激征表现等。

(二)饮食护理

给予清淡、营养丰富、易消化食物。在病情允许情况下应该多饮水、多排尿,以达到不断冲洗尿路,减少细菌在尿路停留的目的。

(三)用药护理

遵医嘱按时足量、按疗程给予抗生素,注意观察用药后患者体温变化、尿液变化及有无不良反应。使用磺胺类药物期间嘱患者多饮水,并遵医嘱按时按量服用碳酸氢钠,以碱化尿液,减少磺胺结晶形成。

(四)缓解疼痛

肾区明显疼痛的患者应卧床休息,尽量不要弯腰、站立或坐直,以减少对肾包膜的牵拉力,利于缓解疼痛；转移患者对疼痛的注意力，如让患者进行兴趣阅读、看电视、听音乐等；必要时遵医嘱服用解痉镇痛药。

（五）高热护理

①密切观察患者的体温变化，体温在38.5℃以下时可采用物理降温措施，如冰袋或酒精擦浴等；体温在38.5℃以上时可遵医嘱选用药物降温。②注意休息，待体温恢复正常，症状明显减轻后可下床活动。③指导患者正确留取中段尿行细菌培养，根据药敏结果遵医嘱使用抗生素。④高热者应注意在补充水分的同时做好口腔护理。

（六）加强个人卫生

嘱患者勤换内衣裤，保持会阴清洁；教会患者正确清洁外阴的方法；指导患者便后擦拭由前向后，尽量减少肠道细菌侵入尿路而增加感染的机会，特别是月经期、妊娠期、产褥期的女性。

八、健康教育

（一）生活指导

告知患者多饮水、勤排尿的重要性；注意个人卫生，尤其是会阴部及肛周皮肤的清洁；与性生活相关的反复发作者，应注意性生活后立即排尿。

（二）活动指导

嘱患者保持规律生活，避免劳累，坚持体育运动，增加机体免疫力。

（三）用药指导

嘱患者按时、按量、按疗程服药，勿随意停药，避免使用肾毒性大的抗生素。

（四）病情自我观察

指导患者监测症状的变化，追踪血、尿检查结果，教会患者如何看检查结果，如有不适及时就诊。

第四节　急性肾衰竭

急性肾衰竭（ARF）是由各种原因引起的肾功能在短时期内（数小时至几周）急剧、进行性减退而引起的临床综合征。主要表现为少尿或无尿、氮质血症、高钾血症和代谢性酸中毒。

一、病因和分类

ARF有广义和狭义之分，广义的ARF可分为肾前性、肾性和肾后性三类。狭义的ARF是指急性肾小管坏死（ATN）。肾前性ARF常见病因包括血容量减少、有效动脉血容量减少和肾内血流动力学改变等。肾后性ARF的特征是急性尿路梗阻，梗阻可发生在尿路从肾盂到尿道的任一水平。肾性ARF有肾实质损伤，常见的是肾缺血或肾毒性物质（包括外源性毒素，如生物毒素、化学毒素、抗菌药物、造影剂等；内源性毒素，如血红蛋白、肌红蛋白等）损伤肾小管上皮细胞（如ATN）。在这一类中包括肾小球病、血管病和小管间质病导致的

二、发病机制

(一)肾小管阻塞学说

毒物、毒素等可直接损害肾小管上皮细胞,其病变均匀分布,以近端小管为主。坏死的肾小管上皮细胞及脱落上皮细胞和微绒毛碎屑、细胞管型或血红蛋白、肌红蛋白等阻塞肾小管,导致阻塞部近端小管腔内压升高,继而使肾小球囊内压力升高,当后者压力与胶体渗透压之和接近或等于肾小球毛细管内压时,遂引起肾小球滤过停止。

(二)肾血流动力学改变

肾缺血既可通过血管作用使入球微动脉细胞内钙离子增加,从而对血管收缩刺激和肾自主神经刺激敏感性增加,导致肾自主调节功能损害、血管舒缩功能紊乱和内皮损伤,也可产生炎症反应。血管内皮损伤和炎症反应均可引起血管收缩因子产生过多,而血管舒张因子,主要为氧化亚氮、前列腺素合成减少。这些变化可进一步引起血流动力学异常,包括肾血浆流量下降,肾内血流重新分布表现为肾皮质血流量减少,肾髓质充血等,这些均可引起肾小球滤过率(GFR)下降。

(三)返漏学说

指肾小管上皮损伤后坏死、脱落,肾小管壁出现缺损和剥脱区,小管管腔可与肾间质直接相通,致使小管腔中原尿液返流扩散到肾间质,引起肾间质水肿,压迫肾单位,加重肾缺血,使肾小球滤过率更降低。

(四)弥散性血管内凝血

败血症、严重感染、流行性出血热、休克、产后出血、胰腺炎和烧伤等原因引起ATN,常有弥散性微血管损害。

三、临床表现

急性肾小管坏死是ARF最常见的类型。临床表现在原发病、急性肾功能代谢紊乱和并发症等三方面。急性肾衰竭根据临床表现和病程的共同规律,一般分为少尿期、多尿期和恢复期三个阶段:

(一)少尿或无尿期

一般持续5~7天,有时可达10~14天。

1.尿量减少

尿量骤减或逐渐减少,每天尿量持续<400mL者称为少尿,<50mL者称为无尿。

2.进行性氮质血症

由于肾小球滤过率降低引起少尿或无尿,致使排出氮质和其他代谢废物减少,血浆肌酐和尿素氮升高,其升高速度与体内蛋白分解状态有关。

3.水、电解质紊乱和酸碱平衡失常

(1)水过多:见于水分控制不严格,摄入量或补液量过多,出水量如呕吐、出汗、伤口渗透量等估计不准确以及液量补充时忽略计算内生水。随少尿期延长,易发生水过多,表现为稀释性低钠血症、软组织水肿、体重增加、高血压、急性心力衰竭和脑水肿等。

(2)高钾血症：ATN 少尿期由于尿液排钾减少，若同时体内存在高分解状态，如挤压伤时肌肉坏死、血肿和感染等，热量摄入不足所致体内蛋白分解、释放出钾离子，酸中毒时细胞内钾转移至细胞外，有时可在几小时内发生严重高钾血症。高钾血症可无特征性临床表现，或出现恶心、呕吐、四肢麻木等感觉异常、心率减慢，严重者出现神经系统症状，如恐惧、烦躁、意识淡漠，直到后期出现窦室或房室传导阻滞、窦性停搏、室内传导阻滞甚至心室颤动。

(3)代谢性酸中毒：急性肾衰竭时，由于酸性代谢产物排出减少，肾小管泌酸能力和保存碳酸氢钠能力下降等，致使每天血浆碳酸氢根浓度有不同程度下降。高分解状态时降低更多、更快。

(4)其他：高镁、高磷、低钙、低钠、低氯血症等。

4.心血管系统表现

(1)高血压：除肾缺血时神经体液因素作用促使收缩血管的活性物质分泌增多因素外，水过多引起容量负荷过多可加重高血压。

(2)急性肺水肿和心力衰竭：是少尿期常见死亡原因。它主要为体液潴留引起，但高血压、严重感染、心律失常和酸中毒等均为影响因素，是严重型 ATN 的常见死因。

(3)心律失常：除高钾血症引起窦房结暂停、窦性停搏、窦室传导阻滞、不同程度房室传导阻滞和束支传导阻滞、室性心动过速、心室颤动外，尚可因病毒感染和应用洋地黄等而引起室性期前收缩和阵发性心房颤动等异位心律发生。

(4)心包炎：年发生率为 18%，采取早期透析后降至 1%。多表现为心包摩擦音和胸痛，罕见大量心包积液。

(5)消化系统表现：是 ATN 最早期表现。常见症状为食欲显著减退、恶心、呕吐、腹胀、呃逆或腹泻等。上消化道出血是常见的晚期并发症。

(6)神经系统表现：轻型患者可无神经系统症状；部分患者早期表现疲倦、精神较差。若早期出现意识淡漠、嗜睡或烦躁不安，甚至昏迷，提示病情重笃，不宜拖延透析时间。

(7)血液系统表现：ATN 早期罕见贫血，其程度与原发病因、病程长短、有无出血并发症等密切相关。严重创伤、大手术后失血、溶血性贫血因素、严重感染和急症 ATN 等情况，贫血可较严重。若临床上有出血倾向、血小板减少、消耗性低凝血症及纤维蛋白溶解征象，已不属早期 DIC。

(二)多尿期

每天尿量达 2.5L 称多尿，ATN 利尿早期常见尿量逐渐增多，如在少尿或无尿后 24 小时内尿量出现增多并超过 400mL 时，可认为是多尿期的开始，多尿期大约持续 2 周时间，每天尿量可成倍增加，利尿期第 3~5 天可达 1000mL，随后每天尿量可达 3~5L；进行性尿量增多是肾功能开始恢复的一个标志，但多尿期的开始阶段尿毒症的症状并不改善，甚至会更严重，且 GFR 仍在 10mL/min 或以下；当尿素氮开始下降时，病情才逐渐好转。多尿期早期仍可发生高钾血症，持续多尿可发生低钾血症、失水和低钠血症。此外，此期仍易发生感染、心血管并发症和上消化道出血等。

(三)恢复期

当血尿素氮和肌酐明显下降时,尿量逐渐恢复正常。除少数外,肾小球滤过功能多在3~6个月恢复正常。但部分病例肾小管浓缩功能不全可持续1年以上。若肾功能持久不恢复,可能提示肾有永久性损害。

四、实验室检查

(一)血液检查

可有轻至中度贫血,白细胞增多,血小板减少。血肌酐平均每天增加≥44.2mmol/L。血pH值低于7.35。血清钾升高>5.5mmol/L,血清钠正常或偏低,血清钙降低,血清磷升高。

(二)尿液检查

尿比重低且固定,在1.010~1.015;尿蛋白定性±~+,以小分子蛋白为主。尿渗透浓度与血渗透浓度之比低于1∶1。尿钠增高,多在20~60mmol/L,滤过钠排泄分数(即尿钠、血钠之比/尿肌酐、血肌酐之比×100)大于1,肾衰指数(尿钠浓度与尿肌酐、血肌酐比值之比)常大于1。若肾衰指数和滤过钠排泄分数都小于1,为肾前性ARF,也可通过补液和呋塞米试验来进行区别。

(三)影像学检查

尿路超声对排除尿路梗阻很有帮助。

(四)肾活检

排除肾前性和肾后性原因后,肾脏ARF是肾活检的指征。

五、治疗

(一)少尿期的治疗

治疗重点为调节水、电解质及酸碱平衡,控制氮质潴留,给予足够营养和治疗原发病。

1.预防及治疗基础病因

主要采取纠正全身循环血流动力学障碍,以及避免应用和处理各种外源性或内源性肾毒性物质两大类措施。

2.营养疗法

口服补充营养成分,对于不能口服的患者,可采用鼻饲和胃肠道外营养疗法。

3.控制水、钠摄入

应按照"量出为入"的原则补充入液量。在有透析支持的情况下,可适当放宽入液量。

4.高钾血症的处理

最有效方法为血液透析或腹膜透析。血钾轻度升高(5.2~6.0mmol/L)仅需密切随访,严格限制含钾药物和食物的摄入,并使用阳离子交换树脂。当血钾超过6.5mmol/L,心电图表现为QRS波增宽等明显的变化时,则需马上采取紧急措施。具体包括:①在心电图监护下,给予10%葡萄糖酸钙10~20mL稀释后静脉慢推注;②5%碳酸氢钠静脉滴注,尤其适用于伴有酸中毒的患者;③静脉注射50%葡萄糖注射液加普通胰岛素;④乳酸钠静脉注射;⑤透析疗法适用于以上措施无效和伴有高分解代谢的急性肾衰竭患者,后者尤以血液透析治疗为宜。还有积极控制感染,消除病灶及坏死组织等措施。

5. 低钠血症的处理

一般仅需控制水分摄入即可。如出现定向力障碍、抽搐、昏迷等水中毒症状,则须给予高渗盐水滴注或透析治疗。

6. 代谢性酸中毒的处理

非高分解代谢的少尿早期,补充足够热量,减少体内组织分解,代酸并不严重。高分解代谢型酸中毒往往发生早,程度严重。可根据情况选用5%碳酸氢钠治疗,对于顽固性酸中毒患者,宜立即进行透析治疗。

7. 低钙血症、高磷血症的处理

出现症状性低钙血症,可临时给予静脉补钙。中重度高磷血症可给予氢氧化铝凝胶。

8. 心力衰竭的治疗

以扩血管药物应用为主,尤以扩张静脉、减轻前负荷的药物为佳。透析疗法应尽早施行。

9. 贫血和出血的处理

中重度贫血治疗以输血为主。急性肾衰竭时消化道大量出血的治疗原则和一般消化道大量出血的处理原则相似,可参考上消化道出血的处理。

10. 感染的预防和治疗

权衡利弊选用抗生素,要密切观察临床表现。

11. 透析疗法

保守疗法无效,出现下列情况者,应进行透析治疗:①急性肺水肿。②高钾血症,血钾在6.5mmol/L以上。③血尿素氮21.4mmol/L以上或血肌酐442μmol/L以上。④高分解代谢状态,血肌酐每日升高超过176.8μmol/L或血尿素氮每日超过8.9mmol/L,血钾每日上升1mmol/L以上。⑤无明显高分解代谢,但无尿2天以上或少尿4天以上。⑥酸中毒,二氧化碳结合力<13mmol/L,pH<7.25。⑦少尿2天以上,伴有下列情况任何一项者:体液潴留,如眼结膜水肿、心音呈奔马律、中心静脉压增高;尿毒症症状,如持续呕吐、烦躁、嗜睡;高血钾,血钾>6.0mmol/L,心电图有高钾改变。

(二)多尿期的治疗

治疗重点为维持水、电解质和酸碱平衡,控制氮质血症,治疗原发病和防治各种并发症,可适当增加蛋白质摄入,并逐渐减少透析次数直至停止透析。

(三)恢复期的治疗

一般无须特殊处理,定期随访肾功能,避免使用肾毒性药物。对从肾排泄的药物应根据内生肌酐清除率进行调整,以防其毒性反应。

六、护理措施

(一)基础护理

1. 环境

病室应定时开窗通风、保持空气新鲜、安静,温度、湿度适宜。尽量将患者安置在单人房间,做好病室的消毒,做好保护性隔离,预防感染和感冒。

2.休息与睡眠

患者绝对卧床休息,可减少代谢产物的形成。注意保暖,及时更换衣服,保持皮肤清洁、干燥。

3.饮食护理

ARF 早期给补充热量以糖为主,蛋白质给予高生物效价的优质蛋白,早期限制在 0.5g/(kg·d),并适量补充必需氨基酸,限制钾、钠、镁、磷的摄入,如不宜吃香蕉、桃子、菠菜、油菜、蘑菇、木耳、花生等,优质蛋白限制在 0.50～75g/(kg·d)。

4.心理护理

本病起病较急,症状多,因此思想负担大,注意做好保护性医疗,以鼓励为主,安慰患者,解除其顾虑和恐惧心理。如需做腹膜透析和血液透析时,跟患者讲清治疗的意义和注意事项,使之积极配合。

(二)疾病护理

1.观察病情

密切观察患者的神志、生命体征、脑水肿,尿量、尿常规、肾功能,注意电解质如钠、钾、磷、血感染的前驱症状,观察有无出血倾向(如鼻腔、口腔、皮肤黏膜),注意观察血电解质如钾、钠、钙、磷、pH 的变化情况,观察有无头晕、乏力、心悸、胸闷、气促等高血压、急性左侧心力衰竭征象;有无出现水中毒或稀释性低钠血症的症状,如头痛、嗜睡、意识障碍、共济失调、昏迷、抽搐等。严格控制出入量,量出为入,宁少勿多。应准确记录出入量。掌握水、电解质平衡。

2.用药护理

正确遵医嘱使用药物,尤其是利尿药,并观察治疗疗效及不良反应。严格控制输液速度,有条件监测中心静脉压。

3.皮肤、口腔护理

卧床者定时翻身叩背,防止压疮和肺部感染的发生。由于患者病情较重、卧床时间较长,协助做好口腔护理,保持口腔清洁、舒适。养成良好习惯,餐前、餐后漱口,防止压疮和口腔感染。

(三)健康教育

1.环境

指导患者做好保护性隔离,预防感染和感冒。

2.饮食指导

指导少尿期应严格控制水、钠的摄入量,保证机体代谢需要;恢复期要营养,供给高热量、高维生素、优质低蛋白饮食,并适当锻炼。

3.避免诱因

注意劳逸结合,坚持体育运动,增强机体的抵抗力。

4.心理疏导

应保持精神愉悦,乐观开朗。

5.日常活动

指导患者饮食有节,讲究卫生,做好口腔护理,保持皮肤清洁,避免外邪侵袭。

6.定期门诊随访

指导患者遵医嘱用药,定期复查,发现疲倦、嗜睡、呼吸异常等,及时就诊。

第五节 慢性肾衰竭

慢性肾衰竭(CRF)是各种慢性肾脏疾病进行性发展的最终结局,是一种主要表现为肾功能减退、GFR下降、代谢产物潴留、水电解质和酸碱平衡紊乱的全身各系统症状称临床综合征。

一、病因

主要有原发性和继发性肾小球肾炎、糖尿病肾病、高血压肾小动脉硬化、梗阻性肾病、药物性肾病、遗传性肾病等。发达国家糖尿病肾病、高血压肾小动脉硬化多见,我国以慢性肾小球肾炎、糖尿病肾病、高血压肾小动脉硬化多见。随着我国高血压、糖尿病患者患病率的上升,所并发的肾脏损伤也逐年上升,必须提高重视。

为加强对CRF病因的认知,早期防治CRF,医学界提出慢性肾脏病(CKD)的概念,即各种原因引起的慢性肾脏结构和功能障碍(肾脏损伤病史>3个月),或不明原因的GFR下降(GFR<60mL/min)超过3个月。早期发现CKD、减慢CKD进展是一项非常重要的公共卫生问题。

二、发病机制

本病的发病机制未完全明了,有以下主要学说。

(一)慢性肾衰竭进行性恶化的发病机制

1. 肾小球高滤过学说

CRF时残余肾单位肾小球出现高灌注和高滤过状态是导致肾小球硬化和残余肾单位进一步丧失的重要原因之一。由于高滤过的存在,可促进系膜细胞增殖和基质增加,导致微动脉瘤的形成。

2. 肾单位高代谢

CRF时残余肾单位肾小管高代谢状况,是肾小管萎缩、间质纤维化和肾单位进行性损害的重要原因之一。

3. 肾组织上皮细胞表型转化的作用

在某些生长因子或炎症因子的诱导下,肾小管上皮细胞、肾小球上皮细胞、肾间质成纤维细胞均可转变为肌成纤维细胞,在肾间质纤维化、局灶节段性或球性肾小球硬化过程中起重要作用。

4. 某些细胞因子(生长因子)的作用

白细胞介素-Ⅰ、单个核细胞趋化蛋白-Ⅰ、血管紧张素Ⅱ、内皮素-Ⅰ等均参与肾小球和小管间质的损伤过程,并在促进细胞外基质增多中起重要作用。

5. 其他

在多种慢性肾病动物模型中,均发现肾脏固有细胞凋亡增多与肾小球硬化、小管萎缩、间质纤维化有密切关系,提示细胞凋亡可能在 CRF 进展中起某种作用。此外,近年发现,醛固酮过多也参与肾小球硬化和间质纤维化的过程。

(二)尿毒症的发生机制

目前一般认为,尿毒症的症状及体内各系统损害的原因,主要与尿毒症毒素的毒性作用有关,同时也与多种体液因子或营养素的缺乏有关。尿毒症毒素是由于绝大部分肾实质破坏,因而不能排泄多种代谢废物和不能降解某些内分泌激素,致使其积蓄在体内起毒性作用,引起某些尿毒症症状。尿毒症分为三阶段。①肾功不全代偿期:GFR>50mL/min,血肌酐<178μmol/L,血尿素氮<9mmol/L;②肾功不全失代偿期:GFR>25mL/min,血肌酐>178μmol/L,血尿素氮>9mmol/L;③肾功衰竭期:GFR<25mL/min,血肌酐>445μmol/L,血尿素氮>20mmol/L。

三、临床表现

(一)水、电解质和酸碱平衡失调

1.钠、水平衡失调:常有钠、水潴留,而发生水肿、高血压和心力衰竭。

2.钾的平衡失调:大多数患者的血钾正常,一直到尿毒症时才会发生高钾血症。

3.酸中毒慢性肾衰时,代谢产物如磷酸、硫酸等酸性物质因肾的排泄障碍而潴留,肾小管分泌氢离子的功能缺陷和小管制造 NH_3 的能力差,因而造成血阴离子间隙增加,而血 HCO_3^- 浓度下降,这就是尿毒症酸中毒的特征。如二氧化碳结合力<13.5mmol/L,则可有较明显症状,如呼吸深长、食欲缺乏、呕吐、虚弱无力,严重者可昏迷、心力衰竭和(或)血压下降。酸中毒是最常见死因之一。

4.钙和磷的平衡失调:血钙常降低,很少引起症状。

5.高镁血症当 GFR<20mL/min 时,常有轻度高镁血症,患者常无任何症状,仍不宜使用含镁的药物。透析是最佳解决方法。

6.高磷血症:防止血磷升高有利于防止甲状旁腺功能亢进。

(二)各系统症状体征

1.心血管和肺症状:心、肺病变水钠潴留、肾缺血、肾素分泌增加引起的高血压长期作用于心可引起心力衰竭。血液内尿素过高渗入心包和胸膜可引起纤维素性心包炎和纤维素性胸膜炎,听诊时可听到心包和胸膜摩擦音。心力衰竭可引起肺水肿。血尿素从呼吸道排出可引起呼吸道炎症,有时沿肺泡壁可有透明膜形成;肺毛细血管通透性增加,肺泡腔内有大量纤维蛋白及单核细胞渗出,很少中性粒细胞,称为尿毒症性肺炎。

2.血液系统表现:造血系统主要改变为贫血和出血。贫血原因:①严重肾组织损害时促红细胞生成素产生不足。②体内蓄积的代谢产物,有些如酚及其衍生物可抑制骨髓的造血功能。另一些毒物如胍及其衍生物可缩短红细胞生存期,加速红细胞破坏并可引起溶血。③转铁蛋白从尿中丧失过多,造成体内铁的运输障碍。

尿毒症患者常有出血倾向,表现为牙龈出血、鼻出血、消化道出血等。出血的原因:①毒性物质抑制骨髓,血小板生成减少;②有些患者血小板数量并不减少,却有出血倾向;这可能是由于血液内胍类毒性物质造成血小板功能障碍,使血小板凝聚力减弱和释放血小板第Ⅲ因子的作用降低所致。

3.神经、肌肉系统症状:疲乏、失眠、注意力不集中是慢性肾衰的早期症状之一,其后会出现性格改变、抑郁、记忆力减退、判断错误,并可有神经肌肉兴奋性增加,尿毒症时常有精神异常,对外界反应淡漠、谵妄、惊厥、幻觉、昏迷等。

4.胃肠道症状:最早最常见症状。消化系统体内堆积的尿素排入消化道,在肠内经细菌尿素酶的作用形成氨,可刺激胃肠黏膜引起纤维素性炎症,甚至形成溃疡和出血。病变范围广,从口腔、食管直至直肠都可受累。以尿毒性食管炎、胃炎和结肠炎较为常见。患者常有恶心、呕吐、腹痛、腹泻、便血等症状。

5.皮肤症状:皮肤瘙痒是常见症状,尿毒症患者皮肤常呈灰黄色并有瘙痒,皮肤的颜色与贫血和尿色素在皮肤内积聚有关。体内蓄积的尿素可通过汗腺排出,在皮肤表面形成结晶状粉末称为尿素霜,常见于面部、鼻、颊等处。瘙痒的原因不清楚,可能与尿素对神经末梢的刺激有关。

6.肾性骨营养不良症:包括纤维性骨炎、肾性骨软化症、骨质疏松症和肾性骨硬化症。

7.内分泌失调在感染时,可发生肾上腺功能不全。慢性肾衰竭的血浆肾素可正常或升高,血浆 $1,25-(OH)_2D_3$ 则降低,血浆红细胞生成素降低。性功能障碍,患儿性成熟延迟。

8.易于并发感染:尿毒症常见的感染是肺部和尿路感染。

9.代谢失调及其他:①体温过低基础代谢率常下降,患者体温常低于正常人约1℃;②糖类代谢异常,慢肾衰时原有的糖尿病胰岛素量会减少,因胰岛素降解减少;③高尿酸血症,其升高速度比肌酐和尿素氮慢;④脂代谢异常。

四、实验室检查

(一)血常规检查

可有红细胞计数降低、血红蛋白浓度下降、白细胞计数可升高或降低。

(二)肾功能检查

内生肌酐清除率降低,血肌酐和尿素氮进行性上升。

(三)血生化检查

血浆蛋白降低,总蛋白在 60g/L,血清钾、钠浓度随病情变化。血钙降低,血磷升高。

(四)尿液检查

夜尿增多,尿渗透压下降。尿沉渣检查可见红、白细胞、颗粒管型等。

(五)影像学检查

影像学检查包括 B 超、肾区腹部平片、CT 示双肾缩小。

五、预防与治疗

(一)治疗基础疾病和使肾衰竭恶化的因素

及时诊断治疗慢性肾衰竭基本疾病,是处理肾衰竭的关键。

（二）延缓慢性肾衰竭的发展

1. 饮食治疗。①限制蛋白饮食，减少饮食中蛋白质含量能使血尿素氮（BUN）水平下降，尿毒症症状减轻。还有利于降低血磷和减轻酸中毒。一般根据 GFR 具体调整蛋白摄入量。②高热量摄入。摄入足量的糖类和脂肪。

2. 必需氨基酸的应用。

3. 控制全身性和(或)肾小球内高压力首选 ACE 抑制药和血管紧张素Ⅱ受体拮抗药。

4. 其他高脂血症的治疗与一般高血脂者相同，高尿酸血症通常不需治疗。

5. 中医药疗法。

（三）并发症的治疗

1. 水、电解质失调

(1) 钠、水平衡失调没有水肿的患者，不需禁盐，有水肿者，应限制盐和水的摄入。如水肿较重，可试用呋塞米，但必须在肾尚能对利尿药发生反应时应用。已透析者，应加强超滤。如水肿伴有稀释性低钠血症，则需严格限制水的摄入，如果钠、水平衡失调而造成严重情况，对常规的治疗方法无效时，应紧急进行透析治疗。

(2) 高钾血症判断诱发因素，如血钾仅中度升高，应首先治疗引起高血钾的原因和限制从饮食摄入钾。如果高钾血症>6.5mmol/L，出现心电图高钾表现，甚至肌无力，必须紧急处理。

(3) 代谢性酸中毒。如酸中毒不严重，低钠饮食情况不可口服碳酸氢钠。二氧化碳结合力低于13.5mmol/L，尤其伴有昏迷或深大呼吸时，应静脉补碱。

(4) 钙磷平衡失调应于慢性肾衰竭的早期防治高磷血症，积极使用肠道磷结合药，宜经常监测血清磷、钙水平。

2. 心血管和肺并发症

(1) 慢性肾衰竭患者的高血压多数是容量依赖性，患者宜减少水盐摄入。

(2) 尿毒症心包炎应积极透析，着重防止心脏压塞。如出现心脏压塞征象时，紧急做心包穿刺或心包切开引流。

(3) 心力衰竭其治疗方法与一般心力衰竭的治疗相同，要强调清除钠、水潴留，使用较大剂量呋塞米，必要时做透析超滤。可使用洋地黄类药物。

(4) 尿毒症肺炎可用透析疗法。

3. 血液系统并发症维持性慢性透析，能改善慢性肾衰竭的贫血。在没有条件使用 EPO 者，如果血红蛋白小于 60g/L，则应予小量多次输血，证实有缺铁者应补铁剂，充分补铁后，再使用 EPO。红细胞生成素治疗肾衰竭贫血，其疗效显著。

4. 肾性骨营养不良症：骨化三醇的使用指征是肾性骨营养不良症，对骨软化症疗效颇佳，在治疗中，要密切监测血磷和血钙。

5. 感染抗生素的选择和应用的原则，与一般感染相同。若抗生素是经由肾排泄的，可给予 1 次负荷剂量后，按 GFR 下降的情况调整其剂量。在疗效相近的情况下，应选用肾毒性最小的药物。金霉素、呋喃妥因等不宜应用。

6. 神经精神和肌肉系统症状充分地透析可改善神经精神和肌肉系统症状。成功的肾移植后，周围神经病变可显著改善。骨化三醇和加强补充营养可改善部分患者肌病的病状，使用

EPO 可能对肌病有效。

7.其他。①糖尿病肾衰竭患者随着 GFR 不断下降,必须相应调整胰岛素用量;②皮肤瘙痒:外用乳化油剂,口服抗组胺药,控制磷的摄入及强化透析,甲状旁腺次全切除术有时对顽固性皮肤瘙痒症有效。

(四)药物的使用

根据药物代谢与排泄途径,内生肌酐清除率等因素,决定药物使用的剂量。

(五)追踪随访

定期随访以便对病情发展进行监测,应至少每 3 个月就诊 1 次。

(六)透析疗法

慢肾衰竭当血肌酐高于 $707\mu mol/L$,且患者开始出现尿毒症症状时,应透析治疗。

1.血液透析:先做动静脉内瘘。

2.腹膜透析特别适用于儿童、心血管情况不稳定的老年人、DM 患者或做动静脉内瘘有困难者。腹腔感染为最主要并发症。

(七)尿毒症的替代治疗

当慢性肾衰竭患者 GFR 6~10mL/min 并有明显尿毒症临床表现,经治疗不能缓解时,则应进行透析治疗。对糖尿病肾病,可适当提前(GFR 10~15mL/min)安排透析。血液透析(简称血透)和腹膜透析(简称腹透)的疗效相近,但各有其优缺点,在临床应用上可互为补充。但透析疗法仅可部分替代。肾的排泄功能(对小分子溶质的清除仅相当于正常肾的 10%~15%),不能代替其内分泌和代谢功能。患者通常应先做一个时期透析,待病情稳定并符合有关条件后,可考虑进行肾移植术。

1.血液透析

血透前 3~4 周,应预先给患者做动静脉内瘘(位置一般在前臂),以形成血流通道,便于穿刺。血透治疗一般每周做 3 次,每次 4~6 小时。在开始血液透析 4~8 周,尿毒症症状逐渐好转;如能长期坚持合理的透析,不少患者能存活 15~20 年以上。但透析治疗间断地清除溶质的方式使血容量、溶质浓度的波动较大,不符合生理状态,甚至产生一些不良反应。

2.腹膜透析持续性不卧床腹膜透析疗法(CAPD)

设备简单,易于操作,安全有效,可在患者家中自行操作。每日将透析液输入腹腔,并交换 4 次(6 小时 1 次),每次约 2L。CAPD 是持续地进行透析,对尿毒症毒素持续地被清除,血容量不会出现明显波动,故患者也感觉较舒服。CAPD 在保存残存肾功能方面优于血透,费用也较血透低。CAPD 的装置和操作近年已有很大的改进,例如使用 Y 型管道,腹膜炎等并发症已大为减少。CAPD 尤其适用于老人、心血管功能不稳定者、糖尿病患者、小儿患者或做动静脉内瘘有困难者。

3.肾移植

成功的肾移植会恢复正常的肾功能(包括内分泌和代谢功能),可使患者几乎完全康复。肾移植需长期使用免疫抑制药,以防排斥反应,常用的药物为糖皮质激素、环孢素(或他克莫司)、硫唑嘌呤(或麦考酚吗乙酯)等。由于移植后长期使用免疫抑制药,故并发感染者增加,恶性肿瘤的患病率也有增高。

六、护理措施

(一)基础护理

1.环境

做好病室的消毒。病室应定时开窗通风,保持空气新鲜、流通、安全、安静,温度、湿度适宜。做好保护性隔离,预防感染和感冒。

2.休息与睡眠

重症患者应卧床休息,可减少代谢产物的形成。注意保暖,及时更换衣服,保持皮肤清洁、干燥。

3.饮食护理

少量多餐,应摄入高热量、高维生素、高钙、低磷和优质低蛋白饮食,适当限制钠盐和钾盐,蛋白质不可过多,以减轻肾脏负担,对长期热量不足的患者,需经胃肠外补充热量。

4.生活指导

保持皮肤清洁,注意个人卫生,督促患者勤换衣、勤洗澡。保持口腔、会阴部清洁,避免到公共场所。

5.心理护理

绝大多数患者有多年的慢性肾脏病史,病情迁延不愈,症状日益加重,大部分存在抑郁与恐惧心理,耐心解释疾病有关知识,使他们正确对待疾病,积极参与治疗护理,争取延缓病程进展。做腹膜透析和血液透析时,跟患者讲清治疗的意义和注意事项,使之积极配合。

(二)疾病护理

1.观察病情

绝大多数患者有多年的慢性肾病史,密切观察患者的意识状态、贫血及尿毒症面容、有无血压增高、水肿、呼出气体有无尿味,皮肤是否干燥并有抓痕,有无恶心、呕吐、腹泻、呼吸困难、呼吸的频率和深度、心率是否规律,有无心包摩擦音,皮肤黏膜是否有瘀斑等。注意观察血、电解质,如钾、钠、钙、磷、pH 的变化情况,有无出现水中毒或稀释性低钠血症的症状,严格控制出入量,量出为入,宁少毋多。应准确记录出入量。掌握水电解质平衡。

2.用药的护理

正确遵医嘱使用药物,尤其是利尿药,并观察治疗疗效及副作用。严格控制输液速度,有条件监测中心静脉压。

3.对症护理

(1)消化系统:口腔护理,饭后漱口,观察呕吐物及粪便颜色。

(2)贫血严重者,起坐、上下床动作宜缓慢,防止皮肤黏膜受损。

(3)神经系统:如有头痛、失眠、躁动,应安置在光线较暗的病室,保持安静,注意安全,使用镇静药须防止蓄积中毒。

(4)心血管系统:严格观察血压、心律、神志变化及降压药物的不良反应,发生有颅内压增高及心功能不全时应及时告知医师,做必要处理。

(5)呼吸系统:观察患者有无咳嗽、胸闷等表现,若出现深大呼吸伴嗜睡,提示代谢性酸中毒,应及时处理。

(6)皮肤护理:因尿素霜沉积对皮肤的刺激,故应勤用温水擦洗,保持皮肤清洁,忌用肥皂和乙醇,勤换衣裤被单。对严重水肿者,经常更换卧姿,预防压疮。

(三)健康指导

1. 环境

室内空气新鲜、流通,安全、安静,温度、湿度适宜。

2. 饮食指导

高热量、高维生素、高钙、低磷和优质低蛋白饮食,高血压、水肿及尿量少者应限盐,如行透析治疗,适当增加蛋白质摄入,每日尿量少于500mL时,应避免高钾食物及饮料。

3. 避免诱因

注意劳逸结合,坚持体育运动,增强机体的抵抗力。

4. 遵医嘱用药

避免使用肾毒性较大的药物,如氨基糖苷类抗生素。

5. 心理疏导

指导患者正确对待疾病,积极配合治疗,延缓疾病的发展。

6. 日常活动

讲究卫生,做好口腔护理,保持皮肤清洁,注意保暖,避免外邪侵袭。准确记录每日体重、血压、尿量。

7. 保护血管

慢性肾衰竭的患者应注意保护和计划地使用血管,尽量保留前臂、肘部等部位的血管,以备透析治疗。已行透析治疗的患者,血液透析者应注意保护好动静脉瘘管,腹膜透析者保护好腹膜透析管道。

8. 定期门诊随访,定期复查肾功能、电解质,发现不适及时就诊。

第六章 外科常见疾病护理

第一节 甲状腺癌

甲状腺癌是内分泌系统最常见的恶性肿瘤。甲状腺癌可发生在各个年龄阶段,据美国国家癌症研究所数据显示,2007—2011年甲状腺癌的发病率为每年12.9/10万人,近30年甲状腺癌的发病率增加了2~3倍,在过去的10年间平均每年以5.5%的比例在增长;女性的发病率是男性的2~3倍;发病年龄从20岁以后明显上升,45~54岁达高峰,64岁以后明显下降;2004—2010年甲状腺癌的5年生存率为97.8%。据中国肿瘤登记中心数据显示,2010年我国甲状腺癌在女性的发病率为5.62%,占女性恶性肿瘤的第9位,与过去相比女性甲状腺癌上升趋势明显。

一、病因及预防

(一)病因

1. 癌基因及生长因子

癌基因的突变及多肽生长因子被认为与甲状腺癌的发病有关。

2. 电离辐射

电离辐射是目前甲状腺癌唯一的已明确的致病因素,电离辐射包括医源性的外放射接触、放射线泄露污染、医源性内放射或核爆炸后含碘放射性核素的摄入。但有统计显示仅有9%的甲状腺癌与射线暴露、接触史有关。

3. 碘与甲状腺癌

饮食中碘的含量过低或过高都可能导致甲状腺癌的发生,如在碘缺乏地区,多发生滤泡状癌;而在高碘摄入地区,如冰岛、挪威等国家及我国沿海地区多发生乳头状癌。目前国内外针对碘与甲状腺乳头状癌发病的相关性研究多数仍停留在宏观流行病学水平,碘与甲状腺乳头状癌在分子水平的相关性仍不清楚。

4. 性别与女性激素

甲状腺癌发病性别差异较大,女性明显高于男性。少数报道髓样癌男女发病率相似。

5. 家庭因素

在一些甲状腺癌患者中,也可发现一个以上家庭成员同患甲状腺乳头状癌,如Stoffer等报道,甲状腺乳头状癌家族中3.5%~6.2%同患甲状腺癌。

6.其他

一些甲状腺增生性疾病,如腺瘤样甲状腺肿和功能亢进性甲状腺肿,分别有约5%及2%合并甲状腺癌。多年生长的甲状腺瘤,偶可发生癌变。

(二)预防

1. 积极参加普查、定期健康体检,早期发现、早期诊断、早期治疗。
2. 对良性甲状腺腺瘤、结节性甲状腺肿等应及时手术治疗。
3. 缺碘地区食用碘盐。

二、生理解剖

甲状腺是人体最大的内分泌腺体,其滤泡细胞可分泌甲状腺素,调节人体的代谢;滤泡旁细胞分泌降钙素,参与人体内钙离子的代谢。甲状腺由左右两个侧叶和峡叶构成。峡部多数位于第2～4气管环范围内,亦可缺如。甲状腺血供丰富,供应动脉来自甲状腺上动脉和甲状腺下动脉。甲状腺的静脉网逐步汇集成静脉干。上部静脉干与动脉伴行,且恒定。而中、下部者不与动脉伴行,且变异多。甲状腺上、中静脉入颈内静脉,甲状腺下静脉入无名静脉。两侧喉返神经均紧贴甲状腺侧叶的背面,在环甲关节处入喉。喉上神经的分支,贴近甲状腺上动脉的后上方。甲状旁腺位置数目均不恒定,一般为上、下两对。绝大多数甲状旁腺位于甲状腺真、假被膜之间。

甲状腺的功能比较复杂,主要是摄取和储存碘,以及合成和分泌甲状腺激素。

三、病理分类及临床分期

(一)甲状腺癌常见的组织学病理分型

1.乳头状腺癌
占60%～80%。

2.滤泡状腺癌
占10%～28%(国外另分一类嗜酸细胞腺癌,国内没有划分,归入滤泡状腺癌)。

以上两种均起源于甲状腺滤泡上皮,且治疗后预后很好,又合称为分化型甲状腺癌。

3.髓样癌
起源于甲状腺滤泡旁细胞或称C细胞,占3%～10%。

4.未分化癌
恶性程度高,占3%～8%。在甲状腺癌中,90%以上为分化型甲状腺癌。

(二)临床分期

分化型甲状腺癌与其他癌不同的是需结合年龄分期。45岁前的分化型甲状腺癌无论大小,淋巴结及远处有无转移均列为Ⅰ(M_0)、Ⅱ(M_1)期,45岁以后才分Ⅰ～Ⅳ期;髓样癌分Ⅰ～Ⅳ期;未分化癌均属Ⅳ期。

四、临床表现

(一)乳头状癌

甲状腺乳头状癌可发生在任何年龄,男女都可发生,但最常见于中、青年女性。多数为单发,少数为多发伴有结节性甲状腺肿、腺瘤。肿物大小不一,病史长,平均为 5 年。大部分的病例除甲状腺区有一无痛性肿块外很少有其他症状,一般活动度尚好。典型的甲状腺乳头状癌常伴有同侧颈部淋巴结转移,其转移率为 50%~70%。患者因多无自觉不适,且生长缓慢,故一般就诊较晚。

(二)滤泡状癌

滤泡状癌属分化型甲状腺癌,较乳头状癌少见,居第 2 位。其患者的平均年龄较乳头状癌者大。播散途径虽可经淋巴转移,但主要是通过血行转移到肺、骨等。有些滤泡状癌可在手术切除后相隔很长时间才见复发,但其预后不及乳头状癌好。

(三)髓样癌

髓样癌发生于甲状腺滤泡旁细胞,亦称 C 细胞的恶性肿瘤,C 细胞的主要特征为分泌降钙素及多种物质包括癌胚抗原,并产生淀粉样物等,20%~30%的髓样癌患者可出现顽固性水样腹泻。本病除合并内分泌综合征外,一般临床表现与其他类型甲状腺癌基本相似。主诉主要为颈前肿物,多数生长缓慢,病程较长,80%~90%为散发型,10%~20%为家族型。因为 C 细胞主要位于腺叶上极,因此散发癌典型表现为上极结节,50%以颈部淋巴结转移为首发症状,15%散发患者表现为上消化道或呼吸道受压或受侵,5%~10%的患者表现为肺或骨转移症状。

(四)未分化癌

未分化甲状腺癌是一种侵袭性强、高度恶性的肿瘤。肿瘤生长迅速,质硬而不规则,一般在短期内很快弥漫累及整个甲状腺,浸润气管、肌肉、神经和血管,引起吞咽和呼吸困难。病情进展快,较早可出现颈淋巴结转移和远处转移,常有肺转移、骨转移等。显微镜下见癌组织主要由分化不良的上皮细胞组成,细胞呈多形性,常见核分裂象。所有未分化的甲状腺癌均定为Ⅳ期。

五、诊断

(一)体格检查

1.颈前肿物

多为无意中发现,可为单发或多发,随吞咽上下移动。肿物质硬、边界不清、缓慢生长(甲状腺未分化癌则肿瘤生长迅速)。

2.颈侧肿物

为颈部肿大的转移淋巴结,有时未发现甲状腺肿物或甲状腺肿物很小,而颈部淋巴结转移却很明显,成为第一症状。

3.周围结构受侵的症状

由于周围结构的侵犯而出现相应的症状,如喉返神经受侵或受压表现为声音嘶哑,如气管、食管受侵或受压则表现为呼吸困难或吞咽困难等。

(二)超声诊断检查

超声是甲状腺肿瘤最方便、经济、实用的诊断手段之一。超声可以探测到直径0.2cm的甲状腺结节。随着超声技术与医生经验水平的提高,许多原本不易发现的隐匿性甲状腺癌被检测出来,使甲状腺微癌的发病率明显增加,同时也使得甲状腺癌的发病率明显增加。

(三)细针穿刺细胞学检查

细针穿刺细胞学检查(FNAC)是一项较成熟的诊断技术,不但可术前定性,且可分型。事实证明FNAC较其他常规检查方法优越,操作简便,损伤小,诊断率高,价格低廉。即使微小病灶,在B超引导下做FNAC也可使不少病例得到诊断。细针穿刺假阴性在5%~15%,假阳性1%左右。

(四)CT或MRI检查

主要用于了解病变范围。颈部及上纵隔的增强CT或MRI检查可作为甲状腺癌诊断的首选影像学检查。CT能显示肿物与大血管、喉返神经、甲状旁腺、颈段食管的关系,肿瘤是否侵犯气管壁及侵入气管内,肿瘤向胸骨后及上纵隔延伸情况和纵隔内淋巴转移情况,对医生手术操作很有帮助。MRI检查能行冠状、矢状及横断多位成像,提供良好的软组织对比,对甲状腺癌的诊断有较高的价值。

(五)实验室检查

检测血清T_3、T_4、TSH,以确定有无甲状腺功能亢进。对于甲状腺手术后长期补充甲状腺素片患者,应定期测定T_3、T_4、TSH,如果给药剂量不足,TSH水平会升高,反之则降低,所以测定TSH可以作为调节甲状腺素片剂量的一个依据。甲状腺球蛋白(TG)在全甲状腺切除术后如持续升高提示有转移或复发可能。临床疑为髓样癌的患者要测定血浆降钙素(CT)的水平,如果在正常最高值300pg/L以上有诊断价值。

六、治疗

治疗原则以外科手术切除为主。不论病理类型如何,只要有指征就应尽可能地手术切除。因甲状腺癌对放疗敏感性差,单纯放疗对甲状腺癌的治疗并无好处。但对于手术后有残留者,术后放疗有一定价值。

(一)甲状腺乳头状癌治疗

1.原发病灶及颈淋巴结的外科治疗

甲状腺癌手术治疗应彻底。一旦确诊为甲状腺癌,无论术前是否有中央区淋巴结转移的证据,都应常规清扫中央区淋巴结。颈部淋巴结通常分为6区。甲状腺癌最常见的颈淋巴结转移部位在:颈前区、左颈侧区、右颈侧区、纵隔内。一般情况下,患侧腺叶加峡部切除+中央区淋巴结清扫术为较为合适的术式,双侧甲状腺癌患者主要行全甲状腺切除+双侧中央区淋巴结清扫术。峡部甲状腺癌主要行双侧甲状腺次全切除+双侧中央区淋巴结清扫术。对临床查体及CT、B超检查未发现淋巴转移者,即cNo的病例,仅行Ⅵ区颈清扫术,不主张行预防性颈清扫术(Ⅱ~Ⅴ区)。对术前诊断明确有侧颈区淋巴结转移者应予以该侧颈淋巴结清扫术。

术后需定期随访。

2.外放疗

甲状腺乳头状癌对放射线敏感性较差,而且甲状腺邻近组织,如甲状软骨、气管软骨、食管以及脊髓等,均对放射线耐受性较低,大剂量照射常引起严重并发症,一般不宜采用。尤其作为常规术后辅助放疗更属错误,仅对镜下或肉眼有残留者,可以辅以放疗,常用放疗剂量为50～60Gy,有姑息治疗的效果。

3.^{131}I 治疗

主要用于治疗甲状腺癌的远处转移。一般需先行全甲状腺切除术,以增强转移癌对碘的浓集。癌组织的吸碘能力与其病理组织结构有关,一般癌组织中含滤泡结构愈多,愈完整,胶质愈多,其浓集碘的能力愈高,癌组织分化愈差,吸碘愈少,未分化癌几乎不吸碘,滤泡样癌吸碘较多,次之为乳头状癌。本疗法可并发骨髓抑制、生殖功能抑制或黏液性水肿等,肺转移者常并发放射性肺炎,弥散性肺转移者可致肺纤维化,少数可并发再生障碍性贫血或白血病。

4.内分泌治疗

甲状腺素可抑制脑垂体前叶促甲状腺激素的分泌,从而对甲状腺组织的增生起到抑制作用,但是否可以抑制肿瘤的复发,目前尚无有力的证据证实。目前使用的左甲状腺素或甲状腺素片,仅起替代作用。常用剂量每日左甲状腺素 50～100μg 或甲状腺素片每日 40～80mg。

5.化学药物治疗

一般化疗对甲状腺乳头状癌敏感性很差,目前主要用于不能手术或远处转移的晚期癌,常用药物多柔比星、顺铂,有时可以起到姑息治疗作用,但不做常规术后化疗。

(二)滤泡样癌治疗

原发病灶的治疗原则基本与乳头状癌相同。因本型较少发生淋巴结转移,所以除临床上已出现颈淋巴结转移时行颈淋巴结清扫术,一般不做选择性清扫术。由于滤泡样癌具有吸碘功能,所以即使证实有远处转移,可以将原发病灶切除,其远处转移灶可留待以后做^{131}I 治疗。

(三)髓样癌治疗

甲状腺髓样癌恶性程度介于分化型和未分化型之间,对放疗中度敏感,对化疗不敏感,手术是治疗的最有效手段。原发病灶处理原则如同甲状腺乳头状癌,手术原则与分化型甲状腺癌相同,cN_0 时仅清扫Ⅵ区,在发现颈淋巴结转移时行颈清扫术,有肿瘤残存时做术后放疗。血清降钙素检测可用于肿瘤术后复发观察指标。术前血清降钙素升高的患者,如果术后血清降钙素恢复正常,再次上升表示有肿瘤复发;术后血清降钙素一直高于正常者,有可能肿瘤未切净或有其他部位转移。

(四)未分化癌治疗

本病甚难控制,目前尚无较为满意的治疗方法。未分化癌病情发展很快,出现颈部肿物后增长迅速,1～2周内肿物可固定,出现声音嘶哑、呼吸困难。大多数患者就诊较晚,失去根治性或姑息性的手术治疗机会。有时手术目的是为了解决呼吸道梗阻,仅做气管切开。对少部分原发肿瘤较小的病例,尽量采用手术切除,然后行气管切开或气管造口术,术后给予放疗及化疗,有 40%的患者可获治愈。大多数病例预后很差,多数在 1 年内死亡,5 年生存率仅5%～15%。唯有对病灶较小适宜手术的还应积极争取做根治性手术,术后辅以放疗,亦可得到一定的疗效。也有少数报道用化疗加放疗，可取得一定的效果。

（五）远处转移的治疗

对于分化型甲状腺癌的远处转移，以肺转移最为多见，其次为骨。由于分化型甲状腺癌的转移灶具有摄取放射性^{131}I的功能，在去除全部正常甲状腺组织后，约80%的转移灶细胞有摄取放射性^{131}I的能力，形成对转移灶的内放射，从而达到治疗的目的。^{131}I治疗肺转移有效率为60%～70%，骨转移30%～40%，且甲状腺癌恶性程度低，对放化疗不敏感，可带瘤生存很长时间。因此，对于有远处转移的分化型甲状腺癌不能放弃治疗，仍要积极治疗。在手术切除全部残存的甲状腺组织和颈部的转移灶后，采用^{131}I治疗远处转移灶。有部分肺转移的患者在经过多次^{131}I治疗后，转移灶完全消失并长期生存。由于甲状腺髓样癌和未分化癌无摄取^{131}I的功能，因此^{131}I治疗对这两种癌无效。

目前，人们已经注意到^{131}I治疗甲状腺癌的风险性问题，发现治疗后乳腺癌、膀胱癌和白血病发病率升高，需慎用。特别对儿童和青年患者，治疗剂量最好用小剂量而又能达到最满意的效果。术后^{131}I治疗的同时，应予以适量的甲状腺素治疗。

七、护理

（一）手术治疗护理

1.手术前护理

（1）甲状腺癌患者多为女性，她们一方面对诊断为甲状腺癌紧张，又对手术治疗有顾虑，应耐心解释，以消除其顾虑，并使之配合治疗、术前检查。参照外科手术前准备。

（2）手术体位训练：为了能让患者在手术前就能适应头低肩高位的特殊体位，提高患者对手术的耐受性，有效地减少或降低术中和术后不良反应的发生率，在术前应指导患者进行手术体位训练。练习时取仰卧位，肩胛部垫枕，使颈部呈过伸位，充分暴露颈前区。体位训练应循序渐进，根据患者的耐受程度逐渐增加垫枕的高度和持续的时间，直到患者可以坚持2小时。

2.手术后护理

（1）密切观察患者的面色、呼吸、血压、脉搏和体温，及时发现病情变化。

（2）患者麻醉清醒后如生命体征平稳可取半卧位，以利呼吸和切口渗液引流。

（3）甲状腺术后切口引流接负压吸引，以排除颈内积液和积气，使术后残腔迅速消失，利于切口愈合。

（4）应保持引流管通畅，注意引流液的颜色及量，并准确记录。

（二）手术后并发症的观察和护理

1.出血

（1）主要为血管结扎线松脱，常发生于术后24小时内，表现为颈部伤口肿胀，锁骨上窝消失，触之有波动感，伤口渗血较多，引流液色深，有沉淀或凝血带，1小时引流量可超过100mL。

（2）立即通知医生，根据医嘱予以止血药物及持续负压吸引，必要时行急诊止血术。

（3）密切观察呼吸情况，如因血肿压迫气管造成呼吸困难或窒息，准备气管切开用物，做好抢救配合。情况紧急，也可用16号粗针头行环甲膜穿刺，建立有效气道，再行进一步处理。

2.呼吸困难

除手术后出血外,喉头水肿、气管软化、两侧喉返神经损伤导致声带正中位麻痹均可引起呼吸道阻塞。除轻度喉头水肿,可予以半卧位、吸氧和静脉注射地塞米松而得以改善外,一般均需行气管切开以改善呼吸状况。术后应密切观察患者呼吸情况,保持气管通畅,发现异常及时与医生取得联系。

3.喉上及喉返神经损伤

(1)喉上神经损伤术后患者出现呛咳,喉上神经内支损伤后于进流质时引起误咽;喉上神经外支损伤可造成声带松弛,发音声调下降,影响发高音。

(2)喉返神经损伤术后患者出现声音嘶哑,有时亦有呛咳或呼吸困难。一侧喉返神经损伤可无临床症状(后支损伤),绝大多数出现发音嘶哑(全支或前支损伤),两侧喉返神经损伤可以造成窒息,使患者失音。

(3)呛咳时,告诫患者不要紧张,一般采用抬头进食低头吞咽的姿势,小口慢咽,尽量干食即可缓解呛咳现象。

(4)口服一些营养神经的药物保护声带,如弥可保等,少讲话多休息,一段时间后即可恢复。

4.手足抽搐

(1)术中误将甲状旁腺切除、挫伤或将供应甲状旁腺的血管结扎,引起甲状旁腺功能低下,多在术后1~4日出现,一般数周可恢复。

(2)轻者手足麻木和僵硬感,重者手足抽搐,甚至呼吸肌痉挛。

(3)应急处理:急抽血查血钙、血磷,根据医嘱静脉慢推10%葡萄糖酸钙10~20mL,酌情补充钙剂,提高血钙浓度,缓解全身症状。

5.甲状腺危象

(1)术前准备好者,术后发生危象罕见,病因尚不清楚,可能因甲状腺大部分切除后血液中蛋白结合碘含量减少,因此认为手术后血液内甲状腺素含量减少,失去平衡,是发生危象的原因。

(2)临床表现:术后12~36小时内发热、脉快而弱(每分钟在120次以上)、烦躁、谵妄,常伴有呕吐水泻。

(3)甲状腺危象治疗原则:立刻用镇静剂、碘剂、氢化可的松,并采取降温、大量静脉输注葡萄糖溶液、吸氧等措施,有心力衰竭者加用洋地黄制剂。

6.声门水肿

(1)多发生在反复进行气管插管或插管时间过长时,尤其术中损伤喉返神经者。

(2)常发生在术后24~48小时,表现为呼吸困难并有喉鸣音,处理不及时可产生致命性后果。护理人员在工作中不能一味相信监护仪的数据,应多听患者的主诉,有时代偿期患者的氧饱和度仍可达100%,但患者会有胸闷、呼吸困难的主诉。

(3)可据医嘱静脉滴入地塞米松10~20mg或地塞米松雾化吸入,必要时行气管切开术,保证患者呼吸道通畅。

7.乳糜漏

(1)主要发生在左颈淋巴结清扫术后,损伤胸导管,未经结扎或不完全阻断时乳糜液外溢。

(2)大多于术后第2~3日出现。外漏的液体逐渐增加,外观为白色、均匀、无臭、无絮状块。

(3)处理:一旦发现乳糜漏,应立即给予持续负压吸引,保证有效负压,局部加压包扎或用沙袋局部压迫。在此期间给予低脂清淡饮食。如果乳糜漏量多,每日达到600mL以上,且超过一周不愈者,应考虑为胸导管的主干损伤,可行胸导管结扎术。

8.甲状腺功能减退

多由于手术中切除甲状腺过多引起。患者可出现疲倦乏力、少言懒语、嗜睡、健忘等症状。宜服用甲状腺素片治疗。

9.功能性颈淋巴结清扫术后功能锻炼

功能性颈侧区淋巴结清扫术后,可能会出现患侧上肢水肿或不适感,可抬高患侧上肢,以利于淋巴回流,减轻水肿,同时可指导患者进行患侧上肢的功能锻炼,如握拳、前臂伸屈运动等。

第二节 急性乳腺炎

急性乳腺炎是乳腺的急性化脓性感染,患者多是产后哺乳期的初产妇,往往发生在产后3~4周。

一、病因与发病机制

(一)乳汁淤积

乳头发育不良、乳汁过多或婴儿吸乳过少、乳管不通畅等原因都可引起乳汁的淤积。

(二)细菌侵入

致病菌主要为金黄色葡萄球菌。乳头破损或皲裂是使细菌沿淋巴管入侵感染的主要途径。细菌还可直接侵入乳管而致感染。6个月以后的婴儿牙齿已萌出,易致乳头损伤而感染。

二、护理评估

(一)健康史

评估患者是否为初产妇,有无乳头发育异常的情况,哺乳是否正常。

(二)身体状况

1.局部表现

患侧乳房体积增大,局部红、肿、热、痛,触及压痛性包块。数天后形成脓肿,脓肿可以是单房或者多房,脓肿向外破溃,可见脓液自乳头或皮肤排出,深部脓肿可穿至乳房与胸肌间的疏松结缔组织中,形成乳房后脓肿。患侧腋窝淋巴结肿大、压痛。

2.全身表现

患者可有寒战、高热、脉率加快、食欲下降等症状。感染严重者可并发脓毒症。

（三）心理-社会状况

在发病期间因不能正常进行母乳喂养、疼痛、担心乳房的功能或形态的改变而产生焦虑、紧张的心理变化。

（四）辅助检查

1.实验室检查

血常规检查显示白细胞及粒细胞计数明显增高，严重者出现核左移。败血症者的血细菌培养为阳性。脓肿穿刺细胞学培养多为金黄色葡萄球菌。

2.B超检查

未形成脓肿前B超检查显示为实性肿块，回声增高，无明显边界；脓肿形成后可显示液性暗区。

（五）治疗与反应

1.非手术治疗

脓肿未形成时应用抗生素，患侧乳房暂停哺乳并排空乳汁，局部理疗，药物外敷或热敷等。

2.手术治疗

乳房脓肿形成后及时行切开引流术。切口的选择因脓肿所在的部位不同而不同，乳房浅脓肿选放射状切口，乳晕脓肿沿乳晕周围弧形切口，乳房深部及乳房后脓肿乳房下缘弧形切口。脓肿切开后分离脓肿的多房间隔膜以利引流，为保证引流充分，引流条应放在脓腔最低部位，必要时切口可做对口引流。

三、护理诊断及合作性问题

（一）体温过高

与乳房炎症反应有关。

（二）急性疼痛

与乳房炎症、肿胀、脓肿切开引流有关。

（三）知识缺乏

缺乏围产期乳房保健的有关知识。

四、护理目标

感染得到控制，体温降至正常；疼痛缓解或消失；了解围产期乳房保健的有关知识。

五、护理措施

（一）一般护理

给予患者高蛋白、高维生素、高热量、低脂肪、易消化的食物，保证充足水分的摄入，注意休息，适当运动。加强哺乳期乳房的清洁护理。

（二）病情观察

观察局部肿块有无变化，定时检测生命体征，并定时查血常规，了解白细胞计数及中性粒细胞比例的变化情况。

（三）防止乳汁淤积

患侧乳房停止哺乳，用吸乳器吸净乳汁；健侧乳房不停止哺乳，应注意保持乳头清洁，观察乳汁的颜色。

（四）促进局部血液循环

用宽松的乳罩托起乳房，局部热敷或理疗减轻疼痛，局部水肿明显者，用50％硫酸镁溶液外敷。

（五）用药护理

按医嘱早期、足量应用抗菌药；局部金黄散或鱼石脂软膏外敷。

（六）对症护理

高热者给予物理降温，必要时按医嘱用解热镇痛药。

（七）切口护理

脓肿切开引流后，每天换药，保持引流通畅。

（八）心理护理

解释不能进行母乳喂养和疼痛的原因，让患者了解，炎症消退后，乳房的功能及形态均不会受到明显影响，消除患者的思想顾虑，保持心情舒畅。

六、护理评价

患者的乳房疼痛是否缓解；体温是否降至正常；是否掌握了排空乳汁和正确哺乳的方法。

七、健康教育

（一）纠正乳头内陷

乳头内陷者可在分娩前3～4个月开始每天挤、捏、提拉乳头，使内陷得到纠正。

（二）保持乳房清洁

妊娠期经常用温水、肥皂水清洗两侧乳头，后期每日清洗1次；产后每次哺乳前后均需清洁乳头。

（三）治疗乳头破损

有乳头破损或皲裂者，暂停哺乳，用吸乳器吸出乳汁；局部用温水清洗后涂抗生素软膏，待痊愈后再哺乳。

（四）养成良好哺乳习惯

每次哺乳时尽量吸净乳汁，如有乳汁淤积，可用吸乳器或手法按摩帮助排空乳汁。勿让婴儿含乳头睡觉，预防和治疗婴儿口腔炎症。

第三节 乳腺癌

乳腺癌近年发病率呈上升趋势，占女性恶性肿瘤的首位，在我国乳腺癌发病率占全身恶性肿瘤的7%～10%,好发于40～60岁女性。男性也可患乳腺癌,占全部乳腺癌的1%。

一、病因与发病机制

(一)病因

该病病因尚不清楚。雌酮和雌二醇与乳腺癌的发病有直接关系。月经初潮年龄早、绝经年龄晚、未生育、晚生育或未哺乳的人群乳癌发病率高。一级亲属中若有乳腺癌病史,其发病危险性是普通人群的2～3倍。乳管内乳头状瘤、乳房囊性增生病是乳腺癌的癌前病变。此外,营养过剩、肥胖、脂肪饮食、放射线、环境因素及生活方式与乳腺癌的发病也有一定的关系。

(二)病理类型

1.非浸润性癌

非浸润性癌包括导管内癌、小叶原位癌、乳头湿疹样癌,此型属早期,预后较好。

2.早期浸润癌

早期浸润癌包括早期浸润性导管癌、早期浸润性小叶癌,此型仍属早期,预后较好。

3.浸润性特殊癌

浸润性特殊癌包括髓样癌、乳头状癌、小管癌、腺样囊性癌、大汗腺样癌等,此型分化较高,预后尚好。

4.浸润性非特殊癌

浸润性非特殊癌包括浸润性导管癌、浸润性小叶癌、硬癌、髓样癌等,此型分化低,预后差。

5.其他

罕见癌。

(三)转移途径

1.直接蔓延

癌细胞沿导管或筋膜间隙蔓延,可以侵犯Cooper韧带、皮肤等。

2.淋巴转移

主要途径有两条:同侧腋窝淋巴结转移;胸骨旁淋巴结转移。

3.血行转移

转移的器官依次为肺、骨、肝。

二、病理分类及临床分期

(一)乳腺癌的组织学分类

1.非浸润性癌

非浸润性癌包括导管内癌、小叶原位癌和乳头Paget病(又称湿疹样癌)。

2.早期浸润性癌

早期浸润性癌包括导管癌早期浸润、小叶癌早期浸润。

3.浸润性特殊型癌

浸润性特殊型癌包括乳头状癌、髓样癌伴大量淋巴细胞浸润、小管癌、腺样囊性癌、黏液腺癌、鳞状细胞癌。

4.浸润性非特殊型癌

浸润性非特殊型癌包括浸润性导管癌、浸润性小叶癌、硬癌、髓样癌、单纯癌、腺癌、大汗腺癌。

5.罕见癌

罕见癌包括分泌型癌、富脂质癌、印戒细胞癌、腺纤维瘤癌变、乳头状瘤病癌变、伴化生的癌等。

(二)乳腺癌的组织学分级

组织学分级与患者的预后相关。分为Ⅰ级(分化好)、Ⅱ级(中分化)、Ⅲ级(分化差)。

(三)临床分期

乳腺癌的临床分期具有十分重要的意义,它有助于准确记录、评估病情、制订治疗计划、客观评估疗效及有利于国际间信息交流,促进癌症研究的发展。随着循证医学的发展、临床资料的积累和治疗观念的更新,美国肿瘤联合会(AJCC)和国际抗癌联盟(UICC)对乳腺癌的分期进行了不断地再版更新。

乳腺癌 TNM 分期如下。

T——原发肿瘤

T_x　原发肿瘤无法确定(例如已切除)。

T_0　原发肿瘤未查出。

T_{is}　原位癌(DCIS:导管原位癌,LCIS:小叶原位癌,Paget:不伴肿瘤的乳头佩吉特病)。

T_1　肿瘤最大径≤2cm。

T_2　肿瘤最大径>2.0cm,≤5.0cm。

T_3　肿瘤最大径>5.0cm。

T_4　不论肿瘤大小,直接侵犯胸壁或皮肤。

N——区域淋巴结

N_x　区域淋巴结无法分析(如已被切除)。

N_0　区域淋巴结无转移。

N_1　同侧腋淋巴结转移,可活动。

N_2　同侧转移性腋淋巴结互相融合,或与其他组织固定。

N_3　同侧内乳区淋巴结转移。

M——远处转移

M_x　不能肯定有无远处转移。

M_0　无远处转移。

M_1　有远处转移。

三、临床表现

(一)乳腺肿块

乳腺肿块是乳腺癌最常见的首发症状,可发生于乳腺的任何部位。乳房外上象限为乳腺癌的好发部位,约占1/3。肿块大小不一,形状不规则,表面欠光滑,边界欠清楚。乳腺肿块质地多为实性,较硬。

（二）皮肤表现

1. 皮下受累

当肿瘤细胞侵犯皮下，累及连接腺体和皮肤的 Cooper 韧带并使之呈相对短缩状态，牵拉该处皮肤向深面凹陷，就会形成以一个点为中心的皮肤凹陷，称为"酒窝征"，此为乳腺癌的早期征象。

当乳腺癌组织阻塞乳房淋巴引流时，可发生相应区域的皮肤水肿，而毛囊和皮脂腺的皮肤与皮肤下组织紧密相连，使该处水肿不明显，皮肤出现点状凹陷，临床上称之为"橘皮样变"，此为乳腺癌的晚期征象。

2. 皮肤破溃

乳腺癌局部晚期表现，癌瘤向乳房表面侵袭，局部皮肤正常结构被破坏，循环系统失常，进而发生坏死破溃，溃疡较大时呈"火山口"状。

3. 炎性表现

癌瘤部位皮肤出现红肿等炎症表现，除见于肿瘤伴发感染外，也常见于炎性乳腺癌。炎性乳腺癌为癌细胞广泛侵入皮内淋巴管网后，引起的皮肤类似炎症性反应，乳房局部皮肤颜色有淡红转深红，同时伴有皮肤水肿，触之感皮肤增厚、粗糙、皮温升高、触痛，则是炎性乳腺癌的特征性表现。

4. 卫星结节和铠甲状癌

卫星结节是乳腺癌局部晚期表现，多因癌细胞沿皮下淋巴管向周围扩散，在原发灶周围形成新的皮内结节，其间有正常的皮肤间隔。

铠甲状癌是无数的皮肤癌性结节集合成片的结果，致使皮肤显得坚硬而粗糙，韧而厚实，似象皮样，呈暗红色，最终使整个乳房变得粗糙坚硬，形如铠甲。

（三）乳头的改变

1. 血性溢液

乳头溢液呈鲜血样或褐色溢液，可由恶性肿瘤引起，尤其是导管内乳头状癌。50岁以上妇女出现单侧乳头血性溢液时，应给予密切注意。

2. 乳头回缩或抬高

正常乳头双侧对称，直向前方并略向下。发生于乳腺中央区的肿瘤，早期可引起乳头同缩。乳腺癌多位于乳房的外上象限，由于纤维组织增生及收缩的结果，还会导致整个乳房的抬高，患侧乳头往往高于对侧乳头。

3. 乳头糜烂、脱屑

Paget 病的临床表现为乳头湿疹样改变，即乳头脱屑、瘙痒、糜烂、溃疡、结痂，伴灼痛，偶见乳头溢液。

（四）区域淋巴结肿大

腋窝淋巴结转移最为常见，临床上转移发生率为 50%~60%。锁骨上淋巴结属于颈深组最下方的淋巴结，转移癌不大时不易触及。

隐性乳腺癌可以仅表现为腋窝淋巴结肿大。

四、诊断

(一)乳腺钼靶 X 线检查

乳腺钼靶 X 线检查是最基本的乳腺影像检查方法,在乳腺良、恶性病变的鉴别诊断和乳腺癌早期诊断方面,目前还没有其他方法能够取代它。其优点是影像清晰、直观,能发现无任何临床表现的早期乳腺癌。

(二)超声检查

超声检查是乳腺钼靶 X 线检查最重要的补充和释疑方法,因其简便、经济、无创,尤其是高频彩超可以发现直径小于 5mm 的肿块,临床应用越来越广泛。目前临床工作中,乳腺钼靶 X 线检查和超声检查是乳腺影像学检查的"黄金组合"。

(三)CT 检查

X 线计算机断层扫描能清晰显示乳腺的解剖结构以及病灶的各种征象,能提高诊断准确率。

(四)MRI 检查

磁共振成像是一种新的影像诊断技术,它能更好地显示肿瘤的形态学和血流动力学特征,对诊断乳腺疾病的敏感性和特异性有了一定程度的提高。有研究表明,MRI 对早期乳腺癌的检出率优于乳腺钼靶和彩超。

(五)乳腺 PET-CT 检查

PET-CT 是一种在分子水平上显示活体生物活动的医学影像技术,它的应用价值广泛,特别是在肿瘤的定性、定位诊断、临床分期与再分期、治疗方案的选择与疗效评价以及复发和转移的监测等方面具有重要意义。

(六)肿瘤标志物检查

乳腺癌患者的某些血清生化指标将有升高,检测这些肿瘤标志物对乳腺癌的诊断、预测预后、监测复发和转移有重要意义,如癌胚抗原(CEA)、CA15-3、CA125、雌激素受体、孕激素受体、HER-2 等指标。

(七)病理学检查

1.细胞学检查

(1)乳头溢液细胞学检查:用于单乳头溢液者,诊断经济方便,但有一定的假阳性率。

(2)皮肤破溃的刮片细胞学诊断:对乳头乳晕有湿疹样病变的涂片或刮片检查,有助于诊断早期湿疹样乳腺癌。

2.组织学检查

(1)粗针吸细胞学检查:方法可靠,假阳性率低,一旦针吸发现癌细胞即可确诊。

(2)超声引导下的乳腺病变的穿刺活检:可用于临床触不到肿块,仅彩超下见可疑病灶者,在彩超下金属丝定位,大大提高了切取的准确性。对于腺体薄的患者,可采用体表定位。切除组织做冰冻及石蜡切片,一旦发现恶性细胞即可确诊,这对乳腺癌的早期诊断有重要意义。

(3)乳腺 X 线立体定位下切除活检:可用于临床触不到肿块,仅 X 线片上见可疑病灶者,在 X 线下金属丝定位,大大提高了切取的准确性。

(4)真空辅助麦默通活检术:麦默通系统是一种影像学引导下的新型真空辅助组织活检装置,主要用于乳腺病灶的活检诊断。它能切除较小的乳腺病灶,广泛应用于乳腺癌的早期诊断及乳腺良性小肿瘤的切除。

五、治疗

综合治疗是公认的治疗恶性肿瘤的正确治疗模式,在降低乳腺癌死亡率方面起着重要的作用。随着临床诊疗规范的推出,综合治疗逐渐趋于科学化、规范化和合理化。乳腺癌的综合治疗主要以手术为主,还包括化学治疗、内分泌治疗、放射治疗、靶向治疗、免疫治疗等治疗手段。

(一)手术治疗

自 1894 年 Halsted 创立乳腺癌根治术后,100 多年以来,乳腺癌的外科治疗经历了 Urban 扩大根治手术、改良根治术和保留乳房手术的历程。治疗理念由过去的可耐受的最大切除转变为创伤小、提高术后生活质量,尊重患者选择权的个体化治疗理念。

乳腺癌手术范围包括乳房手术和腋窝淋巴结手术两部分。乳房手术有乳房肿瘤切除术和全乳房切除术,腋窝淋巴结手术有前哨淋巴结活检术和腋窝淋巴结清扫术。

1.乳腺癌根治性手术

(1)乳腺癌根治术:手术切除全部乳腺组织及周围脂肪组织,切除胸大肌、胸小肌,清除腋下及锁骨下脂肪组织和淋巴结,必须整块切除。目前虽有Ⅰ、Ⅱ期的患者接受根治术,但该手术主要用于临床Ⅲ期的患者,或肿瘤偏大、侵犯胸肌、腋窝淋巴结多发转移的患者,个别患者可接受新辅助化疗或放疗后再行手术。

(2)乳腺癌改良根治术:乳腺癌改良根治术是在乳腺癌根治术的基础上进行改良,这种手术方式既可以达到根治术的治疗效果,又能保持患侧上肢的良好功能,并减轻术后胸部的损伤程度。目前改良根治术主要适用于Ⅰ期、Ⅱ期和Ⅲa期的乳腺癌患者。

①改良根治术Ⅰ式:该手术保留胸大肌和胸小肌,主要适用于Ⅰ期和Ⅱ期临床无明显腋窝淋巴结转移者,该手术既可以保持手术的根治性,又可以保留胸肌,还可以保证胸部外形,是目前临床应用最多的手术术式。

②改良根治术Ⅱ式:该手术保留胸大肌、切除胸小肌。切除胸小肌时可能会损伤胸外侧神经或其分支,造成胸大肌纤维部分性萎缩。

2.全乳切除术

主要适用于重要脏器功能不全,年老体弱或合并其他疾病不能耐受根治性手术的患者。局部病灶晚期破溃、出血,为了减轻患者痛苦,亦可施行该手术,术后可配合放疗或化疗等治疗手段。

3.保乳手术

保乳手术加放射治疗取代传统根治术的观点最早于1924年提出,随着乳腺癌早期诊疗系统的不断完善,以及提高生活质量观念的普及,保乳手术成为早期乳腺癌外科治疗的主要手段。该手术是由乳腺肿瘤切除术和腋窝淋巴结清扫术两部分组成。1990年美国国立卫生研究院发表的关于早期乳腺癌治疗共识中指出,对于大部分Ⅰ、Ⅱ期乳腺癌患者均可考虑保乳治疗。适宜做保乳手术的指征:单中心病灶、肿瘤占全乳的比例应该允许术后能够保留美观外形且确保切缘阴性至少2cm。保乳术的绝对禁忌证包括多中心病灶、既往乳房接受过放疗、保乳术后不能确保理想的切缘阴性。结缔组织疾病如硬皮病或活动性红斑狼疮,也是保乳的绝对禁忌证。妊娠的早期和中期患者也是绝对禁忌证。

遵循恶性肿瘤的无瘤观念应首先进行腋窝部位手术,再进行乳房手术,术前已确定腋窝淋巴结转移患者除外。虽然保乳手术患者的生存率与根治术相似,但是保乳手术术后的局部复发率仍能达到每年0.5%～1%。因此术中切除组织边缘的病理检测非常重要,术后局部复发与手术切缘不净关系密切,所以保乳手术要求标本切缘的组织病理学检查为阴性。

4.乳房重建

乳房重建是乳腺癌综合治疗的一个重要组成部分,可分为即刻乳房重建和延期乳房重建。即刻乳房重建不仅具有美学效果和技术上的优势,还对患者的心理有益,因为接受即刻乳房重建的患者在麻醉复苏后不需经历缺失乳房的痛苦。但是对于一些患者,特别是需要进行乳房切除术后放疗(PMRT)的患者,延期乳房重建可能更好。

(1)即刻乳房重建:通常适用于临床Ⅰ期乳腺癌患者和临床Ⅱ期且术后放疗风险低的患者。即刻乳房重建优点是保留了乳房的皮肤而获得更好的美学效果,以及患者在术后清醒时已经完成乳房重建而不会经历乳房缺失的痛苦。即刻乳房重建还能使患者有积极的生活方式,从而更容易恢复日常活动,即使是患者接受辅助化疗期间,她们也能穿着喜欢的衣服去参加社交活动。即刻乳房重建方式最常用的几种方法:

①异体组织乳房重建——假体植入法

a.即刻假体植入法:在乳腺癌改良根治术结束后,即刻在胸肌下植入假体。

b.即刻-延期假体植入法:在乳腺癌改良根治术结束后,即刻在胸肌下植入组织扩张器。组织扩张器是一种可调节的乳房假体,通常有一个盐水注射壶,能够通过皮肤进行注射。通过门诊复查逐步注射生理盐水的方法来扩张乳房皮肤,完成扩张步骤通常需要3~6个月,主要取决于预期的乳房大小、乳房切除术后皮瓣的厚度以及患者对于扩张的耐受力。待组织扩张器完成组织扩张后,将其取出,更换为假体此方法手术时间最短,术后恢复最快。

②自体组织乳房重建:尽管自体组织乳房重建的手术时间长,恢复较慢,但此类手术通常很少需要进行修整,就可以获得自然的外形,即可塑造成与健侧对称的乳房。

a.转移背阔肌(LDM)肌皮瓣重建术:目前此术式已经成为乳房重建的常用方法之一。对侧乳房体积较小或不适宜采用腹部皮瓣进行重建等情况下可以考虑该方法。当患者为肥胖身材或乳房较大时,单纯用背阔肌肌皮瓣无法重建出与对侧乳房大小、外形相一致的乳房时,可以考虑联合假体植入乳房重建。

b.横行腹直肌(TRAM)肌皮瓣重建术:这是目前世界上最流行的自体组织乳房重建成形术式之一。适合这类手术的患者应具备足够的腹部皮下脂肪,中等松弛的腹壁。TRAM肌皮瓣的脂肪组织与正常的乳腺组织类似,可以塑造出自然形态的乳房。TRAM乳房重建还兼有腹壁整形的作用,患者通常对此非常兴奋,因为这使他们在影响其外形的负面变化中更关注一些正面变化。

c.腹壁下动脉穿支(DIEP)皮瓣:该种手术方式是分离一或两个穿支血管直至腹壁下血管主干,完全不损伤腹直肌纤维和神经,即该术式仅使用皮肤、脂肪及腹壁下血管的肌皮支。这项难度很大的技术旨在保留更多的腹壁肌肉以减少腹壁并发症、保留腹壁功能、缩短恢复时间、减少术后疼痛和手术费用。

(2)延期乳房重建:又称二期乳房重建,是在乳腺癌根治手术完成以及放化疗结束后再进行乳房重建。通常适用于在乳腺癌切除的同时尚未准备好接受乳房重建,以及身体情况不能耐受即刻乳房重建的患者。在实施延期乳房重建时,乳房切除术瘢痕需要被切除,这就需要更大的皮瓣组织量来修补皮肤缺损。

(3)乳头和乳晕重建:乳头乳晕重建主要是营造更为自然的乳房,目的是造成一个可以永久保持形状和直立的乳头。可以在乳房重建的同时进行,也可以在乳房重建手术后任意时间进行,门诊手术就可以完成,不需要住院。乳头可以用局部皮瓣重建,乳晕可以选择其他部位(如耳垂、大腿内侧、小阴唇)的皮肤移植或通过文身的方法使其颜色加深。

5.乳腺癌区域淋巴结的处理方式

(1)前哨淋巴结活检(SLNB):前哨淋巴结是原发肿瘤引流区域淋巴结中的一个特殊淋巴结,是原发肿瘤发生淋巴结转移所必经的第一站淋巴结。前哨淋巴结活检适用于临床检查腋窝淋巴结无明确转移的患者,其目的是通过切除前哨淋巴结并经过病理组织学、细胞学、分子生物学诊断来了解区域淋巴结的情况。

下述患者目前认为不宜行前哨淋巴结活检:①乳腺多原发病灶;②患侧乳腺或腋窝已接受过放疗;③患侧腋窝淋巴结已行活检;④乳腺原位癌;⑤妊娠哺乳期乳腺癌;⑥示踪剂过敏。如果前哨淋巴结活检结果呈阴性,可使无腋淋巴结转移的乳腺癌患者避免腋淋巴结清扫,将手术损伤范围降到最小,并避免了术后可能出现的患肢淋巴水肿、肩关节活动障碍、上肢及胸壁感觉异常、慢性疼痛、持续积液等并发症,从而提高患者的生活质量。目前用前哨淋巴结活检方法预测腋窝淋巴结有否癌转移的准确性已达95%~98%。乳腺癌术中需注射蓝色染料来示踪前哨淋巴结,常用方法为乳晕下注射,因为有时肿瘤很小且不可触及,而乳晕下注射则不要求肿瘤定位。不推荐瘤内注射。

(2)腋窝淋巴结清扫:腋窝淋巴结清扫手术已经应用1个世纪之久,Ⅰ~Ⅱ水平腋窝淋巴结清扫是乳腺癌外科治疗的标准手术,若临床上怀疑或经皮穿刺活检证实Ⅲ水平腋窝淋巴结受累则行Ⅲ水平淋巴结清扫。术后早期可发生感染和血肿,胸长神经损伤导致的翼状肩胛,以及胸背神经损伤导致的上臂内收障碍。神经麻痹包括感觉异常,肋间臂神经损伤引起的上臂内侧麻木和疼痛。患肢淋巴水肿与上肢和胸部淋巴向腋静脉引流的破坏有关,是严重的并发症,影响范围可累及上肢、肩关节、胸部或胸壁。长期存在的患肢淋巴水肿可明显限制肢体功能,引起外观的改变,从而影响患者的生活质量,加重患者的心理负担。

(3)内乳淋巴结清扫:应用前哨淋巴结活检技术可以探测出更小的内乳淋巴结转移,这些患者可以最大可能的受益,使没有内乳淋巴转移的患者避免不必要的清扫从而避免并发症的出现。单纯前哨内乳淋巴结转移是内乳淋巴清扫的基本指征,尤其是在施行乳房切除术时。对于单纯前哨内乳淋巴结转移并且施行保乳术的患者,乳房的局部放疗是必需的,因此同时行内乳淋巴结放疗可以作为手术切除的一个替代疗法。全部内乳淋巴结受累的患者或正规治疗后内乳淋巴结复发的患者也可以实施内乳淋巴结清扫。

内乳淋巴结清扫的并发症一般与肺或附近血管受损有关。如果胸膜受损,则会发生气胸。因此内乳淋巴结清扫后应例行胸片检查。内乳清扫之后的气胸通常较小且为自限性,一般不需要胸腔闭式引流。其他内乳清扫并发症是由肋间动静脉受损导致的,这些损伤可以是术中隐匿的,如血管向胸腔回缩,患者可能出现延迟性血胸,此时需要胸腔闭式引流或者开胸止血。

(二)化学治疗

1. 乳腺癌术后辅助化疗常用方案

乳腺癌术后辅助化疗是指手术或放疗后给予的化疗,目的是清除隐性转移灶,延期复发。适应证为:①肿瘤直径≥2cm;②淋巴结阳性;③激素受体阴性;④HER-2 阳性;⑤组织学分级为 3 级。

(1)CMF 方案:CMF 方案是最早用于乳腺癌术后辅助化疗的方案。

CTX 600mg/m^2,静脉滴入,第 1、8 天

MTX 40mg/m^2,静脉滴入,第 1、8 天

5-FU 600mg/m^2,静脉滴入,第 1、8 天

每 4 周重复,共 6 个周期

(2)含蒽环类的联合化疗方案

AC 方案:ADM 60mg/m^2,静脉滴入,第 1 天

CTX 600mg/m^2,静脉滴入,第 1 天

每 3 周重复,共 6 个周期

CAF 方案:ADM 50mg/m^2,静脉滴入,第 1 天

CTX 500mg/m^2,静脉滴入,第 1 天

5-FU 500mg/m^2,静脉滴入,第 1 天

每 3 周重复,共 6 个周期

CEF 方案:EPI 75~100mg/m^2,静脉滴入,第 1 天

CTX 500mg/m^2,静脉滴入,第 1 天

5-FU 500mg/m^2,静脉滴入,第 1 天

每 3 周重复,共 6 个周期

(3)含紫杉类联合化疗方案:以紫杉醇和多西紫杉醇为代表的紫杉类药物于 20 个世纪 90 年代问世,是细胞周期 M 期特异性药物,只能用于静脉滴注,紫杉醇静脉滴注剂量为 135~175mg/m^2 体表面积。用药指导日的为了预防紫杉醇过敏反应,应分别于治疗前 12、6 小时口服地塞米松 10mg,治疗前 30 分钟肌内注射苯海拉明 20mg。患者在接受多西他赛(多西紫杉醇)治疗期前必须口服地塞米松,从用药前一天开始服用,每天 16mg,持续至少 3 天,以预防过敏反应和体液潴留。多西紫杉醇推荐剂量为 70~75mg/m^2 体表面积,静脉滴注 1 小时,每 3 周一次。

2. 乳腺癌新辅助化疗

1982 年 Frei 提出新辅助化疗的概念,它又称为术前化疗或早期化疗,是在恶性肿瘤局部

实施手术或放疗前应用的全身性化疗,然后再行手术治疗或放射治疗。这样可以及早控制微小转移灶,减少手术中的微小转移;能使部分无法根治的肿瘤降期达到可以手术根治。对于进展期乳腺癌和炎性乳腺癌患者,可以使肿瘤缩小,减少手术的范围及创伤。

2013年美国国立综合癌症网络(NCCN)认为,新辅助化疗适宜人群包括:①临床分期为ⅢA(不含T_3、N_1、M_0)、ⅢB、ⅢC期的乳腺癌患者;②临床分期为ⅡA、ⅡB、ⅢA(仅T_3、N_1、M_0)期,对希望缩小肿块、肿瘤降期保乳的患者,也可考虑新辅助化疗。

化疗方案宜选择含蒽环类和紫杉类的联合化疗方案:①以蒽环类为主的化疗方案,如CAF、FAC、AC、CEF和FEC方案(C:环磷酰胺;A:多柔比星,或用同等剂量的吡柔比星;E:表柔比星;F:氟尿嘧啶);②蒽环类与紫杉类联合方案,如A(E)T、TAC(T:多西他赛);③蒽环类与紫杉类序贯方案,如AC序贯P或AC序贯T(P:紫杉醇);④其他化疗方案,如PC。

(三)放射治疗

随着乳腺手术范围的缩小,保留乳腺的趋势日益增加,放射治疗的地位与作用越来越重要,对中晚期乳腺癌根治术后或改良根治术后,有局部和区域复发高危险的患者,行术后放疗已经是必不可少的综合治疗手段之一;对复发和转移的晚期乳腺癌患者,放射治疗更是首选和主要的治疗手段。术后放射治疗的目的是降低局部和区域淋巴结复发率,提高生存率。对于有辅助化疗指征的患者,术后放疗应该在完成辅助化疗后开展;如果无辅助化疗指征,在切口愈合良好,上肢功能恢复的前提下,术后放疗建议在术后8周内开始。对于有术后放疗指征又需采用假体的乳房重建患者建议采用延期乳房重建。所有保乳手术后的患者都需要接受放射治疗。

(四)内分泌治疗

乳腺癌的内分泌治疗主要是抑制癌细胞增殖,对晚期或复发转移性乳腺癌起到缓解作用。正确使用内分泌治疗可使肿瘤退缩,提高生活质量,延长生存时间,同时减少术后复发转移风险以及对侧乳腺癌的发生,也适用于不宜手术或放疗的晚期乳腺癌。对于绝经前女性,雌激素主要来源于卵巢,通过抑制卵巢功能达到抗乳腺癌的作用。卵巢去势有多种方法,如卵巢切除术、卵巢放疗去势、垂体切除术、肾上腺切除术和药物性卵巢去势。

乳腺癌内分泌治疗药物品种较多,根据作用机制可分为抗雌激素、芳香化酶抑制剂(AI)、促黄体生成激素释放激素(LHRH)类似物和孕激素这四类,其中抗雌激素和AI在乳腺癌内分泌治疗中占有主导地位。

1.抗雌激素

通过与雌激素受体(ER)结合,阻断雌激素对其受体的作用。

(1)他莫昔芬(TAM):TAM已被用作绝经前后妇女乳腺癌内分泌治疗的首选药物,而不考虑其分期因素。TAM的主要不良反应包括月经失调、闭经、阴道出血、外阴瘙痒、子宫内膜增生、子宫内膜息肉和子宫内膜癌;TAM也会引起血脂水平的变化并有损害心血管系统的潜在危险。

(2)托瑞米芬:TAM的衍生物,它治疗乳腺癌的疗效肯定,且高剂量时对部分ER阴性患者也有效。与TAM不同,托瑞米芬可提高血清高密度脂蛋白胆固醇水平,临床应用未发现会致骨髓抑制及严重心、肝、肾功能异常,长期服用的安全性和耐受性都很好。托瑞米芬的常见不良反应有面部潮红、多汗、子宫出血、白带、疲劳、恶心、皮疹、瘙痒、头晕和抑郁等既往患有子宫内膜增生症或严重肝衰竭的患者禁止长期服用托瑞米芬；有血栓性病史者一般也不宜接受托瑞米芬治疗。

(3)雷洛昔芬：属选择性雌激素受体(ER)调节剂，可以抑制雌激素依赖性乳腺癌细胞的生长，同时保护骨骼和心脏的功能，使骨矿物质密度增加，血中低密度脂蛋白和总胆固醇水平降低。雷洛昔芬于1997年获食品药品监督管理局(FDA)批准用于预防绝经后妇女骨质疏松症，1999年又被批准用于骨质疏松症治疗。

2.芳香化酶抑制剂(AI)

通过抑制芳香酶的活性，阻断卵巢以外组织中雄烯二酮和睾酮转化成雌激素，由此达到抑制乳腺癌细胞生长、治疗肿瘤的目的。AI仅适用于绝经后患者，根据化学结构可分为非甾体类和甾体类药物两类。

(1)非甾体类芳香化酶抑制剂

①氨鲁米特：对雌激素受体阳性患者更有效，对骨转移者的疗效较TAM好，对肝转移者疗效较差。氨鲁米特早先曾一度用作绝经后转移性乳腺癌经TAM治疗失败后的标准二线治疗药物，后因其不良反应较严重，因此中止治疗，故现已不常用。氨鲁米特也不应联用TAM，否则疗效不增而不良反应却会增加。

②来曲唑：属于芳香化酶抑制剂。来曲唑作为二线内分泌药物治疗绝经后晚期乳腺癌患者高度有效且安全。常见不良反应包括恶心、头痛、疲乏、外周水肿、潮红、皮疹、呕吐、便秘、骨骼肌疼痛、呼吸困难、胸痛、咳嗽、病毒感染、严重肝和肾功能损害等症状。

③阿那曲唑：具有强力芳香化酶抑制作用，是治疗绝经后妇女晚期乳腺癌的首选一线药物，特别是雌激素受体阳性的患者。阿那曲唑的不良反应主要为胃肠道反应(如恶心、呕吐、腹泻和厌食)、潮红、阴道干燥、皮疹、乏力、抑郁和头疼；偶有体重增加、外周组织水肿和出汗等。

(2)甾体类芳香化酶抑制剂

①福美坦：选择性芳香化酶抑制剂，不影响肾上腺激素的合成，故用药期间不需要补充糖皮质激素，适用于TAM等内分泌治疗无效的患者。

②依西美坦：能与体内芳香化酶不可逆地结合，用于一线药物治疗晚期乳腺癌具有良好效果。依西美坦的主要不良反应有失眠、皮疹、全身及腹部疼痛、厌食、呕吐、抑郁、脱发、双足肿、便秘和体重下降等。

(3)促黄体激素-释放激素(LHRH)类似物通过负反馈作用抑制下丘脑产生促性腺激素释放激素(GnRH)，同时还能竞争性地与垂体细胞膜上的GnRH受体或LHRH受体结合，阻止垂体产生促滤泡激素(FSH)，从而减少卵巢分泌雌激素。LHRH类似物的代表性药物为戈舍瑞林，可抑制脑垂体促黄体生成素的合成，从而引起男性血清睾酮和女性血清雌二醇水平的下降，但其用药初期反会致使暂时增加男性血清睾酮和女性血清雌二醇的浓度。戈舍瑞林适用于激素治疗的绝经前期及绝经期妇女乳腺癌，每4周用药一次，可在无组织蓄积的情况下保持有效的血药浓度，肝、肾功能不全患者的药代动力学无明显变化，故不需要调整剂量。戈舍瑞林的其他不良反应包括皮疹、潮红、头痛、抑郁、阴道干燥及乳房大小的变化等。

(4)孕激素：通过改变体内内分泌环境，经负反馈作用抑制垂体产生促肾上腺皮质激素

(ACTH),或通过 PR 作用于乳腺癌细胞。此类药物主要有甲羟孕酮(MPA)和甲地孕酮(MA),它们对绝经前及绝经后的患者均有效,其中对雌激素受体或孕激素受体阳性患者疗效更佳。由于孕激素会致肥胖、乳房胀痛、阴道出血及潜在的血栓等不良反应,所以很少用于术后内分泌治疗,而主要用于改善食欲、增加体重、保护骨髓功能和提高化疗耐受性等。

TAM 长期用作乳腺癌的标准激素治疗药物,AI 用于经 TAM 治疗后的二线治疗。迄今大量的研究证实,在 TAM 一线治疗转移性乳腺癌或 TAM 辅治疗后疾病有进展时,用第三代芳香酶抑制剂作为二线治疗是恰当的。对于具有深静脉血栓栓塞和肺栓塞高风险的患者,可用作一线内分泌治疗药物。随着高选择性和高效第三代 AI 的广泛应用,AI 的临床重要性已显著增加。

(五)肿瘤分子靶向治疗

乳腺癌分子靶向治疗是指针对乳腺癌发生、发展有关的癌基因及其相关表达产物进行的治疗。分子靶向药物通过阻断肿瘤细胞或相关细胞的信号传导,来控制细胞基因表达的改变,从而抑制或杀死肿瘤细胞。曲妥珠单抗(赫赛汀)是目前靶向治疗中针对 HER-2 蛋白的最重要的单克隆抗体,是分子靶向治疗药物的代表。曲妥珠单抗用于治疗乳腺癌的适应证是乳腺癌细胞中有 HER-2 的扩增或过度表达,故在给予曲妥珠单抗治疗前,应行分子病理检查,测定肿瘤组织中 HER-2 的状态。曲妥珠单抗与多种化疗药有协同作用,包括紫杉醇、多西紫杉醇、卡培他滨及紫杉醇类药物(诺维本、健择)等。研究证实化疗药物加上曲妥珠单抗后可明显提高 HER-2 阳性患者的总缓解率(OR),延长疾病进展时间(TTP)和总存活率(OS)。

(六)生物免疫治疗

生物治疗已经成为肿瘤综合治疗的第 4 种模式,主要包括体细胞疗法、细胞因子疗法、肿瘤疫苗与树突状细胞、放射免疫靶向治疗、肿瘤基因治疗、免疫治疗和生物化疗等。生物免疫治疗是指用生物技术和生物制剂对从患者体内采集的免疫细胞进行体外培养和扩增后回输到患者体内的方法,来激发和增强机体自身免疫功能,从而达到治疗肿瘤的目的。它的优势在于手术治疗后运用生物免疫疗法可快速恢复手术造成的免疫损伤,提高机体免疫力,提高手术的成功率,并可快速清除术后微小残余肿瘤细胞,防止肿瘤的复发和转移。与放化疗结合减轻放疗不良反应、加强化疗敏感性和治疗效果。生物免疫治疗技术联合其他常规肿瘤治疗能使治疗效果达到最大化。由于自体免疫细胞的指导思想是提高患者本身的抗癌能力,故从根本上抑制了肿瘤的生长,可使肿瘤与机体维持一个平衡的对抗状态,大大延长了患者的生存期。

六、护理

乳腺癌的护理涉及围术期护理、化疗护理、放疗护理、内分泌及靶向治疗的护理、康复护理、姑息及临终关怀护理等。

(一)手术前护理

1. 心理护理

据文献报道,64% 乳腺癌患者术前出现焦虑,47% 发生抑郁,大多数患者不仅处于癌症诊断的惊恐、悲伤的应激心理状态,同时还面临乳房被切除,身体残缺的精神困扰,患者焦虑、抑郁心理严重,亟待医护人员及家人的心理援助。护士是与患者密切接触者,主动关心患者、取得患者的信任,建立良好的护患关系,是做好心理护理的基础。细致入微的服务、耐心的倾听、感知患者的痛苦、良好的沟通技巧是做好心理护理的保障。护士应运用专业知识,全面了解评估患者的病情、家庭社会背景、职业、性格特点以及患者的主要心理需求,保持与医生、家属的良好沟通,还要关注对家属的心理指导,建立医护、患者、家属共同参与的照顾模式,对患者进行个体化、专业化护理,帮助患者建立起心理创伤后成长的正性观念,让患者积极主动的参与到手术治疗中来,配合医生,加速患者康复护理进程。

2.患肢功能评估

乳腺癌患者往往需要接受腋窝淋巴结清扫的手术,可能导致患者术后患肢功能障碍,影响生活自理能力。术前患者患肢功能评估结果可作为术后患肢功能恢复程度的对比指标。评估内容包括患肢上举高度、肩关节活动度(ROM)(包括内旋、外旋、内收、外展、前屈、后伸)、患肢臂围的围度(临床一般常用固定的皮尺,在固定位置测量:虎口、腕横纹上5cm、肘横纹下5cm、肩峰下10cm),并做好以上评估记录。

肩关节活动度的测量:

(1)测量肩关节前屈、后伸活动度:患者坐或立位,臂置于体侧,肘伸直。量角器的轴心固定于肩峰,其固定臂与腋中线平行,移动臂与肱骨纵轴平行。测量范围:前屈0°~180°,后伸0°~60°。

(2)测量肩关节内收、外展活动度:患者坐或立位,臂置于体侧,肘伸直。量角器的轴心固定于肩峰,其固定臂与身体中线平行,移动臂与肱骨纵轴平行。测量范围:内收0°~75°,外展0°~180°。

(3)测量肩关节内旋、外旋活动度:患者坐或立位,臂外展至90°,肘关节屈曲90°且手心向下,量角器的轴心固定在肘关节的鹰嘴突,其固定臂与地面垂直,移动臂与尺骨长轴平行。测量范围:外旋0°~90°,内旋0°~70°。

3.常规准备

手术前常规准备:手术前一天,采用皮肤清洗法,备皮范围上起锁骨水平,下至脐水平线,前至健侧锁骨中线,后至患侧腋后线,包括患侧上臂上1/3皮肤及腋下,腋下毛发≥1cm需采用剪毛或剃毛器剔除。皮肤准备后由医生和患者共同确认手术部位并做标记。

术日晨,护士使用2%的葡萄糖氯己定消毒溶液涂擦患者手术区皮肤两遍,注意手术标记不清时应及时补记。更换清洁衣服,取下义齿、发夹、首饰等。注意指导患者手术日晨不宜化妆及涂指/趾甲油等,以免影响术中及术后病情观察。

(二)手术后护理

1.乳腺癌仿根治手术术后护理

(1)按全麻术后护理常规:去枕平卧,头偏向一侧,防止误吸;清醒后给枕,生命体征平稳后改半卧位,并密切观察患者生命体征及血氧饱和度变化。

(2)体位:患侧肢体及肩部垫一软枕,患肢内收,前臂屈肘90°放于胸前,采用三角巾固定,这种体位可防止皮瓣张力过大,有利于引流和患肢水肿的预防。

(3)术后饮食及活动:待患者完全清醒后,根据患者有无恶心、呕吐和食欲情况,可及早给予流质饮食。术后协助患者早期下床活动,有利于加速全身康复。

(4)负压引流管的护理

①一般负压引流管放置在患侧腋前线或腋中线术野最下方,相当于第5~6肋间,皮下引流管不宜过长,防止扭曲、打折、受压、堵塞,妥善固定防止脱出。经常挤压引流管保持引流通畅,术后伤口加压包扎,观察伤口有无渗血渗液。

②负压压力适宜,一般压力选择0.025~0.04MPa,有利于皮瓣与胸壁组织的贴合,防止积液和血肿的发生。如压力过大易引起引流管壁间吸附紧密,不利于引流。另外,过高的负压易损伤创面小血管,造成出血或局部淤血;若负压压力过小,又起不到负压吸引作用,不利于引流及皮瓣的贴合。

③密切观察引流液的性质、颜色和量。一般24小时引流量为50~200mL,每日呈递减趋势,颜色由血水样变为浅黄色。当24小时引流量少于10mL,可考虑拔管。若引流量突然增多,护士应结合引流液的性状和量判断有无活动性淋巴管瘘。一般引流量逐日递减,若引流量突然增多,呈红色或有灼热感,考虑血管结扎线脱落,有活动性出血的可能。以上情况均应及时观察,及时通知医生,及时给予有效处理。

④观察评估皮瓣的颜色、温度、有无漂浮、出血等情况。如皮瓣皮肤苍白说明动脉阻塞;若皮瓣皮肤淤紫,考虑静脉回流不畅;触及皮瓣区有漂浮波动感,说明有皮下积血积液。

(5)并发症护理

①出血:主要因血管结扎线脱落、凝血功能差或者敷料包扎不当引起。一般发生在术后24小时内,主要表现为引流管引流出鲜红色血液、一般每小时>50mL、心率增快、血压下降,提示有出血征兆,立即通知医生。保持引流通畅,检查引流管位置,加压包扎,加压力度要适宜,过紧可造成静脉回流受阻,皮瓣坏死的风险。密切观察生命体征变化,必要时返回手术室止血处理。

②皮下积液:主要由于引流不畅、拔管过早、肥胖患者脂肪液化、无效腔感染等引起,一般发生在术后4~5天。主要表现为引流液骤减,皮瓣下有积液,触及有漂浮感或波动感,有胀痛、压痛伴低热。应配合医生及时抽出皮下积液,局部加压消灭无效腔,维持有效的负压引流,加强伤口管理。

③皮瓣坏死:这是最严重的并发症,主要由于切口张力过大、包扎过紧、皮瓣游离、皮下积液、感染等引起局部血运障碍,最终出现皮瓣坏死。主要表现为皮瓣苍白、黑紫或黑色结痂坏死。紧急处理措施:减压包扎,乙醇湿敷,防感染,切除黑色结痂,采用伤口湿性愈合,必要时采取植皮等措施。

④乳糜漏:若术后引流瓶中发现引流液呈乳白色黏稠状,则考虑为乳糜漏形成,可以局部加压包扎,基本全部能够自愈,护士应指导患者低脂饮食,因高脂饮食中含有大量长链三酰甘油,经肠道吸收后进入淋巴系统,会增加乳糜液的形成,且高脂肪类的饮食还会影响淋巴管的愈合,进而加重乳糜漏。

⑤患肢淋巴水肿:主要原因为手术切除腋窝淋巴结,过度加压包扎,肥胖,肩关节制动,术后放疗腋窝瘢痕挛缩或胸部及腋下组织纤维化,造成静脉淋巴回流受阻。早期表现:患者自觉患侧手麻木、疼痛、沉胀感,严重者出现患侧前臂或上臂的肿胀,依据肿胀程度分为轻、中、重度

水肿。患肢淋巴水肿评估方法有上肢体积测量法、上臂围度测量法等,临床通常采用围度测量法,此方法简便易行。上臂围度测量法将患肢淋巴水肿程度分为三度:自觉患肢肿胀感,测量各围度之和比术前同侧增长 3cm 以内为轻度水肿;患肢明显肿胀,测量各围度之和比术前同侧增长 3～5cm 以内为中度水肿;患肢明显肿胀,皮肤颜色发红,患肢硬,毛发脱落甚至皮肤韧或纤维化,测量各围度之和比术前同侧增长 5cm 以上为重度水肿。

患肢淋巴水肿预防方法:患肢淋巴水肿的发生是一慢性过程,可发生在手术后任何阶段,其中手术或放疗患者发生率较高。预防患肢淋巴水肿的方法包括术后抬高患肢;进行渐进性康复训练;禁止在患侧进行测血压、取血、输液等治疗性操作;避免患肢佩戴戒指、手表、手镯等首饰;防止患肢蚊虫叮咬;洗浴时避免水温过热或水压过大冲击患肢;乘坐飞机时应戴弹力袖带;避免患肢长期负重或受压等。

患肢淋巴水肿治疗方法:目前国内外针对患肢淋巴水肿根治性的治疗方法尚无统一方案。有研究表明,对于患肢淋巴水肿的患者开展了联合治疗方法并取得较好效果,对轻度水肿采用上举悬吊方法,即嘱患者平卧,患肢抬高 60°～90°,同时做向心性的交替式按压,每次 20 分钟,每日 2 次;对于中重度水肿者,天津医科大学肿瘤医院采取患肢训练＋全身有氧运动＋空气波压力泵＋微波理疗等综合治疗手段。

⑥肩关节功能受限:主要原因为手术后肩关节长时间制动、未及时进行康复训练、放疗引起的组织纤维化以及术后腋下及胸壁伤口瘢痕挛缩等,表现为肩关节前屈、后伸、内收、外展、内旋、外旋等功能受到限制,因此术后需加强肩关节的康复运动,评估皮瓣区贴合良好,无皮下积液等情况下,可于术后 5～7 天开始循序渐进增加肩关节的活动强度。

2.腹直肌肌皮瓣转移乳房重建术术后护理

(1)执行全麻术后护理常规。

(2)体位:抬高床头 30°,床尾抬高 45°,双下肢保持屈膝屈髋位,膝下垫软枕以减轻腹部伤口张力及防止蒂部受压影响组织正常供血,并有利于胸壁负压引流和腹部伤口愈合。

(3)并发症的护理:此手术创伤大、身体恢复慢,并发症高,因此应加强术后护理,特别是并发症的预防及护理。

①肌皮瓣坏死:乳房重建术后最严重的并发症,一般出现在术后 2～3 天,文献报道发生率为 5％。主要原因是皮瓣切除范围大、超出供血范围,或血管扭曲、痉挛,局部长时间供血不足等。主要表现为皮瓣暗红或青紫,常提示静脉回流受阻;皮瓣区颜色由苍白迅速变紫黑,重者伴水泡,常提示动脉供血障碍。

预防护理要点:

a.保持室温在 22℃～24℃,移植后的皮瓣区局部加盖棉垫保暖,也可采用理疗,如微波照射治疗,每天 2 次,每次 30 分钟,以促进局部血液循环,促进组织生长愈合;必要时遵医嘱静脉输入低分子右旋糖酐,防止局部血栓形成,改善微循环。

b.加压包扎以防止创面出血和皮瓣下积血,减少手术瘢痕形成,加压压力一般为 1.3～2.0kPa 为宜(相当于 10～15mmHg),压力＞3.32kPa 时,可造成局部组织回流受阻、血运障碍、增加皮瓣坏死风险,术后应随时期检查加压包扎的压力。

c.密切观察皮瓣血运情况:术后 72 小时内注意观察和监测皮瓣温度和局部血运情况,皮温监测可采用皮温监测仪,每2~4小时监测患侧与对侧皮温,如果患侧温度低于2℃,视为异常;也可采用多普勒血管"听诊B超",识别皮瓣区域动、静脉搏动声音来确定皮瓣区供氧状况;还可采用指压反射观察法,观察皮瓣血运供氧情况,如在皮瓣区手指按压后迅速抬起,1~3秒内皮瓣恢复红润,说明血运良好;若皮瓣颜色苍白,说明动脉痉挛;若皮肤暗红表示静脉回流不畅。

②皮瓣积血积液:为乳房重建术后常见并发症,多因术中止血不彻底,术后引流不畅,患者凝血机制差等引起。一般发生在术后4~5天,主要表现为局部皮肤呈紫色、有胀痛、压痛感,血肿位置表浅时有波动感。关键的预防护理措施是保持有效的负压引流,维持引流通畅,压力选择一般为0.025~0.04MPa。

③腹壁疝:腹直肌肌皮瓣乳房重建术后,腹直肌的缺损可能会出现腹壁疝,主要表现为供区腹部凸起形成腹壁疝囊。

预防护理要点:术后早期协助患者采取屈膝屈髋半卧位,定时检查腹带是否起到加压作用;指导患者拔管后穿塑身衣;饮食方面应进食产气少,含粗纤维食物,预防便秘;排便时避免用腹部压力,避免早期做蹲起等增加腹压的动作;术后3个月内避免重体力劳动。

④乳房下垂:术后及早佩戴无钢托文胸,避免重建后乳房下垂,塑造良好形态。一般佩戴文胸时间为术后7~10天,应选择松紧及罩杯适宜文胸。

⑤其他并发症:腹直肌肌皮瓣乳房重建术创面大,手术时间长,术后恢复相对较慢,加之术后特殊的卧位要求,术后除加强感染控制及上述并发症的预防护理外,还应积极采取预防下肢静脉血栓及骶尾部压疮等防范措施。

3.背阔肌肌皮瓣转移乳房重建术术后护理

(1)体位:患肢外展,与胸壁呈30°角,避免压迫血管蒂。背部垫棉垫起到保暖加压的作用,拔出引流管前减少患肢肩部活动,进而促进皮瓣的贴合。

(2)患者术后饮食、活动、负压引流管及并发症的护理措施同乳腺癌仿根治术后护理。

4.异体组织乳房重建术后护理

(1)观察伤口有无渗血、渗液:应用压力绷带加压包扎胸壁伤口,同时注意妥善固定扩张器导管末端。

(2)防止植入物移位:可采用胸带外固定,保证与对侧乳房在同一水平线,同时避免剧烈运动及提重物。

(3)定期生理盐水扩张:伤口Ⅰ期愈合后,进行Ⅱ期手术前,每1~2周进行无菌生理盐水注射,注射时需严格执行无菌操作,注射剂量应根据患者皮肤张力及患者自主胀感程度而调节。

(4)感染预防:扩张器植入后遵医嘱应用抗生素,扩张器植入后密切观察生命体征有无感染征象,发现异常及时通知医生。

(三)乳腺癌康复护理

随着人类社会的进步,医学科学的发展,治愈乳腺癌已不是唯一目的。在治疗疾病的同时,还要更加关注患者的生存质量。乳腺癌患者的疾病诊断、身体残缺、患肢功能受限,放化疗副作用等都给患者带来极大的身心痛苦,严重影响其身心康复及生存质量。乳腺癌康复护理根据患者的治疗需求,以降低残障,尽快恢复自理和良好社会适应能力为目标,来达到身心的整体康复。

1.整体康复训练

20世纪中期,国际康复中心大量建立,康复医学的方法逐渐形成体系。80年代初,某医院率先建立了国内第一家乳腺康复室,在乳腺癌术后肢体功能康复护理方面积累了一定的经验。目前,乳腺癌术后康复护理的理念已从过去仅关注患肢局部功能康复,发展至今以徒手训练、器械训练和全身有氧运动的乳腺癌术后整体功能康复训练,对患者术后的身心健康起到了显著的效果。

(1)徒手训练:主要是充分利用三角肌、背阔肌、肱二头肌、肱三头肌代替已切除的胸小肌、腋下组织的作用。指导患者活动肢体,牵拉皮肤以避免瘢痕挛缩引起的不良后果,使患肢恢复到正常状态。方法:术后当天,全麻清醒后,病情平稳的情况下,可指导患者进行握力球运动,柔软的握力球挤压放松运动可分散患者术后注意力,缓解患肢及肩关节的酸痛;术后1~3天做握拳、转腕运动;术后4~5天,指导患者用健侧手托扶患侧肘部做肘关节屈伸运动,通过上肢肌肉的等长收缩,利用肌肉泵作用,促进血液、淋巴回流;术后5~7天,开始肩关节练习,肩关节前屈上举,摸耳,爬墙等运动;术后8~14天,评估无皮下积液,皮瓣贴合良好,可逐步指导患者上举、前伸、外展动作,量力而行,不可操之过急。上述运动一般由护士口述,以4/8拍节奏指导患者进行,每日两次。

(2)器械训练:运用多功能康复器进行锻炼,主动运动与被动运动相结合,增加患侧肢体肌群力量和关节活动度。一般术后2周左右,在评估患者伤口愈合良好的基础上,采用多功能康复器训练,按照循序渐进的原则,最大限度恢复患肢的功能。①腕关节屈伸训练器:可以锻炼腕部尺侧和桡侧的屈肌与伸肌,保持与促进腕关节屈曲、伸展的功能;②前臂康复训练器:可以锻炼前臂的旋后运动肌(旋后肌和肱二头肌)和旋前运动肌(旋前方肌和旋前圆肌),促进前臂功能的恢复;③划船器:对腿部、腰部、上肢、胸部、背部的肌肉增强有很好的作用,划船时,每一个屈伸的划臂动作,能使上臂伸肌(肱三头肌)和屈肌(肱肌、肱桡肌和肱二头肌)得到锻炼,同时增加肘关节的活动度;④肩梯、肩关节康复训练器和滑轮环吊环训练器:肩关节是全身最灵活的关节,肩梯、肩关节康复训练器和滑轮吊环训练器不仅可以锻炼肩关节的活动度,而且能锻炼三角肌、冈上肌、旋转肌(内旋:背阔肌、大圆肌、肩胛下肌、胸大肌;外旋:冈下肌和小圆肌)和参与肩胛骨运动的肌肉(内收:菱形肌和斜方肌;外展:前锯肌和胸小肌)。以上四组动作,每组动作重复10遍,器械运动每天一次,每次持续15~20分钟。

(3)全身有氧运动

①八段锦:健身气功八段锦是整体疗法中的一种,也是一种身心锻炼方法,适合于放化疗期间(术后2~10个月)的患者。它通过自我调节,平衡精神情绪,达到提高机体免疫功能,激发人体自身潜能的作用。八段锦整套动作的编排是将"天、地、人"三合一体的古典养生思想贯穿于其中,通过外在肢体的运动和内部气血的运行,使全身筋脉得以牵拉舒展,经络得以畅通,机体充分放松,更好地发挥人体自身的调节功能,从而有利于机体的全面康复。全套练习仅10分钟左右,只要注意配合呼吸,即可在心平气和的状态下完成整套动作。

②有氧健身操:有氧健身操可贯穿于乳腺癌根治术后康复期全程。它的特点是活动时间

长、强度适中、能有效控制体重,对人体的心肺功能、耐力水平都有很大的促进作用。有氧健身操包括头部运动、头部旋转、单肩上提、双肩上提、向前拉臂、上举侧屈、左右转体、上举前屈、左右摆髋、前后摆髋、左右跳踏、踏步摆臂,共12节,整套动作重复2~3遍,有效锻炼时间为20~25分钟,再进行10分钟整理活动,包括原地踏步、上肢摆动放松等。之后开始24式简化太极拳锻炼,每次连续打2遍太极拳,时间为20~25分钟。

临床中可使用靶心率来评价患者的运动强度,靶心率=(220-年龄-安静心率)×(45%~60%)+安静心率。采用此范围内的运动强度指导患者进行运动锻炼,有利于改善患者体能。

③二十四式简化太极拳:患者可以将二十四式简化太极拳与有氧健身操及八段锦相结合进行锻炼。二十四式简化太极拳适合于全程辅助化疗结束后乳腺癌患者,通过轻慢松柔的运动和全身心的放松,削弱、转移和克服七情刺激,有利于经络的疏通、气血的充盈、脏腑的濡养和自我修复能力的加强;同时可以通过对全身300多个穴位的牵拉、拧挤和压摩,活跃经络,激发经气,疏通经络和调整虚实,加强维持并联系各组织脏器的生理功能;还可以改善上肢肌力,有效提高肩关节活动度及日常生活活动能力。

2. 心理康复

乳腺癌根治术后乳房的缺失对患者的身心造成很严重的创伤,因此正确评估患者的心理状态,及时给予心理干预,可有效缓解患者的心理压力。

(1)心理评估:使用广泛性焦虑量表、SAS焦虑自评量表、女性性功能量表等对患者进行心理评估。乳腺癌患者康复期常见的心理问题如下。

①焦虑:患者虽然做了手术,已经痊愈,仍会担心疾病复发或者有其他的后遗症。一般心理特征中的负性情绪会贯穿于疾病的全过程,也会延续到术后。

②自卑:乳腺癌术后患者的自卑表现在社交方面,患者在接受了乳腺切除术后认为自己失去女性的魅力,使得其自我价值感降低。表现在对自己的身体感到羞愧,回避社交往来,每次出门都犹豫不决,鼓起勇气出门,又会想当然地认为大家都用异样的歧视的眼光看自己,更加深了自卑情绪。

③性生活障碍:乳房是女性第二性征,在性生活中起着重要作用。乳腺癌根治术后患者失去了自己的乳房,会产生不同程度的自卑心理,她们很在乎配偶对这一改变的态度,在性生活方面她们表现出胆怯、疏远,更有严重者认为配偶与自己有性行为是对自己的怜悯,于是拒绝接受性生活。

(2)心理干预

①消除焦虑心理

a. 耐心倾听患者主诉,引导患者说出心中郁结。

b. 播放轻松、舒缓的音乐,使患者处于身心松弛状态,从而对患者的心理和免疫功能产生积极促进作用。

c. 促进病友之间良好的人际关系,使患者在轻松乐观的环境中接受治疗。

d. 满足其健康信息需求:通过书籍、图片等资料,向患者讲解疾病的相关知识,促进康复一对出院患者建立癌症患者联系卡,定期到医院复查登记,进行相应健康指导,使其在出院后尽快适应自己改变的形象,回归家庭与社会。

②纠正自卑心理

a.外形改变后患者会产生强烈的情绪反应,护士应给予理解,帮助她们认识术后形体上的缺陷,向患者讲解乳房重建的相关知识,并根据患者身心状况与其共同选择最佳的乳房重建术式;对于不适宜或不愿意进行乳房重建术的患者,应帮助并指导她们佩戴合适的义乳。

b.积极争取家属的支持与配合,尤其是配偶的关爱会使患者感到家庭的温暖,从而振奋精神,逐渐康复。

c.鼓励患者加入乳腺癌康复组织。

③缓解悲观失望心理

a.告知患者乳腺癌预后信息:乳腺癌是癌症中治疗效果最好的疾病之一,绝大多数患者生命期较长,特别是一些早期乳腺癌,5年治愈率可达90%以上,并且通过规范治疗可重返工作岗位。

b.安排其与乳腺癌生存者交谈,增强战胜疾病的信心。

④采取正念减压训练改善患者不良心态:正念减压训练是1979年由美国马萨诸塞大学医学中心的Kabat-Zinn教授以"正念"为核心概念建立的一种关于压力管理的心理治疗方法,它是通过认知重建纠正消极信息,运用冥想、放松练习减少焦虑,目的是使患者活在当下,释放自我,重塑心灵。

正念减压疗法是通过心理的训练,促进积极情绪的大脑活动,让患者学会体验肌肉紧张与松弛的感觉,并强化人体的免疫功能。正念放松训练和正念认知训练对癌症患者的情绪改善有多方面的效果,包括焦虑、紧张感的降低,愤怒、敌意的减少,抑郁的缓解,乏力的改善等。

方法:首先,让患者处于舒适体位(坐位或卧位),指导患者放松,做深而慢的呼吸,深吸气后屏息数秒时间,然后缓缓呼气,同时放松全身。第二步,指导者用缓慢语调令患者逐一收紧、放松身体各处的大肌群。顺序为:手部-前臂-头颈部-肩部-胸部-背部-腹部-大腿-小腿-脚部。

此外,我们在关注乳腺癌患者心理的同时,不能忽视配偶的心理问题。文献显示,乳腺癌患者配偶的焦虑与抑郁高于患者本人,所以护士应给予患者配偶心理支持:通过言语抚慰、增进夫妻情感互动、鼓励参与健康教育活动,使其维持和谐的伴侣关系。

3.形体康复

乳房切除、化疗脱发、色素沉着、治疗后身体发胖等都会给患者带来很强的自卑感,表现为性感或性欲降低,影响夫妻生活,帮助患者维持良好的体态,对恢复患者自信,促进康复是非常必要的。常见形体问题的康复方法如下。

(1)乳房缺如:护士为其佩戴合适的义乳,既对患侧胸部有保护、保暖作用,同时还能保持身体平衡,体现女性的曲线美。

(2)化疗脱发:化疗期间帮助患者制作棉质花帽或指导患者佩戴合适的假发,告诉患者化疗脱发是暂时的,化疗结束1~2个月后会重新长出新头发。

(3)皮肤色素沉着:化疗药物治疗期间,会引起皮肤色素沉着,肤色会变灰暗,这一容貌的改变会导致女性的自信心下降,增加自卑心理,影响乳腺癌患者的身心健康。护士应告知患者化疗结束后,随时间的延长,色素沉着也会逐渐消退。在此阶段,护士还应指导患者适当的化妆技术,提高肤色的光泽。临床实践证明,这些措施能在很大程度上增加患者自信心,改善患者健康状态,进而提高其社会适应及人际交往能力。

(4)肥胖:乳腺癌患者由于化疗、内分泌治疗,引起患者运动量减少,营养摄入量增加,治疗后易出现肥胖,特别是对于绝经后妇女。有研究表明,肥胖可增加乳腺癌复发的风险,且是正常人的2~3倍。因此指导患者合理饮食、进行全身有氧运动,可以提高机体的免疫力,控制体重,避免癌症复发和其他心血管并发症的发生。

4.社会适应能力康复

乳腺癌患者康复的目的是能够及早地适应家庭社会角色,因此护理人员在患者住院期间应做到有计划、有目的、及早地给予其相应的康复训练,使其能以最佳的状态回归家庭社会,从而提高生活质量。

(1)作业治疗:护士应全面评估患者的康复功能恢复情况,结合职业、年龄、家庭及社会背景指导患者穿着修饰,做家务、写字、绘画、操作电脑、骑自行车等活动,使患者能以较好的应对能力更好地回归家庭和社会。

(2)作业治疗方法

①上肢功能训练:a.手指精细动作训练:乳腺癌患者术后带管期间可进行以穿针引线、嵌插为主的训练,10分/次,2次/天;b.肌力训练:乳腺癌患者术后拔管早期可进行以拧螺旋积木为主的训练,10分/次,2次/天;c.关节活动度训练:乳腺癌患者术后拔管可进行以模拟切菜为主,训练肩关节活动度的活动,10分/次,2次/天。

②日常生活活动能力训练包括:a.根据患者恢复情况,为患者制定切实可行的短期目标,术后1~2天,鼓励患者完成洗手、洗脸、进食等活动,40分/次,1~2次/天,可在上肢功能训练中穿插进行;b.手术3天以后的患者,根据患者自身情况鼓励其自行完成穿脱衣服、如厕、刷牙等日常活动,家属予以协助;c.开展集体活动,组织患者进行集体交流,以五子棋、跳棋、象棋等娱乐活动方式,促进患者间沟通交流,实现最大程度地恢复日常生活活动能力及适应社会的能力。

(3)鼓励患者加入乳腺癌康复组织:鼓励患者积极加入乳腺癌康复协会等康复组织,为患者提供信息共享的交流平台,使她们互相鼓励,获得情感上的支持。

七、居家护理

居家护理是一种延续性的护理服务,病房责任护士在乳腺癌患者出院前应认真评估其身心状态,与患者、家属共同制订个体化的护理康复方案,通过随访动态了解患者的康复情况,给予实施指导,以提高患者自我照顾的能力。

(一)鼓励患者居家训练

鼓励并指导患者尽早开始居家康复训练。如果没有专门的训练仪器,可在医生或康复师的指导下在家中选择一些简单有效的方法进行训练,如洗漱、梳头等自理活动或从事一些轻体力家务劳动,如清洗小件物品等;另外,可以通过一些游戏进行训练,如使用小皮球来做手部的抓握及抛球训练;用跳绳来做摇摆绳子的练习;也可用手将旧报纸弄皱,以加强前臂及手的肌肉强度；平时也可以面对镜子观察两边肩膀是否平衡、高度是否对称，以随时提醒自己调节姿态。

（二）积极预防患肢淋巴水肿及患肢感染

1. 避免患肢注射、抽血或者是静脉输液等。
2. 保持皮肤表皮的清洁柔软，避免太阳灼伤，使用防晒霜。
3. 使用剪刀时防止划伤，缝东西时要戴顶针，避免被针刺伤。
4. 使用电剃刀脱毛，不要使用直刀片或者是脱毛膏，以免造成皮肤损伤。
5. 进行修剪花草或使用刺激性去污剂清洗时要戴保护性手套。
6. 使用驱蚊剂防止昆虫叮咬，如果被蜜蜂蜇到，要联系医生并由其判断是否感染。
7. 避免煎炸食物时被油溅伤；避免开水或微波食物时造成的蒸汽伤。

（三）平衡膳食，控制体重

建立合理的饮食结构，因钙与维生素 D 的补给可起到预防和治疗骨质疏松症的作用，所以要多食用牛奶、奶制品、大豆、豆制品、虾皮等含钙和维生素 D 丰富的食物（钙质摄入要适度，1200mg/d，以食物补钙为主）。大量研究表明，最健康的膳食是高碳水化合物、低盐、低脂、低蛋白饮食。每天摄入的碳水化合物 99% 应来源于纯天然的水果、蔬菜和谷类，尽量从豆类、花生、瓜子等坚果种子中摄取营养素，不吃营养提纯剂和腌制含添加剂的食品。

大量流行病学资料显示，术后乳腺癌患者由于受辅助治疗、体育活动、心理因素、社会因素等多种因素的影响，约一半以上会出现体重增加，然而体重增加有可能是一个不容忽视的影响预后的因素。因此，术后乳腺癌患者的体重变化越来越受到人们的关注，一项 1490 例乳腺癌患者参加的前瞻性调查研究显示，多摄入蔬菜水果、多运动消耗能量、维持体重稳定，其死亡风险降低 44%。因此，建议乳腺癌患者在日常饮食中增加新鲜蔬菜、水果的摄入量，减少肉类等高脂肪类食物的摄入，同时适当参加体育锻炼，使体重维持在理想水平。

（四）适度运动，维持骨弹性

建议每周至少晒两次太阳，每次 30~60 分钟，因接受紫外线照射，有利于皮肤合成维生素 D，促进钙质在骨骼中沉积，达到预防骨质疏松症的作用。通过有氧运动，可以有效提高靶心率，增加肺活量，改善心肺功能，还可以防止钙流失，提高骨弹性。有氧运动包括快走、慢跑、有氧健身操、游泳、打太极拳、散步等。建议每周锻炼不少于 2 次，每次 20 分钟。

（五）正确佩戴义乳

仿真乳房为硅胶材料，具有手感柔软、耐用等特点，在佩戴过程中应选择大小合适的义乳，且一定要使用专用文胸，除保证舒适外，还能很好地保护、固定义乳，不会因活动不当而致义乳脱出，保障患者安全，消除其心理负担。如果乳房过于丰满可另加衬垫，防止过重而加重肩部负担，缩短文胸使用寿命。合理保养是延长义乳使用寿命的关键，切勿与锐利物品接触，勿用力搓拧，放在小孩不易拿取的地方，用柔软毛巾、温水清洗，未使用时一定要放在专用包装盒内妥善保管。在使用过程中经常与医护人员保持联系，反映存在问题和新的需求。城市职业女性希望有更好质量的义乳和文胸以达到她们完美的身体外观和心理感受，可与商家联系，提出建议，不断改进，以达到满意效果。

（六）和谐性生活及安全受孕指导

患者返回家中将要面对与配偶的夫妻生活的问题，尤其是生育期女性还将面对生育、避孕等问题出院前护理人员采取多种方式主动与患者沟通，给予有针对性的解答，提高患者的认知水平和应对能力。居家生活期间患者要尽快恢复角色，学会与爱人进行沟通交流，获得情感支持及家人的关爱。通过适当的性生活促进夫妻感情，使患者压抑的心情得到有效的缓解，使其心情愉快，从而能更积极地面对生活，提高机体免疫力，有利于身体的康复。同时还应采用安全有效的防护用具，避免年轻乳腺癌患者在化疗阶段怀孕，降低配偶化疗药物暴露的风险。

第四节 肝脓肿

肝受感染后形成的脓肿，称为肝脓肿，属于继发感染性疾病。一般根据病原菌的不同分为细菌性肝脓肿和阿米巴性肝脓肿。临床上细菌性肝脓肿较阿米巴性肝脓肿多见。

一、细菌性肝脓肿

（一）概述

1. 病因

因化脓性细菌侵入肝脏形成的肝化脓性病灶，称为细菌性肝脓肿。细菌性肝脓肿的主要病因是继发于胆管结石、胆管感染，尤其是肝内胆管结石并发化脓性胆管炎时，在肝内胆管结石梗阻的近端部位可引起散在多发小脓肿。此外，在肝外任何部位或器官的细菌性感染病灶，均可因脓毒血症的血行播散而发生本病。总之，不论何种病因引起细菌性肝脓肿，绝大多数为多发性，其中可能有一个较大的脓肿，单个细菌性脓肿很少见。

2. 病理

化脓性细菌侵入肝脏后，正常肝脏在巨噬细胞作用下不发生脓肿。当机体抵抗力下降时，细菌在组织中发生炎症，形成脓肿。血源性感染通常为多发性，胆源性感染脓肿也为多发性，且与胆管相通。肝脓肿形成发展过程中，大量细菌毒素被吸收而引起败血症、中毒性休克、多器官功能衰竭或形成膈下脓肿、腹膜炎。

（二）护理评估

1. 健康史

了解患者、饮食、活动等一般情况，是否有胆管病史及胆管感染病史，体内部位有无化脓性病变，是否有肝外伤史。

2. 临床表现

（1）寒战和高热：是最常见的症状。往往寒热交替，反复发作，多呈一日数次的弛张热，体温38～41℃，伴有大量出汗，脉率增快。

（2）腹痛：为右上腹肝区持续性胀痛，如位于肝右叶膈顶部的脓肿，则可引起右肩部放射痛。

（3）肝肿大：肝肿大而有压痛，如脓肿在肝脏面的下缘，则在右肋缘下可扪到肿大的肝或波动性肿块，有明显触痛及腹肌紧张；如脓肿浅表，则可见右上腹隆起；如脓肿在膈面，则横膈抬高,肝浊音界上升。

(4)乏力、食欲缺乏、恶心和呕吐:少数患者还出现腹泻、腹胀以及难以忍受的呃逆等症状。

(5)黄疸:可有轻度黄疸;若继发于胆管结石胆管炎,可有中度或重度黄疸。

3.辅助检查

(1)实验室检查:血常规检查提示白细胞计数明显升高,中性粒细胞比例在 0.90 以上,有核左移现象或中毒颗粒。肝功能、血清转氨酶、碱性磷酸酶升高。

(2)影像学检查:X 线检查分辨肝内直径 2cm 的液性病灶,并明确性部位与大小,CT、磁共振检查有助于诊断肝脓肿。

(3)诊断性穿刺:B 超可以测定脓肿部位、大小及距体表深度,为确定脓肿穿刺点或手术引流提供了方便,可作为首选的检查方法。

4.治疗原则

非手术治疗,应在治疗原发病灶的同时,使用大剂量有效抗生素和全身支持疗法。手术治疗,可行脓肿切开引流术和肝切除术。

(三)护理诊断

1.疼痛

疼痛与腹腔内感染、手术切口、引流管摩擦牵拉有关。

2.体温过高

体温过高与感染、手术损伤有关。

3.焦虑

焦虑与环境改变及不清楚疾病的预后、病情危重有关。

4.口腔黏膜改变

口腔黏膜改变与高热、进食、进水量少有关。

5.体液不足

体液不足与高热后大汗、液体摄入不足、引流液过多有关。

6.潜在并发症

腹腔感染。

(四)护理目标

1.患者疼痛减轻或缓解

表现为能识别并避免疼痛的诱发因素,能运用减轻疼痛的方法自我调节,不再应用止痛药。

2.患者体温降低

表现为体温恢复至正常范围或不超过 38.5℃,发热引起的心身反应减轻或消失,舒适感增加。

3.患者焦虑减轻

表现为能说出焦虑的原因及自我表现;能运用应对焦虑的有效方法;焦虑感减轻,生理和心理上舒适感有所增加;能客观地正视存在的健康问题,对生活充满信心。

4.患者口腔黏膜无改变

表现为患者能配合口腔护理;口腔清洁卫生,无不适感;口腔黏膜完好。

5.患者组织灌注良好

表现为患者循环血容量正常,皮肤黏膜颜色、弹性正常;生命体征平稳,体液平衡,无脱水现象。

6.患者并发症

不发生并发症或并发症能及时被发现和处理。

(五)护理措施

1.减轻或缓解疼痛

(1)观察、记录疼痛的性质、程度、伴随症状,评估诱发因素。

(2)咳嗽、深呼吸时用手按压腹部,以保护伤口,减轻疼痛。

(3)妥善固定引流管,防止引流管来回移动所引起的疼痛。

(4)指导患者使用松弛术、分散注意力等方法,如听音乐、相声或默默数数,以减轻患者对疼痛的敏感性,减少止痛药物的用量,在疼痛加重前,遵医嘱给予镇痛药,并观察、记录用药后的效果。

2.降低体温,妥善保暖

(1)观察生命体征、意识状态变化及食欲情况,以便及时处理;调节病室温度、湿度,保持室温在18～20℃,湿度在50%～70%,保证室内通风良好。

(2)给予清淡、易消化的高热量、高蛋白质、高维生素的流质或半流质饮食,鼓励患者多饮水或饮料。

(3)嘱患者卧床休息,保持舒适体位,保持病室安静,以免增加烦躁情绪。

(4)物理降温。体温超过38.5℃,根据病情选择不同的降温方法,如冰袋外敷、温水或乙醇擦浴、冰水灌肠等,降温半小时后测量体温1次,如降温时出现颤抖等不良反应,立即停用。药物降温。经物理降温无效,可遵医嘱给予药物降温,并注意用药后反应,防止因大汗致虚脱发生。定时测量并记录体温,观察、记录降温效果。

(5)高热患者给予吸氧,氧浓度不超过40%,氧流量为2～4L/min,可保证各重要脏器有足够的氧供应,减轻组织缺氧。

(6)保持口腔、皮肤清洁,口唇干燥涂抹液状石蜡或护肤油,预防口腔、皮肤感染。

3.减轻焦虑

帮助患者减轻情绪反应:①鼓励患者诉说自己的感觉,让其发泄愤怒、焦虑情绪;②理解、同情患者,耐心倾听,帮助其树立战胜疾病的信心,帮助患者正确估计目前病情,配合治疗及护理;③分散患者注意力,如听音乐、与人交谈等;④消除对患者干扰的因素,如解决失眠等问题。

4.做好口腔护理

(1)评估口腔黏膜完好程度,讲解保持口腔清洁的重要性,使其接受。

(2)保持口腔清洁、湿润,鼓励进食后漱口,早、晚刷牙,必要时口腔护理。

(3)鼓励患者进食、饮水,温度要适宜,避免过烫、过冷饮食以防损伤黏膜。

5.纠正体液不足

(1)密切观察生命体征,准确记录出入液量,及时了解每小时尿量。若尿量<30mL/h,表示体液或血容量不足,应及时报告医师给予早期治疗。

(2)告诉患者体液不足的症状及诱因,使之能及时反映并配合治疗、护理。

6.腹腔感染的防治

(1)严密监测患者体温、外周血白细胞计数、腹部体征,定期做引流液或血液的培养、抗生素敏感试验,以指导用药。

(2)指导患者妥善固定引流管的方法,活动时勿拉扯引流管,保持适当的松度,防止滑脱而使管内脓液流入腹腔。保持引流管通畅,避免扭曲受压,如有堵塞,可用少量等渗盐水低压冲洗及抽吸;观察引流液的量、性质及颜色,并做好记录。

(3)注意保护引流管周围皮肤,及时更换潮湿的敷料,保持其干燥,必要时涂以氧化锌软膏。

(4)在换药及更换引流袋时,严格执行无菌操作,避免逆行感染。

(5)告诉患者腹部感染时的腹痛变化情况,并应及时报告。

(六)健康教育

1.合理休息,注意劳逸结合,保持心情舒畅,增加患者适应性反应,减少心理应激,从而促进疾病康复。

2.合理用药,有效使用抗生素,并给予全身性支持治疗。

3.向患者讲解疾病相关知识,了解疾病病因、症状及注意事项,指导患者做好口腔护理,多饮水,预防并发症发生。

二、阿米巴性肝脓肿

(一)概述

肠道阿米巴感染后,阿米巴原虫从结肠溃疡破口处随门静脉血液进入肝脏,可并发阿米巴性肝脓肿,其好发部位在肝右叶,阿米巴性肝脓肿可发生于溶组织内阿米巴感染数月至数年之后。多因机体免疫力下降而诱发。寄生在肠壁的溶组织内阿米巴大滋养体可经门静脉直接侵入肝脏。其中,大部分被消灭,少数存活的大滋养体继续繁殖,可引起小静脉炎和静脉周围炎。在门静脉分支内,大滋养体的不断分裂繁殖可引起栓塞,并通过伪足运动、分泌溶组织酶的作用造成局部液化性坏死,形成小脓肿。随着时间的延长,病变范围逐渐扩大,使许多小脓肿融合成较大的肝脓肿。从大滋养体侵入肝脏至脓肿形成常历时1个月以上。肝脓肿通常为单个大脓肿。由于大滋养体可到达肝脏的不同部位,故亦可发生多发性肝脓肿。肝脓肿大多位于肝的右叶,这与盲肠及升结肠的血液汇集于肝右叶有关。少数病例可位于肝的左叶,亦可左、右两叶同时受累,形成局限性病变,其他肝组织正常。

(二)护理评估

1.临床表现

临床表现的轻重与脓肿的位置、大小及有无继发细菌感染等有关。起病大多缓慢,体温逐渐升高,热型以弛张型居多,常伴食欲减退、恶心、呕吐、腹胀、腹泻、肝区疼痛及体重下降等。当肝脓肿向肝脏顶部发展时,刺激右侧膈肌,疼痛可向肩部放射。若压迫右肺下部,可有右侧反应性胸膜炎或胸水。脓肿位于右肝下部时,可出现右上腹痛,体检可发现肝肿大,边缘多较钝,有明显的叩痛、压痛。脓肿位于肝的中央部位时症状常较轻,靠近肝包膜者常较疼痛,而且较易发生穿破。肝脓肿向腹腔穿破可引起急性腹膜炎,向右胸腔穿破可致脓胸,此外,尚可引起膈下脓肿、肾周脓肿、心包积液等,患者可出现相应的临床表现。

2.辅助检查

(1)实验室检查:急性感染者白细胞计数及中性粒细胞比例均增高。病程较长者白细胞计数常仅轻度升高,但贫血、消瘦则较明显,血沉增快。粪便检查提示溶组织内阿米巴原虫阳性率为30%,以包囊为主。

(2)脓肿穿刺液检查:典型脓液为棕褐色,如巧克力糊状,黏稠、带腥味。当合并细菌感染时,可见土黄色脓液伴恶臭。由于有活力的溶组织内阿米巴大滋养体常处于脓肿周围的组织内,故在抽出脓液中的阿米巴滋养体多已死亡。取最后抽出的脓液做检查,有可能发现有活动能力的阿米巴滋养体。采用普通镜检法时,溶组织内阿米巴滋养体的形态较难与其他细胞相辨别,检出率常低于30%。然而,采用特异性抗体的荧光技术做荧光显微镜检查,则检出率可提高至90%以上。

(3)肝功能检查:大部分病例都有轻度肝功能受损表现,如血清白蛋白下降、碱性磷酸酶增高、丙氨酸转氨酶升高、胆碱酯酶活力降低等,其余项目多在正常范围。个别病例可出现血清胆红素升高。

(4)X线检查:右侧横膈抬高,呼吸运动减弱,右侧肺底有云雾状阴影,胸膜增厚或胸水。

(5)超声波检查:B型超声黑白或彩色显像检查,可在肝内发现液性病灶;CT、磁共振成像(MRI)、放射性核素肝扫描等检查均可发现肝内液性占位性病变。在这些影像学检查中,由于B型超声显像检查不但可显示肝内占位性病变的数量、大小、位置和是否液性,而且即使多次检查都对身体无明显伤害,故最为常用。

(6)免疫学检查:可用间接荧光抗体试验、酶联免疫吸附试验等检测血清中抗溶组织内阿米巴滋养体的IgG和IgM抗体,阳性有助于本病的诊断。

(7)分子生物学检查:采用PCR技术可在肝脓液中检出溶组织内阿米巴滋养体的DNA。

3.治疗原则

首先应考虑非手术治疗,以抗阿米巴药物治疗和反复穿刺吸脓以及支持疗法为主。外科治疗方法有闭式引流术、切开引流术、肝切除术。

(三)护理措施

1.观察、记录疼痛的性质、程度、伴随症状,评估诱发因素,并告之患者。

2.加强心理护理,给予精神安慰。

3.咳嗽、深呼吸时用手按压伤口。

4.妥善固定引流管,防止引流管来回移动所引起的疼痛。

5.严重时注意生命体征的改变及疼痛的演变。

6.指导患者使用松弛术、分散注意力等方法,如听音乐、相声或默默数数,以减轻患者对疼痛的感受性,减少止痛药物的用量。

7.在疼痛加重前,遵医嘱给予镇痛药,并观察、记录用药后的效果。

8.教给患者用药知识,如药物的主要作用、用法及用药间隔时间,疼痛时及时用止痛药效果较好。

第五节 肠梗阻

肠内容物由于各种原因不能正常运行、顺利通过肠道,称肠梗阻,是常见的外科急腹症之一。肠梗阻不但可引起肠管本身形态和功能的改变,还可导致全身性生理紊乱,临床表现复杂多变。

一、病因及发病机制

(一)根据肠梗阻发生的基本原因分类

1. 机械性肠梗阻

最常见的类型。这是由于各种原因导致的肠腔缩窄和肠内容物通过障碍。主要原因有:①肠腔内堵塞:如寄生虫、粪石、异物、结石等。②肠管外受压:如粘连带压迫、肠管扭转、嵌顿疝或受肿瘤压迫等。③肠壁病变:如肿瘤、炎症性狭窄、先天性肠道闭锁等。

2. 动力性肠梗阻

是由于神经反射或毒素刺激引起肠壁肌肉功能紊乱,使肠蠕动丧失或肠管痉挛,以致肠内容物无法正常通行,但肠管本身无器质性肠腔狭窄。可分为麻痹性肠梗阻和痉挛性肠梗阻两种类型。麻痹性肠梗阻较常见,见于急性弥散性腹膜炎、腹部大手术,腹膜后血肿或感染等。痉挛性肠梗阻较少,可见于肠道功能紊乱、慢性铅中毒或尿毒症。

3. 血运性肠梗阻

由于肠系膜血管栓塞或血栓形成,使肠管血运障碍,继而发生肠麻痹,使肠内容物不能运行,随着人口老龄化,动脉硬化等疾病增多,此类肠梗阻亦比较常见。

(二)根据肠壁有无血运障碍分类

1. 单纯性肠梗阻

只有肠内容物通过受阻,而无肠管血运障碍。

2. 绞窄性肠梗阻

指梗阻伴有肠壁血运障碍,可因肠系膜血管受压、血栓形成或栓塞等引起。

(三)其他分类

按梗阻的部位,肠梗阻可分为高位(如空肠上段)和低位(如回肠末段和结肠)两种。按梗阻的程度,可分为完全性和不完全性肠梗阻。按发展过程的快慢,分为急性和慢性肠梗阻。

二、病理生理

各种类型肠梗阻的病理变化不全一致。

(一)肠管局部的变化

1. 肠蠕动增强

单纯性机械性肠梗阻一旦发生,梗阻以上肠蠕动增强,以克服肠内容物通过障碍。

2. 肠腔积气、积液、扩张

液体主要来自胃肠道分泌液;气体大部分是咽下的空气,部分由血液弥散至肠腔内和肠道内容物经细菌分解或发酵产生。梗阻以上肠腔因气体和液体的积聚而扩张、膨胀。梗阻部位愈低,时间愈长,肠膨胀愈明显。梗阻以下肠管瘪陷、空虚或仅存积少量粪便。

3.肠壁充血水肿、血运障碍

肠管膨胀,肠壁变薄,肠腔压力升高到一定程度时可使肠壁血运障碍。最初为静脉回流受阻,肠壁的毛细血管及小静脉淤血,肠壁充血、水肿、增厚、呈暗红色。由于组织缺氧,毛细血管通透性增加,肠壁上有出血点,并有血性渗出液渗入肠腔和腹腔。继而出现动脉血运受阻,血栓形成,肠壁失去活力,肠管呈紫黑色,腹腔内出现带有粪臭的渗出物。肠管最终可因缺血坏死而破溃、穿孔。

(二)全身性改变

1.水、电解质、酸碱平衡失调

正常情况下胃肠道每日约有 8000mL 的分泌液,分泌液绝大部分被再吸收。高位肠梗阻时,由于不能进食及频繁呕吐,丢失大量胃肠道液,使水分及电解质大量丢失;低位肠梗阻时,胃肠道液体不能被吸收而潴留在肠腔内。此外,肠管过度膨胀,影响肠壁静脉回流,使肠壁水肿和血浆向肠壁、肠腔和腹腔渗出。肠绞窄存在时,会丢失大量血液。从而造成严重的缺水、血容量减少和血液浓缩,以及酸碱平衡失调。十二指肠梗阻,可因丢失大量氯离子和酸性胃液而产生碱中毒。一般小肠梗阻,丧失的体液多为碱性或中性,钠、钾离子的丢失较氯离子多,以及酸性代谢物增加,可引起严重的代谢性酸中毒。

2.感染和中毒

梗阻以上的肠腔内细菌大量繁殖,产生多种强烈毒素。由于肠壁血运障碍、通透性改变,细菌和毒素渗入腹腔,可引起严重的腹膜炎和脓毒症。

3.休克和多器官功能障碍

严重水、电解质紊乱以及酸碱平衡失调、细菌感染、中毒等,可引起严重休克。肠腔高度膨胀,腹压增高,膈肌上升,影响肺内气体交换,腹式呼吸减弱,同时阻碍下腔静脉血液回流,而致呼吸、循环功能障碍。

三、护理评估

(一)健康史

询问病史,注意患者的年龄,有无感染、饮食不当、过度劳累等诱因,尤其注意腹部疾病史、手术史、外伤史。

(二)身体状况

1.症状

(1)腹痛:阵发性腹部绞痛是机械性肠梗阻的特征,由于梗阻部位以上强烈肠蠕动导致,疼痛多在腹中部,也可偏于梗阻所在的部位。持续性伴阵发性加剧的绞痛提示绞窄性肠梗阻或机械性肠梗阻伴感染。麻痹性肠梗阻时表现为持续性胀痛,无绞痛。

(2)呕吐:梗阻早期,呕吐呈反射性,吐出物为食物或胃液。此后,呕吐随梗阻部位高低而有所不同,高位梗阻呕吐早、频繁,呕吐物主要为胃及十二指肠内容物。低位梗阻呕吐迟而少、可吐出粪臭样物。结肠梗阻呕吐迟,以腹胀为主。绞窄性肠梗阻时呕吐物呈咖啡样或血性。

(3)腹胀:高位梗阻,一般无腹胀,可有管型。低位梗阻及麻痹性肠梗腹胀显著,遍及全腹,可有肠型。绞窄性肠梗阻表现为不均匀腹胀。

(4)停止肛门排便、排气:见于急性完全性肠梗阻。但梗阻初期、高位梗阻、不完全性梗阻可有肛门排便排气。血便或果酱样便见于绞窄性肠梗阻、肠套叠、肠系膜血管栓塞等。

2.体征

(1)全身表现:单纯性肠梗阻早期,患者全身情况多无明显改变。梗阻晚期或绞窄性肠梗阻患者,可有口唇干燥、眼窝内陷、皮肤弹性消失,尿少或无尿等明显缺水征,以及脉搏细速、血压下降、面色苍白、四肢发冷等中毒和休克征象。机械性肠梗阻腹腔内有渗液,移动性浊音阳性。

(2)腹部情况:机械性肠梗阻时,腹部膨隆,见肠蠕动波、肠型;麻痹性肠梗阻时,呈均匀性腹胀,肠扭转时有不均匀腹胀。单纯性肠梗阻者有轻度压痛;绞窄性肠梗阻有固定压痛和腹膜刺激征,可扪及痛性包块。绞窄性肠梗阻腹腔内有渗液,移动性浊音阳性。机械性肠梗阻肠鸣音亢进,有气过水声或金属音;麻痹性肠梗阻或绞窄性肠梗阻后期腹膜炎时肠鸣音减弱或消失。直肠指检:触及肿块提示肿瘤或肠套叠,指套染血提示肠套叠或绞窄。

3.几种常见肠梗阻

(1)粘连性肠梗阻:最为常见,其发生率占各类肠梗阻的20%～40%,因肠管粘连成角度腔内粘连带压迫肠管所致。多由腹部手术、炎症、创伤、出血、异物等引起。临床上以腹部手术后所致的粘连性肠梗阻为最多。

(2)肠扭转:一段肠袢沿其系膜长轴旋转所形成的闭袢型肠梗阻,称为肠扭转。常见小肠扭转和乙状结肠扭转。前者多见于青壮年,常有饱食后剧烈活动等诱因;后者多与老年人便秘有关,X线钡灌肠呈"鸟嘴样"改变。

(3)肠套叠:一段肠管套入其相连的肠腔内,称为肠套叠,是小儿肠梗阻的常见病因,80%发生于2岁以下的儿童,以回盲部回肠套入结肠最为常见,临床以腹部绞痛、腹部腊肠样肿块、果酱样血便三大症状为特征,X线钡灌肠呈"杯口状"改变。早期空气或钡剂灌肠疗效可达90%以上。

(4)蛔虫性肠梗阻:指肠蛔虫聚集成团引起的肠道堵塞。多见于儿童,农村的发病率较高。其诱因常为发热或驱虫不当,多为单纯性不完全性肠梗阻。表现为脐周阵发性腹痛,伴呕吐,腹胀较轻,腹部柔软,扪及变形、变位的条索状包块,无明显压痛。腹部X线检查可见成团的蛔虫阴影。

(三)辅助检查

1.实验室检查

单纯性肠梗阻后期,白细胞计数增加;血液浓缩后,红细胞计数增高、血细胞比容增高、尿比重增高。绞窄性肠梗阻早期即有白细胞计数增加。水、电解质紊乱及酸碱平衡失调时可伴 K^+、Na^+、Cl^- 及血气分析等改变。

2.影像学检查

在梗阻4～6小时后X线立位平片可见到梗阻近段多个气液平面及气胀肠袢,梗阻远段肠内无气体。空肠梗阻时平片示"鱼肋骨刺"征;结肠梗阻平片示结肠袋。麻痹性梗阻时X线示小肠、结肠均扩张。腹部平片结肠和直肠内含气体提示不全性肠梗阻或完全性肠梗阻早期。肠梗阻,尤其当有坏疽、穿孔的可能时,一般不做钡灌肠检查,因为钡剂溢入腹腔会加重腹膜炎。结肠梗阻和肠套叠时低压钡灌肠可提高确诊率。

(四)心理-社会支持状况

了解患者和家属有无因肠梗阻的急性发生而引起的焦虑、对疾病的了解程度、治疗费用的承受能力等。

(五)处理原则

解除梗阻,纠正水及电解质紊乱、酸中毒、感染和休克等合并症。

1.手术治疗

包括禁食、胃肠减压,以及纠正水、电解质失衡。应用抗生素防治腹腔内感染。必要时给予输血浆、全血。对起病急伴缺水者应留置尿管观察尿量。禁用强导泻剂,禁用强镇痛剂,防止延误病情。可给予解痉剂、低压灌肠、针灸等非手术治疗措施,并密切观察病情变化。

2.手术治疗

①去除病因:如松解粘连、解除疝环压迫、扭转复位、切除病变肠管等。排尽梗阻肠道内的积气积液、减少毒物吸收。②肠切除肠吻合术:如肠肿瘤、炎症性狭窄或局部肠袢已坏死,则行肠切肠吻合术。③短路手术,如晚期肿瘤已浸润固定,或肠粘连成团与周围组织粘连,可做梗阻近端与远端肠袢的短路吻合术。④肠造口或肠外置术:如患者情况极严重,或局部病变所限,不能耐受和进行复杂手术者,可行此术式解除梗阻。

四、护理诊断

1.疼痛与肠蠕动增强或手术创伤有关。
2.体液不足与呕吐、禁食、肠腔积液及腹水、胃肠减压致体液丢失过多有关。
3.腹胀与肠梗阻致肠腔积液、积气有关。
4.知识缺乏:缺乏术前、术后相关配合知识。
5.潜在并发症:肠坏死、腹腔感染、感染性休克。

五、护理目标

1.患者腹痛程度减轻。
2.患者体液平衡得以维持。
3.患者腹胀缓解,舒适增加。
4.患者能说出相关手术配合知识和术后康复知识。
5.患者的并发症得到有效的预防,或并发症得到及时发现和处理。

六、护理措施

(一)非手术治疗患者的护理

1.一般护理

①休息和体位:患者卧床休息,生命体征稳定者给予半坐卧位,以减轻腹胀对呼吸循环系统的影响,促进舒适。②禁食、胃肠减压:患者应禁食,若梗阻缓解,肠功能恢复,可逐步进流质饮食,忌食产气的甜食和牛奶等。胃肠减压期间,观察记录胃液的性质和量。

2.病情观察

注意观察患者神志、精神状态、生命体征、呕吐、排气、排便、腹痛、腹胀、腹膜刺激征及肠蠕动情况,观察期间慎用或禁用止痛药,以免掩盖病情。出现下列情况应考虑绞窄性梗阻,及时报告医师:①病情发展迅速,早期出现休克,抗休克治疗后改善不显著。②腹痛发作急骤,起始即为持续性剧烈疼痛,或在阵发性加重之间仍有持续性疼痛,肠鸣音可不亢进。呕吐出现早、剧烈而频繁。③有明显腹膜刺激征,体温上升、脉率增快、白细胞计数增高。④腹胀不均匀,腹部局部隆起或触及有压痛的肿块(肿大的肠袢)。⑤呕吐物、胃肠减压抽出液、肛门排出物为血性,或腹腔穿刺抽出血性液体。⑥经积极的非手术治疗而症状体征无明显改善。⑦腹部 X 线见孤立、突出胀大的肠袢,不因时间而改变位置,或有假肿瘤状阴影;或肠间隙增宽,提示有腹水。

3.维持体液平衡

遵医嘱静脉输液,准确记录液体出入量,结合血清电解质和血气分析结果,合理安排输液种类和调节输液量,维持水、电解质及酸碱平衡。

4.呕吐的护理

呕吐时嘱患者坐起或头侧向一边,以免误吸引起吸入性肺炎或窒息;及时清除口腔内呕吐物,给予漱口,保持口腔清洁,并观察记录呕吐物的颜色、性状和量。

5.用药护理

遵医嘱应用抗生素,防治感染,减少毒素产生。应注意观察用药效果和不良反应。给予解痉剂等药物治疗,解除胃肠道平滑肌痉挛,还可热敷腹部,针灸双侧足三里,缓解腹痛和腹胀。

6.术前准备

除常规术前准备外,酌情备血。

7.心理护理

在与患者和家属建立良好沟通的基础上,做好解释安慰工作,稳定患者的情绪,减轻其焦虑;向患者和家属介绍有关肠梗阻的知识,如需手术治疗。应认真讲解手术的必要性和重要性,提高他们的认识,消除不必要的紧张和担忧,使之积极配合治疗和护理。

(二)手术治疗患者的护理

1.手术前患者的护理

同非手术治疗患者的护理。

2.手术后患者的护理

(1)一般护理:①体位:手术后患者取平卧位,全麻患者头偏向一侧,保持呼吸道通畅。麻醉清醒、生命体征平稳后取半坐卧位。②禁食与胃肠减压:术后患者仍禁食保持胃肠减压通畅(用生理盐水 5~10mL 冲管,每 4 小时 1 次)。观察和记录引流液的颜色、性状及量。③饮食护理:胃管拔除、肠蠕动恢复后逐步进食。先少量饮水,无不适可进食流质、半流质饮食,逐渐改为软食。原则是少量多餐,禁食油腻,逐渐过渡。④活动:鼓励患者早期下床活动,促进肠蠕动恢复,防止粘连性肠梗阻发生。

(2)病情观察:注意观察神志、精神恢复情况,每 30~60 分钟监测生命体征至平稳,准确记录 24 小时出入量。观察有无腹胀及腹痛,肛门排气、排便、粪便性质等情况,有腹腔引流管者,妥善固定、保持引流通畅,观察并记录腹腔引流液的性状、量,发现异常,及时报告。

(3)输液护理:禁食期间给予静脉补液,合理安排输液顺序,遵医嘱应用抗生素。

(4)并发症的观察与护理:绞窄性肠梗阻术后,若出现腹部胀痛、持续发热、白细胞计数增高、腹壁切口处红肿或腹腔引流管周围流出较多带有粪臭味的液体时,应警惕腹腔内感染、切口感染及肠瘘的可能,应及时报告医师,并协助处理。

(5)心理护理:解释术后恢复过程,安放各种引流管的意义,以及积极配合治疗和护理对康复的意义。

(三)健康指导

1.饮食指导

注意饮食卫生,预防肠道感染;进食易消化食物,保持排便通畅,忌暴饮暴食及生冷饮食。

2.预防指导

避免腹部受凉和饭后剧烈运动,防止发生肠扭转。

3.出院指导

出院后若有腹胀、腹痛等不适,应及时到医院检查。

第六节 急性阑尾炎

急性阑尾炎是外科急腹症中最常见的疾病。在不少病例中,临床表现并不典型或不明确,容易误诊。早期诊断和早期手术在降低死亡率方面至关重要。其可发病于任何年龄。急性阑尾炎病理类型分为单纯性、化脓性和坏疽穿孔性三种。

一、病因及发病机制

(一)阑尾管腔阻塞

阑尾管腔阻塞是急性阑尾炎最常见的病因。引起阻塞的最常见原因是淋巴滤泡的明显增生,约占 60%,多见于年轻人。其次是粪石阻塞,约占 35%。较少见的是由异物炎性狭窄、食物残渣、蛔虫、肿瘤等引起。另外,阑尾管腔细小、开口狭窄,系膜短,使阑尾卷曲是阑尾容易阻塞的解剖基础。阑尾管腔阻塞后阑尾黏膜仍继续分泌黏液,导致腔内压力进一步上升,血运发生障碍,使阑尾炎症加剧。

(二)细菌入侵

由于阑尾管腔阻塞,细菌繁殖,分泌内毒素和外毒素,黏膜上皮受损并形成溃疡,细菌穿透溃疡进入肌层。阑尾壁间质压力升高,动脉血流受阻,导致阑尾缺血,最终造成梗死和坏疽。致病菌多为肠道内的革兰阴性杆菌和厌氧菌。

二、病理生理

(一)急性单纯性阑尾炎

为轻型阑尾炎或病变早期。病变多只限于黏膜和黏膜下层,阑尾外观轻度肿胀,浆膜充血并失去正常光泽,表面有少量纤维素性渗出物。临床症状和体征均较轻。

(二)急性化脓性阑尾炎

由单纯性阑尾炎发展而来。阑尾肿胀明显,浆膜高度充血,表面覆以纤维素性(脓性)渗出物。阑尾周围的腹腔内有稀薄脓液,形成局限性腹膜炎,临床症状和体征较重。

(三)坏疽性及穿孔性阑尾炎

阑尾管壁坏死或部分坏死,呈暗紫色或黑色。阑尾腔内积脓,压力升高,阑尾壁血液循环障碍。多在阑尾根部和尖端穿孔,如未被包裹,感染继续扩散,可引起急性弥漫性腹膜炎。

(四)阑尾周围脓肿

如果急性阑尾炎化脓、坏疽或穿孔的过程进展较慢,大网膜可移至右下腹部,将阑尾包裹、粘连,形成炎性肿块或阑尾周围脓肿。

急性阑尾炎的转归有:①炎症消退;②炎症局限化;③炎症扩散。

三、护理评估

(一)健康史

了解患者既往病史,尤其注意有无急性阑尾炎发作史,了解有无与急性阑尾炎鉴别的其他脏器病变如十二指肠溃疡穿孔、右侧输尿管结石、胆石症、急性胰腺炎及妇产科疾病等。了解患者发病前是否有剧烈运动、不洁饮食等诱因。

(二)身体状况

1. 症状

(1)腹痛:腹痛常始于上腹,逐渐移向脐部,数小时(6～8小时)后转移并局限于右下腹痛。70%～80%的患者具有这种典型的转移性右下腹痛的特点。部分病例发病开始即出现右下腹痛。腹痛的性质和程度依阑尾炎的不同类型而有差异:单纯性阑尾炎表现为轻度隐痛;化脓性阑尾炎呈阵发性胀痛和剧痛;坏疽性阑尾炎则表现为持续性剧烈腹痛,穿孔性阑尾炎因阑尾腔内压力骤减,腹痛可暂时减轻,但出现腹膜炎后,腹痛又会持续加剧。不同位置的阑尾炎,因炎症累及的部位不同,其腹痛部位也略有区别。

(2)胃肠道症状:发病早期可有厌食、恶心、呕吐,但程度较轻。有的患者可发生腹泻。病情发展致弥漫性腹膜炎时可引起麻痹性肠梗阻。

(3)全身表现:病变早期患者常乏力,炎症重时出现中毒症状。表现为心率加快,发热,达38℃左右。阑尾穿孔时体温可高达39℃。若发生门静脉炎可出现寒战、高热和轻度黄疸。

2. 体征

(1)右下腹固定压痛:是急性阑尾炎最常见的重要体征。压痛点常位于脐与右髂前上棘连线中外 1/3 交界处,即麦氏点,也可随阑尾位置的变异而有改变,但压痛点始终在一个固定位置上。

(2)腹膜刺激征:包括压痛、反跳痛、腹肌紧张,是壁腹膜受炎症刺激出现的防御性反应,提示阑尾炎症加重,出现渗出、化脓、坏疽或穿孔等病理改变。

(3)右下腹包块:如体检发现右下腹饱满,扪及一压痛性包块,边界不清,固定,应考虑有阑尾周围脓肿。

(4)其他:结肠充气试验、腰大肌试验、闭孔内肌试验及肛门直肠指检等可作为辅助诊断依据。①结肠充气试验:患者仰卧,用左手挤压近侧结肠,结肠内气体可传至盲肠和阑尾,引起右下腹疼痛者为阳性。②腰大肌试验:患者取左侧卧位,使右大腿后伸,引起右下腹疼痛者为阳性。说明阑尾位置靠后,位于腰大肌前方。③闭孔内肌试验:患者取仰卧位,使右髋和右大腿屈曲,然后被动向右旋转,引起右下腹疼痛者为阳性。提示阑尾靠近闭孔内肌。④直肠指检:盆腔阑尾炎时,直肠右前方可有压痛。当阑尾穿孔时直肠前壁压痛广泛,当形成阑尾周围脓肿时,可触及痛性肿块。

3.几种特殊类型的阑尾炎

(1)小儿急性阑尾炎:小儿阑尾壁薄,管腔小,一旦发生梗阻,易发生血运障碍,引起坏疽和穿孔;大网膜发育不全,不能起到保护作用,穿孔后炎症不容易局限,容易形成弥漫性腹膜炎。临床特点:①病情发展快且较重,表现为全腹疼痛,早期即出现高热、呕吐等症状;②右下腹体征不明显,不典型,但有局部明显压痛和肌紧张;③极易穿孔继发腹膜炎。

(2)老年人急性阑尾炎:老年人痛觉迟钝,大网膜萎缩,又由于老年人阑尾动脉硬化,易导致阑尾缺血坏死。临床特点:①腹痛不强烈,体征不典型,体温和血白细胞升高不明显;②临床表现轻而病理改变重,容易延误诊断和治疗;③老年人常伴有心血管疾病等各种器质性疾病,病情复杂。

(3)妊娠期急性阑尾炎:临床特点如下。①在妊娠过程中,子宫逐渐增大,盲肠和阑尾的位置也随着向上、向外、向后移位,阑尾炎的压痛部位也随着上移;②妊娠后期子宫增大,阻碍大网膜趋近发炎的阑尾,所以阑尾穿孔后感染不易局限,常引起弥漫性腹膜炎;③炎症发展易致流产或早产,威胁胎儿和孕妇的安全。

(4)慢性阑尾炎:多由急性阑尾炎迁延形成。主要病理改变有阑尾壁不同程度的纤维化和慢性炎症细胞浸润。临床特点:①既往有急性阑尾炎发作史;②经常有右下腹局限性固定压痛;③X线钡灌肠检查,阑尾不充盈或充盈不全。

(三)辅助检查

1.实验室检查

大多数急性阑尾炎患者血常规检查有白细胞计数和中性粒细胞比例的增高。白细胞计数可高达$(10\sim20)\times10^9/L$,可发生核左移现象。尿检一般无阳性发现,可作为与输尿管结石的鉴别依据。

2.影像学检查

腹部 X 线平片可见盲肠扩张和液气平面。B 超有时可发现肿大的阑尾或脓肿。CT 扫描可获得与 B 超相似的效果,可靠性更高,尤其有助于阑尾周围脓肿的诊断。但这些特殊检查只在诊断不明确时才选用。

(四)心理-社会支持状况

本病发病急,腹痛明显,需急诊手术治疗,患者常感突然而焦虑、不安。应了解患者的心理状态、患者和家属对疾病及治疗的认知和心理承受能力,了解其家庭的经济承受能力。

(五)处理原则

1. 手术治疗

绝大多数急性阑尾炎一经确诊,应早期施行阑尾切除术。如阑尾穿孔已被包裹,阑尾周围脓肿形成,病情较稳定者,应用抗生素治疗或联合中药治疗,促进脓肿吸收消退,也可在超声引导下穿刺抽脓或置管引流。如脓肿扩大无局限趋势,定位后行手术切开引流。

2. 非手术治疗

部分急性单纯性阑尾炎,可经非手术治疗而获痊愈。措施包括禁食、补液、大剂量抗生素治疗,中药以清热、解毒、化瘀为主。若病情有发展趋势,应改为手术治疗。

四、护理诊断

1. 疼痛与阑尾炎症刺激、手术创伤等有关。
2. 体温过高与感染有关。
3. 潜在并发症:术后出血、切口感染、粘连性肠梗阻、腹腔脓肿、门静脉炎等。

五、护理目标

1. 患者疼痛减轻或缓解。
2. 患者体温恢复正常。
3. 患者未发生并发症或并发症被及时发现并有效处理。

六、护理措施

(一)术前护理

1. 病情观察

加强巡视、观察患者精神状态,定时测量体温、脉搏、血压和呼吸;观察患者的腹部症状和体征,尤其注意腹痛的变化。患者体温一般低于38℃,高热则提示阑尾穿孔;若患者腹痛加剧,出现腹膜刺激征,应及时通知医师。

2. 对症处理

疾病观察期间,患者禁食;按医嘱静脉输液,保持水、电解质平衡,应用抗生素控制感染。为减轻疼痛,患者可取半坐卧位,使腹肌松弛,减轻腹部张力,缓解疼痛。禁服泻药及灌肠,以免肠蠕动加快,增高肠内压力,导致阑尾穿孔或炎症扩散。诊断未明确之前禁用镇静止痛剂如吗啡等,以免掩盖病情。

3. 术前准备

做好血、尿、便常规,出凝血时间以及肝、肾、心、肺功能等检查。清洁皮肤。遵医嘱行手术区备皮。做好药物过敏试验并记录。嘱患者术前禁食12小时,禁饮4小时,按手术要求准备麻醉床、氧气及监护仪等用物。

4.心理护理

在与患者和家属建立良好沟通的基础上,做好解释安慰工作,稳定患者的情绪,减轻其焦虑;向患者和家属介绍有关急性阑尾炎的知识,讲解手术的必要性和重要,提高他们的认识,消除不必要的紧张和担忧,使之积极配合治疗和护理。

(二)术后护理

积极配合治疗和护理

1.一般护理

(1)体位与活动:患者回病房后,应根据不同麻醉,选择适当体位。6小时后,血压、脉搏平稳者,改为半坐卧位,利于呼吸和引流。鼓励患者术后在床上翻身、活动肢体,术后24小时可起床活动,促进肠蠕动恢复,防止肠粘连,同时可增进血液循环,加速伤口愈合。老年患者术后注意保暖,经常拍背帮助咳嗽,预防坠积性肺炎。

(2)饮食护理:患者手术当日禁食,经静脉补液。待肠蠕动恢复后,逐步恢复饮食。正常情况下,若进食后无不适,第3~4日可进易消化的普食。少数病情重的坏疽、穿孔性阑尾炎,术后饮食恢复较缓慢。

(3)病情观察:密切监测生命体征及病情变化,遵医嘱定时测量体温、脉搏、血压及呼吸,并准确记录;加强巡视,倾听患者的主诉,观察患者腹部体征的变化,尤其注意观察有无粘连性肠梗阻、腹腔感染或脓肿等术后并发症的表现,及时发现异常,通知医生并积极配合治疗。

2.切口和引流管的护理

保持切口敷料清洁、干燥,及时更换渗血、渗液污染的敷料;观察切口愈合情况,及时发现出血的征象。对于腹腔引流的患者,应妥善固定引流管,防止扭曲、受压,保持通畅;经常从近端至远端方向挤压引流管,防止因血块或脓液而造成引流管的堵塞;观察并记录引流液的量、颜色、性状等。当引流液量逐渐减少、颜色逐渐变淡至浆液性,患者体温及血象正常,可考虑拔管。

3.用药护理

遵医嘱术后应用有效抗生素,控制感染,防止并发症发生。

4.并发症的预防和护理

(1)切口感染:是阑尾术后最常见的并发症。多见于化脓或穿孔性急性阑尾炎,表现为术后2~3日体温升高,切口胀痛或跳痛,局部红肿、压痛等,可先行试穿抽出脓汁,或于波动处拆除缝线,排出脓液,放置引流,定期换药。手术中加强切口保护、排出脓液,放置引流,定期换药。手术中加强切口保护、彻底止血、消灭无效腔等措施可预防切口感染。

(2)粘连性肠梗阻:较常见的并发症。病情重者须手术治疗。术后患者早期离床活动可预防此并发症。

5.心理护理

术后给予患者和家属心理上的支持,解释术后恢复过程,术后疼痛、各种治疗的意义,以及积极配合治疗和护理对康复的意义。

(三)健康指导

1. 知识宣教

对于非手术治疗的患者,应向其解释禁食的目的和重要性,教会患者自我观察腹部症状和体征变化的方法。

2. 饮食与活动指导

对于手术治疗的患者,指导患者术后饮食的种类及量,鼓励患者循序渐进,避免暴饮暴食;向患者介绍术后早期离床活动的意义,鼓励患者尽早下床活动,促进肠蠕动恢复,防止术后肠粘连。

3. 出院指导

若出现腹痛、腹胀等不适,应及时就诊。

参考文献

[1]陈娜,陆连生.内科疾病观察与护理技能[M].北京:中国医药科技出版社,2019.
[2]王英.临床常见疾病护理技术与应用[M].吉林:吉林科学技术出版社,2019.
[3]王慧,梁亚琴.现代临床疾病护理学[M].青岛:中国海洋大学出版社,2019.
[4]夏海鸥.妇产科护理学(第4版)[M].北京:人民卫生出版社,2019.
[5]武君颖,王玉玲.儿科护理(第3版)[M].北京:科学出版社,2018.
[6]张玉兰,王玉香.儿科护理学(第4版)[M].北京:人民卫生出版社,2018.
[7]郝群英,魏晓英.实用儿科护理手册[M].北京:化学工业出版社,2018.
[8]杨辉,张文光.临床疾病系统化全责整体护理[M].北京:人民卫生出版社,2016.
[9]伍淑文,廖培娇.外科常见疾病临床护理观察指引[M].北京:科学出版社,2017.
[10]杨辉.临床常见疾病并发症预防及护理要点[M].北京:人民卫生出版社,2015.
[11]周惠珍.妇产科护理(第2版)[M].北京:科学出版社,2015.
[12]黄人健,李秀华.妇产科护理学高级教程[M].北京:中华医学电子音像出版社,2016.
[13]王丽芹,刘怀霞,王晓茹.妇产科护理细节管理[M].北京:科学出版社,2017.
[14]姜梅.妇产科护理指南[M].北京:人民卫生出版社,2018.
[15]刘文娜,闫瑞霞.妇产科护理(第3版)[M].北京:人民卫生出版社,2015.
[16]尤黎明.内科护理学(第6版)[M].北京:人民卫生出版社,2017.
[17]安利杰.内科护理查房案例分析[M].北京:中国医药科技出版社,2019.
[18]王莉慧,刘梅娟,王箭.消化内科护理健康教育[M].北京:科学出版社,2018.
[19]吴欣娟.外科护理学(第6版)[M].北京:人民卫生出版社,2017.
[20]谢萍.外科护理学[M].北京:科学出版社,2019.
[21]刘梦清,佘金文.外科护理(第2版)[M].北京:科学出版社,2019.
[22]陆静波,蔡恩丽.外科护理学[M].北京:中国中医药出版社,2016.
[23]梁桂仙,宫叶琴.外科护理学[M].北京:中国医药科技出版社,2016.
[24]安力彬,陆虹.妇产科护理学(第6版)[M].北京:人民卫生出版社,2017.
[25]陶红,张玲娟,张静.妇产科护理查房(第2版)[M].上海:上海科学技术出版社,2016.
[26]秦瑛,吴欣娟.妇产科护理工作指南[M].北京:人民卫生出版社,2016.